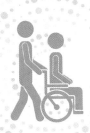

康复护理临床路径

U0235664

主　审　黄东胜　叶祥明

主　编　陈肖敏　王元姣

副主编　周　亮　张苟芳　付金英

编　者　（以姓氏笔画为序）

王元姣（浙江省人民医院）

付金英（浙江省人民医院）

朱雪琼（浙江大学医学院附属第一医院）

刘一苇（温州医科大学附属第二医院）

孙　鹏（浙江省人民医院）

李学军（浙江省人民医院）

李厥宝（浙江省人民医院）

张苟芳（浙江省人民医院）

陈肖敏（浙江省人民医院）

陈娅莉（宁波大学医学院附属医院）

周　亮（浙江省人民医院）

胡建利（宁波大学医学院附属医院）

娄玲娣（浙江省人民医院）

葛　芳（杭州市中医院）

葛秋华（浙江省人民医院）

楼巍敏（浙江医院）

秘　书　何　巧（浙江省人民医院）

人民卫生出版社

图书在版编目（CIP）数据

康复护理临床路径 / 陈肖敏，王元姣主编 . —北京：
人民卫生出版社，2019

ISBN 978-7-117-29123-1

Ⅰ. ①康… Ⅱ. ①陈…②王… Ⅲ. ①康复医学－护
理学 Ⅳ. ①R47

中国版本图书馆 CIP 数据核字（2019）第 233677 号

| 人卫智网 | www.ipmph.com | 医学教育、学术、考试、健康，购书智慧智能综合服务平台 |
| 人卫官网 | www.pmph.com | 人卫官方资讯发布平台 |

康复护理临床路径

主　　编：陈肖敏　　王元姣
出版发行：人民卫生出版社（中继线 010-59780011）
地　　址：北京市朝阳区潘家园南里 19 号
邮　　编：100021
E - mail：pmph @ pmph.com
购书热线：010-59787592　010-59787584　010-65264830
印　　刷：保定市中画美凯印刷有限公司
经　　销：新华书店
开　　本：710×1000　1/16　印张：20　插页：2
字　　数：370 千字
版　　次：2019 年 12 月第 1 版　2019 年 12 月第 1 版第 1 次印刷
标准书号：ISBN 978-7-117-29123-1
定　　价：56.00 元
打击盗版举报电话：010-59787491　E-mail：WQ @ pmph.com
质量问题联系电话：010-59787234　E-mail：zhiliang @ pmph.com

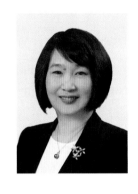

陈肖敏　浙江省人民医院护理部主任,主任护师,教授,硕士生导师。杭州医学院护理学院副院长。临床护理国家重点专科负责人,浙江省手术室专科护士培训基地负责人。任亚太国际围手术期注册护士协会理事、中华护理学会理事、浙江省护理学会副理事长、中华护理学会手术室专业委员会副主任委员、华东六省一市手术室专业委员会主任委员、浙江省护理学会手术室专委会主任委员、浙江省康复医学会常务理事、康复护理专业委员会主任委员、中国研究型医院协会护理分会常务理事。任《中华护理杂志》《中国护理管理》杂志等多家核心期刊编委。获浙江省科技进步二等奖、三等奖各1项,浙江省医药卫生科技创新进步一等奖、中国护理管理创新奖-卓越奖、中华护理学会科技奖三等奖。荣获全国优秀护理部主任、全国创先争优先进个人、全国巾帼建功标兵等荣誉。主编书籍2部,参编10余部,作为副主编参与全国行业指南的编写。获国家教委精品课程1项。主持并参与省部级和厅级课题10余项,获国家新型实用专利7项,计算机著作软件2项,发表论文60余篇,指导硕士研究生15名。

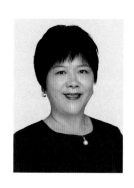

　　王元姣　浙江省人民医院主任护师,硕士生导师。杭州医学院护理学院社区护理教研室副主任。浙江省康复护理专科护士培训基地负责人。浙江大学远程教育学院、浙江大学城市学院、杭州医学院护理学院康复护理学主讲教师。任中华护理学会康复护理专业委员会副主任委员、中国老年保健协会康复护理专业委员会副主任委员、中国康复医学会专家库成员、浙江省康复医学会理事、浙江省康复医学会康复护理专业委员会副主任委员、浙江省护理学会康复护理专业委员会副主任委员兼秘书、浙江省卒中学会康复专业委员会常务委员、浙江省康复医学会康复教育委员会常务委员、浙江省康复医学会质量控制中心护理组副组长、《中国老年保健医学》杂志编委、浙江省科学技术项目评审专家。获浙江省科学技术进步奖二等奖1项、浙江省医药卫生科技奖二等奖2项、荣获长三角洲优秀护师、浙江省康复医学会突出贡献奖。主编书籍2部,副主编书籍4部。主持并参与省部级和厅级课题10余项,发表论文40余篇,指导硕士研究生10余名。

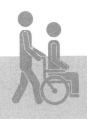

伴随着临床路径的发展,以病人为中心、多学科交叉融合的护理临床路径应运而生。2009 年,杨春玲主编的《临床护理路径》第一次将护理临床路径内容系统地进行整理。随后,关于内、外科疾病护理临床路径的图书开始增多,并逐渐应用于临床护理。据统计,2016 年国家卫生计生委新制定下发了多个专科 574 个临床路径,涉及内科、外科、妇产科、儿科、口腔科、精神科、肿瘤科等多个专业,到 2016 年 12 月,康复科已有 11 个官方临床路径。

康复护理临床路径指针对各临床病种病情稳定期功能康复的标准化治疗模式与治疗程序,从疾病诊断、康复护理等方面进行规范。近年,康复护理临床路径主要包括快速康复外科护理及脑卒中护理两大类,但康复护理临床路径仍存在覆盖面不全、规范性欠缺的问题。

康复护理临床路径旨在观察并记录患者的康复治疗、护理过程和效果,寻找符合成本 - 效益的最佳治疗、护理模式;使康复诊疗、护理程序标准化;缩短患者康复期间住院日,降低医疗成本和住院费用;提高康复服务质量和患者满意度;打破部门分割,优化康复护理服务模式。

在护理工作量增多、康复护理重要性提高以及临床路径覆盖率逐渐升高的背景下,浙江省康复专业医护人员不断交流与总结经验,借鉴国内外康复护理与实践的理论、知识、经验及方法,撰写成具有科学性、实用性的常见疾病《康复护理临床路径》。相信本书的出版,将会对康复护理工作效率的提升和康复护理工作质量的改进起到积极的推动作用,并有助于康复专科护士的培养及康复护理教育事业的发展。

浙江省人民医院党委书记

2019 年 9 月

前言

临床路径和护理临床路径的发展与应用,增进了各专业照顾提供者间的合作与沟通,同时,简化和规范了各种病史记录和护理工作流程,提高了护士工作的主动性和依从性,避免工作随意性,减少变异。康复护理临床路径也将达到控制住院时间,降低患者的住院费用,有效控制医疗、护理成本,使医-患在经济效益和社会效益方面达到双赢的目的。

目前市场上已有内、外科护理临床路径指导用书,但没有针对常见康复疾病护理临床路径的专科书籍,加之康复理念在疾病中的早期介入,许多非康复专科护士也面临着对患者进行康复指导的问题,为了解决广大同仁工作中遇到的疑点和难点问题,浙江省康复护理专家同省内临床一线护士、医生经过经验分析与总结,撰写了常见疾病《康复护理临床路径》,将常见疾病康复护理临床路径实践经验分享给大家。

本书共6章,第一章是康复护理临床路径总论;第二章至第六章,以节为单位叙述了24种常见康复疾病护理临床路径。每节包括"康复护理临床路径表"和"实施规范"两大部分,"康复护理临床路径表"以患者入院至出院为顺序,以全程护理为内容,以护理评估为创新,具体描述了整个护理过程中各个阶段的护理重点和健康教育内容;在"实施规范"中,详细叙述了临床护理实施规范流程,使护士在临床护理实践中更系统和规范地开展康复护理。需指出的是,由于不同疾病可能会参考同一张评估表,为避免内容的重复,本书将所有表格按疾病顺序统一归纳至书末附表处,读者可以通过每节疾病后的提示在附表中查阅,烦请谅解。

参编本书的十几位作者,均为浙江省长期从事康复医学工作的医护人员,具有丰富的专业知识及临床经验。在此,由衷地感谢各位参编者的支持及辛勤付出。但由于目前康复护理学发展迅速,时间仓促,尽管编者已竭尽全力,也难免有不足之处,诚恳地希望各位读者提出宝贵意见和建议,以便及时修正改进!

陈肖敏　王元姣

2019 年 9 月

目录

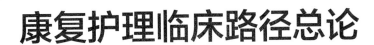

第一章

康复护理临床路径总论

第一节 康复护理临床路径的现状

一、护理临床路径的起源

　　路径(pathways)的概念最早起源于1957年,是美国杜邦公司将一种为新建化工厂而提出的网络图判定计划的管理技术。到20世纪70年代,该方法已在工业界及建筑业广泛应用。此时,美国高速发展的医疗技术和政府服务项目收费的医疗体制,以及不断增加的慢性疾病和老年人口等因素,导致了医疗费用的增高和健康服务资源的不适当利用,美国政府为降低医疗费用的增长,遂将工业领域的"路径"管理法引入,并以法律的形式实行由耶鲁大学研究者提出的以诊断相关分类为付款基础的定额预付费制(DRGs-PPS)。20世纪80年代中期,美国波士顿新英格兰医学中心医院对某些疾病按照预定的护理计划和临床路径治疗住院患者。同时,护士Karen Zander和助手们运用护理程序将临床路径应用于急症护理,结果都显示这种模式不仅能够控制医疗成本,缩短患者平均住院日,同时还能够保证医疗、护理质量。这就是护理临床路径的起源。到了20世纪80年代末期,临床护理路径已广泛流行于英国、澳大利亚以及部分亚洲国家和地区。

二、康复护理临床路径产生的背景

(一) 康复医学和康复护理学的发展

　　康复医学与临床医学、预防医学、保健医学共同构成医学的主体,是具有独立的理论基础、功能评定方法和治疗技术,以恢复患者功能障碍为目标,以团队合作为基本工作模式的一门医学学科。康复医学的渊源可以追溯到古代,早在战国和南北朝时期就有各种促进身体健康和疾病康复的运动锻炼(导引、按跷、气功)和手法(推拿、拔罐、针刺等)。到了19世纪,西方大力发展物理因子的应用,包括声、光、电、热、磁、水疗等,也成为现代康复医学发展的重要基础。20世纪40年代,现代康复医学开始在国外发展,其发展主要经历了三个阶段:1880—1919年的物理治疗学阶段、1920—1945年的物理医学阶段、1946年至今的物理医学与康复医学阶段。

　　我国现代康复医学起步较晚,到20世纪80年代,我国康复医学才开始有组织地发展起来。1984年3月,中国残疾人福利基金会成立,与此同时,经国务院批准的中国康复研究中心开始筹建。1996年,卫生部颁发了《综合医院康复医学科管理规范》,明确要求在二、三级医院中逐步建立康复医学科,从而大大推动了医院康复医疗事业的发展。经过20年的发展和努力,到2015年,我国已建立康复机构 7 000 余所。近年来,康复医学从临床医学目录下的二级学科升为一级学科,从辅助学科升为独立学科,再次诠释了康复医学的重要性。目前,我国以综合医院为龙头、康复医院为重点、社区康复服务为基础的康复医疗服务体系建设正在迅猛发展,随着社会经济、科学、文化的进一步发展,康复医学必将成为医学的前沿学科。

康复护理学是康复医学的重要组成部分,是以康复医学和护理学理论为基础,研究促进伤、病、残者的生理、心理康复的护理理论、知识、技能的一门学科。康复护理学的发展历史可以追溯到南丁格尔时代,早在克里米亚战争时期,南丁格尔就证实了护理对伤病员康复的重要作用。20 世纪爆发了两次世界大战,大批伤病员的出现,更是促进了现代康复医学和康复护理学的产生和发展。随着 1974 年国际康复护理专业委员会的成立,康复护理学进入了快速发展的阶段,到目前为止,国外已形成了相对成熟的康复护理体系。

尽管在康复医学产生的同时就产生了康复护理学,但中国康复护理学发展的转折点是在 1997 年,随着“中国康复医学会康复护理专业委员会”在浙江杭州成立,各地康复护理专业委员会也纷纷随之成立,标志着我国康复护理进入了一个新阶段。近年来,国家颁布了《综合医院康复医学科建设与管理指南》《中共中央国务院关于深化医药卫生体制改革的意见》及《“十二五”时期康复医疗工作指导意见》等重大政策,为康复医学和康复护理学科学化、规范化发展指明了方向。目前,康复护理已渗入临床各科护理和社区护理中,许多医学院校和医疗机构开设了相关课程,康复护理科研工作也正逐步开展。康复护理学正从整个护理领域中脱颖而出,逐渐形成完善的专业体系,必将促进康复医学的发展。

（二）临床路径和护理临床路径的应用

随着我国医疗科技的迅猛发展,人民生活质量普遍提升,人们对医疗知识的了解程度和对医院护理服务质量的要求也越来越高。因此,我们必须不断提升临床护理工作质量,为患者提供全面细致的优质护理服务,并且在考虑问题时,尽量站在患者的角度,考虑患者的家庭经济状况,尽可能地减轻患者的心理和经济负担,使患者保持平和的心态接受治疗,促进患者的预后康复。在这样的护理要求下,由临床路径衍生和发展而来的护理临床路径,作为一种崭新的临床护理模式,备受医学界关注。

国外对护理临床路径的研究主要围绕缩短平均住院日、降低医疗成本和合理用药,一般采用临床试验的方法。1995 年,美国成立了直接由西南外科协会领导的临床护理路径委员会,专门负责研究和指导护理临床路径在医院的应用,至今已有 60% 以上的医院受益。1995 年以来,护理临床路径受到亚洲各国的普遍重视,并得到广泛应用。日本从美国引进该护理模式后,经过反复实践,发现护理临床路径能明显提高医疗护理质量并扩大管理效能,现已被许多医院采纳应用。新加坡樟宜医院于 1996 年正式对中、重度哮喘等 5 个病种实施,到 1999 年年底共推行了 12 个病种的护理临床路径。2005 年,德国在全国推行护理临床路径服务模式的改革,并取得了良好的经济效益和社会效益。

我国自 1996 年引入临床路径以来,北京、天津、重庆、成都等城市以发病率高、费用多而手术或处置方式差异小的病种为突破口,开展了部分病种临床路径的研究和试点工作。随着研究的不断深入,其研究和实施病例范围也逐渐扩大,已不再局限于手术处理的外科疾病,而是从急性病向慢性病,从急诊工作到常规工作,从成人到新生儿,以及内、外、妇、儿各科延伸。2002 年,北京大学第三医院开始在心内科进行此项研究,并制定了国内第一批记录"临床路径"表格病历。四川大学华西医院已完成 33 个手术临床路径表格的研制,其中部分病种已开始实施。

目前,我国护理临床路径的研究尚处于起步阶段。2009 年,杨春玲主编的《临床护理路径》第一次将该内容系统地进行整理。随后,关于内、外科疾病护理临床路径的图书开始增多,并逐渐应用于临床护理。根据文献报道,我国各地医院纳入护理临床路径的病种已经涵盖了大部分需要住院治疗或手术的常见病和多发病。根据不同地区和医院报道,实施护理临床路径后,患者住院天数下降高达 30% 左右,平均总医疗费用下降了近 10%。护理临床路径的实施与应用,增进了各专业照顾提供者间的合作与沟通。同时,简化和规范了各种病史记录和护理工作流程,提高了护士工作的主动性和依从性,避免工作随意性,减少变异。但由于起步较晚,我国护理临床路径覆盖病种还不全面,缺乏长期实践,需要进一步完善和解决。国家应出台相关政策指导护理临床路径健全发展,形成完整的临床护理路径管理理论体系,医疗行政部门应加快医疗体制改革,加快整体护理的发展。

三、康复护理临床路径的发展与展望

据统计,2016 年国家卫生计生委新制定下发了多个专科 574 个临床路径,涉及内科、外科、妇产科、儿科、口腔科、精神科、肿瘤科等多个专科,到 2016 年 12 月,康复专科已有 11 个官方临床路径。近年,我国也对康复护理临床路径进行了理论探讨和应用,主要包括快速康复外科护理及脑卒中护理两大类,发现以下问题亟待解决:

（一）康复护理临床路径覆盖面不全

康复领域涉及面广,目前康复护理临床路径并不能覆盖全部病种。据文献报道,目前已经研发并应用的有脑出血康复、脑梗死康复、脊髓损伤康复及

痉挛型脑瘫康复 4 种临床路径,康复护理临床路径在我国尚处于发展阶段,建立康复医学科常见疾病的康复护理临床路径是必不可少的。

（二）康复护理临床路径规范性欠缺

目前,不同学者研究制订的康复护理临床路径各有不同,观察指标也各有差异,护士在未来的学科发展中需制订各个康复病种的康复护理临床路径,规范护理项目,统一评价标准,根据不同医疗机构情况,分别制订大型康复医院临床护理路径、大型综合医院康复科护理临床路径、县级医院康复科护理临床路径、康复社区医院护理临床路径等。

（三）康复护理临床路径循证证据不足

我国康复护理临床路径还没有统一的管理规范,研究涉及的病种也相对单一,故目前已存在的康复护理临床路径大多参照内科疾病护理临床路径或外科疾病护理临床路径,要确定对康复期的康复患者是否适用,还需要经过长期实践和探讨,在循证护理的基础上进行不断修订。

康复治疗是一个漫长的过程,康复医学科的患者住院时间长,是康复医学科区别于其他临床科室的特点之一,不仅对医院的医疗、护理成本增加,而且对患者家庭带来了沉重的经济负担。通过合理制订康复护理临床路径能够达到控制住院时间,降低患者的住院费用,有效控制医疗、护理成本,医患在经济效益和社会效益方面起到双赢的目的。医疗卫生事业的快速发展让我们对康复护理临床路径的未来发展有了乐观的展望,包括:①实现多学科的全面合作、各部门协调合作;②康复护理临床路径的实施将优化流程和管理;③康复护理临床路径的深入开展必将依靠循证护理模式;④康复护理临床路径是持续质量改进的有效环节;⑤健全的康复护理临床路径必须有健康教育做保证;⑥康复护理临床路径的执行必将进一步保障患者安全;⑦对康复护理临床路径的依从性将进一步规范护理行为;⑧康复护理临床路径的落实提升了患者对疾病康复的认知程度及服务满意度;⑨开展康复护理临床路径的管理评价势在必行;⑩康复护理临床路径的有效运行必将融入医院信息化工程。康复护理临床路径作为一种新的质量、效益、医疗护理模式,它的实施必将给医院的可持续发展带来机遇和挑战。

第二节　康复护理临床路径概述

一、康复护理临床路径的定义

护理临床路径(cinical nursing pathway,CNP)是患者在住院期间的护理模式,是针对特定的患者群体,以时间为横轴,以入院指导、接诊时诊断、检查、用药、治疗、护理、饮食指导、活动、教育、出院计划等理想护理手段为纵轴,制成一个日程计划表,对何时该做哪项检查、治疗及护理,病情达到何种程度,何时可出院等目标进行详细的描述说明与记录。护理工作不再是盲目机械地执行医嘱或等医生指示后才为患者实施治疗护理,而是有计划、有预见性地进行护理工作。患者亦可了解自己的护理计划目标,主动参与护理过程,增强患者自我护理意识和能力,达到最佳护理效果,护患双方相互促进,形成主动护理与主动参与相结合的护理工作模式。

康复护理临床路径是指针对各临床病种病情稳定期功能康复的标准化治疗模式与治疗程序,从疾病诊断、纳入标准、退出标准、入院辅助检查项目、康复评估项目、康复目标制订、治疗项目选择和实施方法、住院时间、注意事项、康复护理等方面进行康复临床治疗的规范,注重治疗过程中各专科间的协同,注重治疗结果,关注住院治疗的时间。

1. 对象 包括"病、伤、残者"、老年人群和处于亚健康状态的群体。

(1) 病、伤、残者:"病"是指各种先天性和后天性疾病的患者;"伤"是指各类战争伤、工伤以及其他各类突发事件如交通事故等引起的伤;"残"是指各类先天和后天因素导致的残疾者。

(2) 老年人群:我国 60 岁以上的老年人口占比已经超过 10%,预测到 2020 年将占 16%~17%。随着老龄化社会的不断推进,老年人经历着一个自然衰弱的过程,存在不同程度各种退行性改变和功能障碍,60% 的老年人患有多种老年病或慢性病,迫切需要进行康复介入。

(3) 亚健康状态者:例如不明原因的体力疲劳、性功能下降和月经周期紊乱;不明原因的情感障碍、焦虑或神经质;以及对工作、生活、学习等环境难以适应,人际关系难以协调。亚健康状态如果处理得当,则身体可向健康状态转化;反之,则容易患上各种各样的疾病。

2. 病种 实施康复护理临床路径的病种选择原则:①康复医学科常见病、多发病;②治疗方案相对明确,技术相对成熟,诊疗费用相对稳定,疾病诊疗过程中变异相对较少的疾病。因此,康复机构可优先考虑脑血管病、脊髓损伤、脑瘫、脑外伤等病种中相对简单的类型实施。康复护理临床路径包括医嘱类项目和非医嘱类项目。医嘱类项目参考 2017 年国家卫生计生委发布或相关专业学会(协会)和临床标准组织制定的疾病诊疗常规和技术操作规范,包括饮食、护理、检验、检查、处置、用药、康复等,非医嘱类项目包括健康教育指导和心理支持等项目。

二、康复护理临床路径的目的与意义

（一）康复护理临床路径的目的

1. 观察并记录患者的康复治疗、护理过程和效果,寻找符合成本 - 效益的最佳治疗、护理模式。

2. 使康复诊疗、护理程序标准化。

3. 缩短患者康复期间住院日,降低医疗成本和住院费用。

4. 提高康复服务质量和患者满意度。

5. 打破部门分割,优化康复护理服务模式。

（二）康复护理临床路径的意义

康复护理临床路径属于综合性、跨学科的护理模式,其最大特点是以患者为中心,由康复科护士和其他相关医务人员如医生、康复治疗师、营养师、心理咨询师等组成一个康复医疗团队,经由充分沟通协调后,依据相同的路径去实施康复计划,并随着医学的进步与发展,持续不断地评估及修正路径。其重要意义在于:

1. 加强学科之间、医护之间、部门之间的交流,增强康复团队协调性。

2. 保证康复治疗和护理活动精细化、标准化、程序化,明确医护人员责任,减少治疗过程的随意化,降低和避免失误,加强康复治疗的风险控制。

3. 提高患者和家属参与康复治疗过程的主动性,增强康复治疗效果。

4. 缩短住院时间,降低费用,减轻患者经济负担。

5. 有效利用医院资源,提高康复护理服务质量。

（陈肖敏）

第三节　康复护理临床路径的修订

一、康复护理临床路径制订的原则

1. 康复护理临床路径是针对某一疾病制订的有严格工作顺序和准确的时间要求的程序化、标准化的康复护理模式。

2. 康复护理临床路径的制订是综合多学科医学知识的过程,包括护理、医疗、康复、药剂、检验、麻醉、营养、心理及医院管理,甚至涉及法律、伦理等。

3. 康复护理临床路径的设计要依据住院时间流程、结合康复治疗过程中的效果,规定康复护理的项目、步骤和时限。

4. 康复护理临床路径制订的目标是建立一套标准化的康复护理模式,以规范护理行为、减少资源浪费,持续改进护理质量,使患者获得最佳的护理服务。

二、康复护理临床路径制订的步骤

1. 寻求医院领导及相关部门的支持与参与,成立康复护理临床路径运行组织体系,如管理委员会、路径推动小组、指导评价小组及实施小组,并明确职责。

2. 做好基础性调查论证,确定康复护理临床路径的病种或症状。

3. 确定康复护理临床路径的表现形式,如指示式图表、菜单式表格等。

4. 研究目前针对规定病种或症状的相关康复护理行为,收集最新临床指南、专家共识意见及相关文献,用于指导实践。

5. 制订规定病种或症状的康复护理临床路径文本,通常包括:①入院指导;②护理评估;③医嘱相关治疗和处置;④生活护理;⑤心理护理;⑥健康教育;⑦活动和体位;⑧饮食指导;⑨出院计划;⑩变异记录等方面。

6. 确定实施康复护理临床路径效果的评价指标体系,本着安全、有效、方便、价廉的医疗服务目标及优质的服务质量建立可观察可测量的评价标准,如住院天数、住院费用、药品费用、医疗耗材费用、医疗护理质量、并发症发生率、患者转归情况、健康教育知晓情况、患者满意度等。

7. 针对不同人群,进行侧重点不同的多层级的教育和培训,以解决认识不足,对路径标准掌握不统一、不全面等问题,提高对变异的复杂原因的分析能力。

8. 试行康复护理临床路径,按照既定路径执行和记录,及时发现需要改进和调整的问题,收集医务人员与患者的反馈意见,加以修改、补充和完善。

9. 实施康复护理临床路径,是将临床路径计划正式用于康复临床护理的过程,医务人员严格按照路径程序图完成每日和每班工作,采取专人监控和智能监控相结合,注意产生的变异,及时查明原因,并客观详细做好记录。

10. 综合评价和分析康复护理临床路径的实施效果,根据评价结果提出临床路径管理的改进措施,定期召开会议,研究讨论各种问题,保持不断反馈、不断协商、不断修改,使康复护理临床路径不断完善。

三、康复护理临床路径建立与实施中需重视的问题

1. 确定合理的最短住院天数 对于康复护理临床路径的设计,适当的住院天数是必须被定义的,可利用病历检查及参考文献研究结果,再辅以关键路径法的方式,确定合理的最短住院天数。

2. 确立每日应执行的康复护理活动 应由康复护理临床路径推动小组的成员,邀请特定的康复医生、治疗师、康复护士、药师、营养师、检验师等相关

人员,通过流程分析与病历审查的方式,确立每日应执行的康复护理活动。

3. 制订变异记录单　主要记录在康复护理临床路径实施过程中,患者未依据路径所规定的执行项目与原因。须注意记录路径本身、医护人员以及患者三方面原因。

4. 制订患者教育手册或患者版康复护理临床路径表,可以提前让患者了解在整个住院期间每一天所有可能发生或即将会发生的事情,使患者了解其康复治疗及整个护理过程,降低焦虑,增加与医护人员间合作的紧密度。

第四节　康复护理临床路径的变异

一、康复护理临床路径变异的概念

广义的变异是指某事物的性质、状态或情形发生了变更或变化,因而表现出与以前有所不同或者差别。康复护理临床路径的变异是指在实施康复护理临床路径的过程中,患者偏离标准康复护理临床路径程序的情况或在沿着标准康复护理临床路径接受护理的过程中出现偏差的现象,包括患者预期的住院天数、费用、目标或期望等方面出现的偏差。

二、康复护理临床路径变异的分类

引起变异的原因很复杂,因而变异的种类也很多,主要分为以下四类:

(一) 与患者相关的变异

指与患者的个体差异、心理状态、病情的严重程度、病情的复杂性等相关的变异,例如同样诊断为脑卒中的两例患者,一例乐观开朗,积极配合康复治疗;另一例消沉焦虑,两例患者的康复效果就会出现差异,这是与患者心理状态相关的变异。又如同样需要髋关节置换的两例患者,一例高龄老人,自身防御功能减弱,发生术后伤口延期愈合或者肺部感染;另一例青壮年患者,伤口如期愈合,这是与患者体质因素相关的变异。

(二) 与医务人员相关的变异

是指与医务人员的工作态度、技术水平、医患沟通技巧等相关的变异。如护士对患者的特殊检查前注意事项教育不到位,造成患者没有按要求配合,导致某项治疗或检查时间延期,使患者偏离标准临床路径;或会诊医生外出致使会诊延期,使路径偏离原定的时间表。

(三) 与医院系统相关的变异

是指与医院系统的各个部门之间沟通、协调障碍,或者检查设备不足或出现故障等相关的变异。如双休日不安排特殊检查、周日不办理出院、手术室临时插入急诊手术、特殊检查或治疗仪器出现故障等增加了患者的无效住院日，影响临床路径如期完成。

（四）与出院计划相关的变异

指与患者等待转诊、家属照顾能力限制、家庭经济因素等相关的致使患者不能按计划出院的变异。

三、康复护理临床路径变异的分析与处理

（一）发现记录变异

临床路径执行者对实施康复护理临床路径的患者进行护理时，应严格按照临床路径流程进行，个案管理者每日巡查，及时掌握执行情况，如发现护理过程与临床路径不符，应该及时讨论修正，并记录变异。记录应当真实、准确、简明。

（二）分析讨论变异

变异分析不是简单的统计分析，还应对数据进行分类和解释，将记录的变异报表与预期的康复护理临床路径进行对比，找出变异发生的原因，并随时对变异进行调整和修改。主要包括：

1. 建立"变异讨论会"例会制度，阶段性评估分析处理，全方位管控变异。

2. 对于一般的变异，可组织科内讨论，如在晨会、科务会上，探讨变异原因，提出处理意见。也可以通过查阅文献，探索解决或修正变异的方法。

3. 对于复杂而特殊的变异，需要及时与相关专家、康复医生、治疗师、患者或家属共同讨论，找出问题所在，分析原因并制订对策。

4. 患者出院后，讨论总结变异问题和原因，制订有效的干预措施，防止再次发生。

5. 在分析变异的过程中，对于正性变异应分析其合理性，作为改进路径的参考，对于负性变异应积极查明其不合理因素，给予纠正，采取相应的措施，减少或避免变异的发生，也可以逆转负性变异为正性变异。

6. 将康复护理临床路径编辑、选择、变异管理、结果评估等模块进行信息化管理，使各模块功能得以流程化、程序化和标准化。

（三）处理变异

1. 医务人员应针对变异的来源、类别、性质和变异过程，采取最有效的方法来处理变异。

2. 医务人员应树立正确的变异观，即不论何种变异，都应认真分析，协同寻找解决的方法，勿过度解读变异，允许合理变异。

3. 由于引起变异的原因很复杂，因而变异的种类也很多，纸质版收集变异并进行分析，工作量巨大，周期长，变异监测困难且滞后，必须借助于信息化

手段,大力推行康复护理临床路径的智能监管平台,通过定期的数据报告,科学、系统地进行临床变异分析,为康复护理临床路径的修改提供依据,更有利于护理品质的改善。

(张荀芳)

第二章

常见神经系统疾病康复护理临床路径

第一节　脑卒中的康复护理临床路径

（一）康复护理临床路径表

时间	住院第 1 日	住院第 2 日至第 3 日	住院第 4 日至第 10 日	住院第 11 日至第 17 日	住院第 18 日至第 24 日	住院第 25 日至出院日
护理评估	□ ADL 评定 □ Glasgow 昏迷评分 □ 认知功能评定 □ 吞咽功能评定 □ 言语功能评定 □ 运动功能评定 □ 平衡功能评定 □ 膀胱功能评定 □ 肠道功能评定 □ Braden 评分 □ 血栓风险评估 □ 跌倒风险评估 □ 营养风险筛查 □ 疼痛评估 □ 管道评估 □ 心理社会状况评估	□ ADL 评定 □ 吞咽功能评定 □ Brunnstrom 偏瘫运动功能评定 □ 感觉功能评定 □ 关节活动度评定 □ 肌张力评定 □ 平衡功能评定 □ 膀胱功能评定 □ 肠道功能评定 □ Braden 评分 □ 跌倒风险评估 □ 营养风险筛查 □ 疼痛评估 □ 心理状态评定	□ ADL 评定 □ Glasgow 昏迷评分 □ 吞咽功能评定 □ Brunnstrom 偏瘫运动功能评定 □ 肌张力评定 □ 平衡功能评定 □ 膀胱功能评定 □ 肠道功能评定 □ Holden 步行能力评定 □ 膀胱功能评定 □ 肠道功能评定 □ Braden 评分 □ 血栓风险评估 □ 跌倒风险评估 □ 营养风险筛查 □ 疼痛评估 □ 心理社会状况评估	□ ADL 评定 □ Glasgow 昏迷评分 □ 认知功能评定 □ 吞咽功能评定 □ 言语功能评定 □ Brunnstrom 偏瘫运动功能评定 □ 肌张力评定 □ 平衡功能评定 □ Holden 步行能力评定 □ 膀胱功能评定 □ 肠道功能评定 □ Braden 评分 □ 血栓风险评估 □ 跌倒风险评估 □ 营养风险筛查 □ 疼痛评估 □ 心理社会状况评估	□ ADL 评定 □ Glasgow 昏迷评分 □ 吞咽功能评定 □ Brunnstrom 偏瘫运动功能评定 □ 肌张力评定 □ 平衡功能评定 □ Holden 步行能力评定 □ 膀胱功能评定 □ 肠道功能评定 □ Braden 评分 □ 血栓风险评估 □ 跌倒风险评估 □ 营养风险筛查 □ 疼痛评估 □ 心理社会状况评估	□ ADL 评定 □ Glasgow 昏迷评分 □ 认知功能评定 □ 吞咽功能评定 □ 言语功能评定 □ Brunnstrom 偏瘫运动功能评定 □ 感觉功能评定 □ 关节活动度评定 □ 肌张力评定 □ 平衡功能评定 □ Holden 步行能力评定 □ 膀胱功能评定 □ 肠道功能评定 □ Braden 评分 □ 血栓风险评估 □ 跌倒风险评估 □ 营养风险筛查 □ 疼痛评定 □ 心理社会状况评估

续表

时间	住院第 1 日	住院第 2 日至第 3 日	住院第 4 日至第 10 日	住院第 11 日至第 17 日	住院第 18 日至第 24 日	住院第 25 日至出院日
护理措施	□ 介绍病区环境、设施、设备 □ 住院须知 □ 主管医生 □ 责任护士 □ 科主任、护士长 □ T、P、R、BP、身高、体重(病情允评) □ 入院护理评估 □ 询问病史、体格检查 □ 协助更换病员服,个人卫生处置 □ 根据吞咽功能选择进食方式、饮食类型 □ 指导家属及陪护良姿位摆放、关节活动度训练 □ 医嘱相关治疗及处置执行及指导 □ 采集血标本,大小便标本、痰标本 □ 口服药物	□ 1~2h 巡视观察 □ 用药后反应 □ 其他 □ 康复护理 □ 良肢位摆放 □ 翻身拍背 □ 肢体关节活动度训练 □ Bobath 翻身训练 □ 桥式训练 □ 翻身动作训练 □ 体位转换、移乘 □ 辅助方法 □ 起坐动作训练 □ 指导 ADL 训练 □ 排痰护理 □ 膀胱护理 □ 肠道护理 □ 完善相关检查 □ 血常规+血型+Rh,尿常规、便常规 □ 肝功能 □ 肾功能 □ 电解质	□ 1~2h 巡视观察 □ 用药后反应 □ 其他 □ 康复护理 □ 良肢位摆放 □ 翻身拍背 □ 肢体关节活动度训练 □ Bobath 翻身训练 □ 桥式训练 □ 翻身动作训练 □ 体位转换、移乘 □ 辅助方法 □ 起坐动作训练 □ 指导 ADL 训练 □ 排痰护理 □ 膀胱护理 □ 肠道护理 □ 医嘱相关治疗、处置执行及指导 □ 采集标本 □ 口服药物 □ 静脉输液 □ 氧气吸入 □ 雾化吸入	□ 1~2h 巡视观察 □ 用药后反应 □ 其他 □ 康复护理 □ 良肢位摆放 □ 翻身拍背 □ 肢体关节活动度训练 □ Bobath 翻身训练 □ 桥式训练 □ 翻身动作训练 □ 体位转换、移乘 □ 辅助方法 □ 起坐动作训练 □ 指导 ADL 训练 □ 坐位平衡训练 □ 站立平衡训练 □ 移动与转移动作训练 □ 辅助器具康复训练 □ 步行训练 □ 指导 ADL 训练 □ 排痰护理 □ 膀胱护理	□ 1~2h 巡视观察 □ 用药后反应 □ 其他 □ 康复护理 □ 良肢位摆放 □ 翻身拍背 □ 肢体关节活动度训练 □ Bobath 翻身训练 □ 桥式训练 □ 翻身动作训练 □ 体位转换、移乘 □ 辅助方法 □ 排痰护理 □ 起坐动作训练 □ 坐位平衡训练 □ 站立平衡训练 □ 移动与转移动作训练 □ 辅助器具康复训练 □ 步行训练 □ 指导 ADL 训练 □ 排痰护理 □ 膀胱护理	□ 1~2h 巡视观察 □ 用药后反应 □ 其他 □ 康复护理 □ 良肢位摆放 □ 翻身拍背 □ 肢体关节活动度训练 □ Bobath 翻身训练 □ 桥式训练 □ 翻身动作训练 □ 体位转换、移乘 □ 辅助护理 □ 排痰护理 □ 起坐动作训练 □ 坐位平衡训练 □ 站立平衡训练 □ 移动与转移动作训练 □ 辅助器具康复训练 □ 步行训练 □ 指导 ADL 训练 □ 排痰护理 □ 膀胱护理

续表

时间	住院第1日	住院第2日至第3日	住院第4日至第10日	住院第11日至第17日	住院第18日至第24日	住院第25日至出院日
护理措施	□ 静脉输液 □ 氧气吸入 □ 雾化吸入 □ 必要时吸痰 □ 心电监护、血氧饱和度监测 □ 留置导尿 □ 康复专科护理指导 □ 其他 □ 1~2h巡视观察 □ 跌倒或坠床预防 □ 压力性损伤预防 □ 误吸预防 □ 并发症预防 □ 皮肤护理 □ 管道护理 □ 特殊用药护理 □ 心理护理 □ 生活护理 □ 陪护安排与相关宣教	□ 血糖 □ 凝血功能 □ 心电图 □ 心脏超声 □ 肺功能检查 □ 泌尿系统超声 □ 双下肢静脉超声 □ 尿流动力学检查 □ 胸部X线 □ 胸部CT、MRI □ 其他 □ 医嘱相关治疗、处置执行及指导 □ 采集标本 □ 口服药物 □ 静脉输液 □ 氧气吸入 □ 雾化吸入 □ 心电、血氧饱和度监测 □ 必要时吸痰 □ 康复专科治疗 □ 认知训练	□ 心电、血氧饱和度监测 □ 必要时吸痰 □ 康复专科治疗 □ 高压氧治疗 □ 其他 □ 了解各项检查结果,异常及时处理与医生沟通处理 □ 并发症预防 □ 呼吸道感染 □ 尿路感染 □ 关节挛缩 □ 异位骨化 □ 骨质疏松 □ 失用综合征 □ 深静脉血栓 □ 体位性低血压 □ 脑卒中再发 □ 肩手综合征 □ 肩关节半脱位 □ 便秘 □ 压力性损伤	□ 肠道护理 □ 医嘱相关治疗、处置执行及指导 □ 采集标本 □ 口服药物 □ 静脉输液 □ 氧气吸入 □ 雾化吸入 □ 心电、血氧饱和度监测 □ 必要时吸痰 □ 康复专科治疗 □ 高压氧治疗 □ 其他 □ 遵医嘱复查结果 □ 异常复查项目 □ 并发症预防 □ 呼吸道感染 □ 尿路感染 □ 关节挛缩 □ 异位骨化 □ 骨质疏松 □ 失用综合征	□ 肠道护理 □ 医嘱相关治疗、处置执行及指导 □ 采集标本 □ 口服药物 □ 静脉输液 □ 氧气吸入 □ 雾化吸入 □ 测量血压 □ 必要时吸痰 □ 康复专科治疗 □ 高压氧治疗 □ 其他 □ 遵医嘱复查结果 □ 异常复查项目 □ 并发症预防 □ 呼吸道感染 □ 尿路感染 □ 关节挛缩 □ 异位骨化 □ 骨质疏松 □ 失用综合征 □ 深静脉血栓	□ 肠道护理 □ 医嘱相关治疗、处置执行及指导 □ 采集标本 □ 口服药物 □ 静脉输液 □ 氧气吸入 □ 雾化吸入 □ 测量血压 □ 必要时吸痰 □ 康复专科治疗 □ 其他 □ 遵医嘱复查检验结果 □ 异常复查项目 □ 出院指导 □ 用药指导 □ 休息与活动指导 □ 饮食指导 □ 康复训练指导 □ 并发症的预防 □ 日常生活注意事项

续表

时间	住院第1日	住院第2日至第3日	住院第4日至第10日	住院第11日至第17日	住院第18日至第24日	住院第25日至出院日
护理措施		□ 吞咽训练 □ 言语训练 □ 运动疗法 □ 气压治疗 □ 呼吸训练 □ 作业训练 □ 针灸治疗 □ 推拿治疗 □ 物理因子疗法 　□ 慢性小脑电刺激 　□ 低中频脉冲 　□ 超声波 □ 中药治疗 □ 西药治疗 □ 其他 □ 并发症预防 　□ 呼吸道感染 　□ 尿路感染 　□ 关节挛缩 　□ 异位骨化 　□ 骨质疏松 　□ 失用综合征	□ 继发癫痫 □ 选择适合的进食方式、体位与饮食类型 □ 皮肤及管道护理 □ 特殊用药护理 □ 心理护理 □ 生活护理	□ 深静脉血栓 □ 体位性低血压 □ 脑卒中再发 □ 肩手综合征 □ 便秘 □ 压力性损伤 □ 脑卒中继发癫痫的处理 □ 选择适合的进食方式、体位与饮食类型 □ 皮肤及管道护理 □ 特殊用药护理 □ 心理护理 □ 生活护理	□ 体位性低血压 □ 脑卒中再发 □ 肩手综合征 □ 肩关节半脱位 □ 便秘 □ 压力性损伤 □ 继发癫痫 □ 饮食指导 □ 皮肤及管道护理 □ 特殊用药护理 □ 心理护理 □ 生活护理	□ 告知复诊时间和地点 □ 心理护理 □ 协助患者办理出院手续 □ 出院后随访

续表

时间	住院第 1 日	住院第 2 日至第 3 日	住院第 4 日至第 10 日	住院第 11 日至第 17 日	住院第 18 日至第 24 日	住院第 25 日出院日
护理措施		□ 深静脉血栓 □ 体位性低血压 □ 脑卒中再发 □ 肩手综合征 □ 肩关节半脱位 □ 便秘 □ 压力性损伤 □ 继发癫痫 □ 皮肤及管道护理 □ 特殊用药护理 □ 心理护理 □ 生活护理				
活动体位	□ 卧床休息，每 1~2h 翻身一次 □ 良肢位摆放 □ 床上主动/被动活动 □ 病情允许可病室内活动	□ 卧床休息，每 1~2h 翻身一次 □ 良肢位摆放 □ 床上主动/被动活动 □ 病情允许可病室内活动	□ 卧床休息 □ 床上主动/被动活动 □ 病情允许可病室内活动 □ 床上渐进坐姿训练 □ 病区内轮椅活动	□ 卧床休息 □ 床上主动/被动活动 □ 病区内轮椅活动 □ 站立训练	□ 病区内轮椅活动 □ 站立及辅助下行走	□ 轮椅活动 □ 站立及辅助下行走
健康教育	□ 入院规则宣教 □ 饮食宣教：预防窒息 □ 指导家属及陪护	□ 饮食宣教：根据生化检查等，指导加强营养管理 □ 运动宣教：肢体关	□ 相关疾病知识宣教 □ 康复训练宣教：指导床椅转移及轮椅	□ 康复训练宣教：指导平衡训练及站立训练 □ 安全宣教：活动时	□ 康复训练宣教：指导站立训练及步行训练 □ 安全宣教：活动时	□ 环境改造：对家庭环境适当的改造，如去除门槛、蹲式便器改坐式便器、

续表

时间	住院第1日	住院第2日至第3日	住院第4日至第10日	住院第11日至第17日	住院第18日至第24日	住院第25日至出院日
健康教育	□ 良肢位摆放、翻身拍背 □ 安全宣教:使用床栏与轮椅约束带,防跌倒、坠床,烫伤等意义 □ 告知检查的目的与意义 □ 用药宣教 □ 做好康复治疗前的准备	□ 节活动度训练及体位转换、移乘的辅助方法 □ 安全宣教:活动时加强安全保护,防跌倒、坠床意义 □ 评定宣教:各项初期康复评定的目的与意义 □ 检验宣教:介绍病情及相关检查结果 □ 康复治疗方案宣教与安排	□ 正确使用 □ 安全宣教:活动时加强安全保护,防跌倒、坠床意义 □ 进食指导:适合的体位、途径与饮食配比 □ 呼吸训练宣教:指导家属掌握有效咳嗽等辅助排痰技术 □ ADL训练指导 □ 预防并发症宣教 □ 用药宣教 □ 大小便管理	□ 加强安全保护,防跌倒、坠床意义 □ 评定宣教:各项中期康复评定的目的与意义 □ 康复治疗方案宣教 □ 检验宣教:复查结果异常化验项目的意义 □ 用药宣教	□ 加强安全保护,防跌倒、坠床意义 □ 使用佩戴矫形器具及其他辅助器具宣教 □ 评定宣教:各项出院前康复评定的目的与意义 □ 康复前实施方案及疗效宣教 □ 并发症预防宣教 □ 用药宣教 □ 相关疾病康复知识宣教	□ 顾护及浴室加扶手等 □ 自我监测:治疗全身性疾病,保持血压稳定,控制血糖、血脂在正常范围。若有变化及时诊治,避免复发或加重 □ 指导用药:降压药、抗血小板凝聚药等按医嘱服用。告知药物的作用、副作用及注意事项 □ 饮食指导:控制饮食,减少脂肪的摄取量,避免体重增加。戒烟、戒酒 □ 休息与活动:每日规律性运动,选择增强体质的有氧运动和针对性的功能训练,以防功能退化 □ 心理护理:保持心情愉快,避免精神紧张和情绪激动 □ 安全宣教:注意安全,防止意外发生

（二）实施规范

【住院第1日】

1. 入院常规护理

（1）向患者介绍病区环境（医生办公室、护士站、卫生间、开水间、呼叫器）设施设备、物品放置要求、作息时间；介绍病区主任、护士长、主管医生及责任护士。

（2）测量生命体征、身高、体重，做好患者身份标识，通知医生接诊。

（3）询问患者既往史、家族史、过敏史等；体格检查，完成入院护理评估。

（4）做好各带入管道的妥善处置与宣教。

（5）协助更换病员服，修剪指（趾）甲、剃胡须，做好个人卫生处置。

（6）根据需要联系家政安排陪护，根据患者饮食要求订餐。

2. 监测患者病情及生命体征变化，根据病情使用心电监护仪。每1~2h巡视一次，观察患者意识、瞳孔及生命体征变化，注意有无进食呛咳、误吸、发热等症状；观察患侧肢体活动、温觉、触觉情况，有无肢体水肿与皮肤损伤；观察有无头晕、头痛等情况；排尿、排便是否通畅；观察患者有无肩关节脱位、肩痛等情况。

3. 安全教育

（1）24h专人陪护，使用好床栏与轮椅约束带，必要时使用约束手套，下床穿防滑鞋。

（2）对于有发生压力性损伤危险的患者，采取有效的预防措施；如入院前已发生压力性损伤应详细记录压力性损伤的部位、面积、程度，做好压力性损伤危险因素评估，及时签署高危压力性损伤告知书并做好患者与陪护的宣教，同时采取相应的护理措施。

（3）对于行动不便、使用特殊药物、高龄等可能发生跌倒的患者，及时做好跌倒或坠床风险评估，签署高危跌倒告知书，指导患者及陪护人员预防跌倒的相关知识。

（4）对于高龄、活动受限、感觉异常等患者禁止使用热水袋，洗脚水温控制在40℃左右，并及时做好预防烫伤的风险评估与宣教。

（5）脑卒中继发癫痫的应急处理。

4. 遵医嘱执行各项治疗处置，协调各项治疗的有序安排。

5. 健康教育

（1）对有吸烟、饮酒嗜好者，应劝其戒烟、戒酒。

（2）根据吞咽功能选择进食方式、饮食类型，指导患者合理饮食，早期介入饮食管理，给予高钙、高粗纤维、高营养食物，增加水分和蔬菜水果的摄入，做好误吸的预防指导工作。

（3）指导患者晚餐后禁食 8h 以上，次晨空腹采集血标本，留取大小便标本；告知各项检查的时间、地点及相关注意事项。

（4）指导家属及陪护良肢位摆放、定时翻身拍背，以预防肩关节半脱位、关节挛缩及压力性损伤的发生。

（5）用药指导，告知患者正确的药物用法、剂量、时间、注意事项及可能发生的不良反应。

6. 心理疏导，了解患者的心理状态，讲解疾病的相关知识，做好康复训练前的准备工作，增强患者康复的信心，缓解患者的焦虑、恐惧心理。

7. 日常生活护理，指导并协助患者洗脸、刷牙、进餐、大小便。

【住院第 2 日至第 3 日】

1. 监测患者病情及生命体征变化，每 1~2h 巡视，观察患者病情变化及用药后反应，了解患者饮食及睡眠情况，及时倾听患者主诉与需求，并协同医生处理。

2. 早期康复护理指导 包括良肢位摆放、Bobath 训练、桥式训练、肢体关节活动度训练、体位转换、移乘辅助方法、指导 ADL 训练、排痰护理、膀胱和肠道护理等，早期预防各种并发症的宣教。

3. 协助完成各项化验及辅助检查，告知患者及家属检查的意义及结果。

4. 遵医嘱执行各项治疗与护理，合理安排患者康复训练与护理治疗衔接，并指导各项治疗护理的配合要点及注意事项。

5. 安全宣教及日常生活护理指导

（1）指导患者与陪护卧床期间使用床栏，床上主动／被动活动、床上渐进坐位训练及病室内活动时注意安全，逐步过渡，下床穿防滑鞋，及时评估患者情况，做好体位性低血压相关性知识宣教。

（2）加强康复训练时及途中的安全宣教，必要时途中由医护人员陪同，医生、护士及治疗师分工合作，加强安全防护。

（3）调节室温维持在 18~22℃，外出时给予及时增减衣物，避免使用热水袋局部保暖，以防烫伤；指导患者多饮水，必要时给予温水擦浴、物理降温，及时更换潮湿衣物，遵医嘱使用退热药物。

（4）饮食指导，根据吞咽功能选择适合的进食体位、途径与饮食性状，少食多餐。

（5）日常生活护理，指导并协助患者洗脸、刷牙、进食及大小便管理。

6. 了解患者的心理状态，向患者介绍同种疾病康复治愈成功的例子，增强患者治疗的信心，减轻焦虑、恐惧心理。

【住院第 4 日至第 10 日】

1. 监测患者病情及生命体征变化，每 1~2h 巡视，观察患者病情及康复进展情况,了解患者康复治疗、饮食及睡眠状况,及时倾听患者主诉与需求,并协同医生与治疗师处理。

2. 康复护理指导

(1) 完成各项初期康复评定,召开医患评价会,制订康复计划与目标,每1~2周制订一次短期康复目标。

(2) 进食训练,指导吞咽训练包括吞咽仪治疗与冰刺激治疗,做好误吸的预防与处理宣教。

(3) 言语功能障碍患者尽早开始语言训练,进行有效的语言或非语言沟通。

(4) 指导协助翻身拍背、良肢位摆放、双手 Bobath 训练、床上桥式训练及患侧肢体关节活动度训练,保护患侧肩关节,预防肩关节半脱位与肩痛,检查有无患侧手背肿胀并进行相关处理。

(5) 患者病情稳定后指导患者渐进坐起训练、体位转换、轮椅转移的辅助方法,注意安全防护,观察有无头晕、头痛等不适,及时采取相应措施并通知医生处理。

(6) 协助康复训练中心做好运动训练、作业治疗、语言训练、平衡训练及站床训练等治疗的时间安排与相关宣教。

(7) 协助做好物理治疗,包括脉冲电疗、慢性小脑电刺激、空气压力泵治疗以及中医针灸、穴位贴等的安全与注意事项宣教,防止皮肤灼烧及治疗过程中的不适,以便及时处理。

(8) 尽量避免选用患肢静脉进行输液或采血,注意观察有无肢体肿胀、胸闷等深静脉血栓及肺栓塞的表现。

(9) 指导 ADL 训练,帮助患者提高日常生活自理能力。

(10) 加强呼吸功能训练:指导患者采用深呼吸、有效咳嗽及腹式呼吸等方法,遵医嘱雾化吸入,并使用排痰机 1~2 次 /d,20min/ 次,促进痰液排出,预防或治疗呼吸道感染。

(11) 高压氧治疗的患者做好相关准备与注意事项宣教。

(12) 膀胱与肠道护理:留置尿管患者尽早拔除导尿管,不能自解者指导正确的膀胱训练、饮水计划及间歇导尿方法,直到患者可自解小便;重塑排便习惯,1~2d/ 次,必要时使用辅助药物。

3. 做好疾病相关知识与用药安全宣教,做好相关病情记录。

4. 遵医嘱执行各项治疗与护理,协调各治疗部门配合各项治疗的有序安排。

5. 安全防护及日常生活护理指导

(1) 饮食指导,根据病情需要和吞咽功能选择适合的进食体位、途径与饮食性状,加强营养,少食多餐。

(2) 指导患者合理安排作息时间,康复训练时以不感觉疲劳为宜,注意休息,有人 24h 陪护,做好跌倒或坠床的预防。

(3) 卧床患者加强皮肤护理,保持床单位清洁、平整,定时翻身,根据需要使用气垫床,防止压力性损伤发生。

(4) 指导患者轮椅约束带的使用、减压及安全等注意事项宣教。

(5) 病房每日开窗通风,必要时使用移动等离子空气消毒仪进行病室消毒,避免交叉感染。

(6) 指导并协助患者洗脸、刷牙、洗澡、进食及大小便等个人日常生活护理。

6. 加强患者心理护理,多与患者沟通,多鼓励与表扬,向患者讲解康复训练的重要性,帮助患者从被动照顾转换为自我护理。

【住院第 11 日至第 24 日】

1. 监测患者病情及生命体征变化,每 1~2h 巡视,观察患侧肢体的功能恢复情况,评估患者康复治疗进展、饮食及睡眠状况,及时满足患者的合理需求。

2. 康复中心团队完成各项中期康复评定,根据评定结果进行针对性训练,落实中期康复计划。

3. 康复护士应与医生、治疗师多沟通,了解各项康复训练的进展,做好康复训练的延伸康复护理指导;并在原有康复训练的基础上加强平衡训练及步行训练,保障康复训练安全有效。

4. 熟悉并掌握矫形器、辅助器具性能,使用方法及注意事项,做好患者相关知识的宣教。

5. 遵医嘱完成各项康复治疗、药物治疗与护理,落实患者各项检查检验报告是否完善,及时与医生沟通,复查异常项。

6. 安全及日常生活护理指导

(1) 饮食指导,鼻饲患者再次进行吞咽障碍功能评估,继续鼻饲患者定期更换胃管,经口进食患者选择合适的进食体位与饮食性状,搭配合理、营养丰富的食物,做好口腔护理及预防误吸的宣教。

(2) 加强患者安全宣教,防止跌倒、烫伤、走失及压力性损伤等不良事件;做好癫痫的应急处理。

(3) 继续指导患者 ADL 训练,包括洗脸、刷牙、洗澡、穿脱衣服、进食及大小便等个人日常生活能力。

7. 心理疏导,部分患者情绪多变,鼓励患者积极主动康复训练,对于康复训练的进步及时给予表扬,增强患者对康复的信心,争取早日回归社会。

【住院第 25 日至出院日】

1. 监测患者病情及生命体征变化,每 1~2h 巡视,完善各项康复终期评估,进行康复护理知识与技能宣教,为患者出院做准备。

2. 遵医嘱完成各项康复治疗、药物治疗与护理,进行相关检查与检验的复查,核查各项收费项目。

3. 出院宣教

(1) 用药指导:核对出院带药,嘱遵医嘱服药,不可自行停药或减量,要注意观察药物的不良反应,如有不适及时到医院就医。

(2) 休息与活动指导:协助患者制订作息时间安排,劳逸结合,避免过度劳累,加强安全防护,保证充足的睡眠,建立良好的生活习惯;如果卧床的患者应做好良肢位摆放与压力性损伤预防。

(3) 饮食指导:制订合理的膳食计划,保证各种营养物质的合理摄入,少食多餐,鼻饲患者做好相关宣教,进餐后用温开水漱口,保持口腔清洁。

(4) 康复训练指导:帮助患者制订出院后康复训练计划,告知患者出院后继续坚持康复训练。教会家属基本的康复训练方法,如 ADL 训练、关节活动度的训练、平衡训练等,让家属参与到整个康复训练过程中,向家属讲解安全及预防意外的相关知识,家属鼓励下让患者学会自我护理。

(5) 并发症预防指导:讲解预防并发症的基本知识,防止并发症的发生。

(6) 日常生活指导:指导家属适当改造设施,如去除门槛、蹲式便器改坐式便器、厕所及浴室安装扶手等,以方便患者进行日常生活。

(7) 告知复诊时间和地点,定期复诊,如有不适及时就诊。

4. 心理护理,增强患者长期保持独立生活能力和回归社会的信心。家属的支持是患者最大的精神支柱,提供家庭支持至关重要。

5. 协助患者办理出院手续及整理物品。

6. 做好出院后随访工作 随访内容包括饮食指导、康复训练指导、用药指导、并发症预防与护理、心理护理等。

疾病相关评估表详见附表 1 Brunnstrom 6 阶段评定表、附表 2 改良 Ashworth 分级法评定标准、附表 3 Hoffer 步行能力分级、附表 5 Caprini VTE 评分表、附表 6 常见失语症类型的病灶部位和语言障碍特征、附表 7 平衡功能评定、附表 8 洼田饮水试验、附表 11 简易精神状态检查(MMSE)、附表 37 Barthel 指数评定量表。

(葛秋华)

第二节　颅脑损伤的康复护理临床路径

（一）康复护理临床路径表

时间	住院第1日	住院第2日至第3日	住院第4日至第12日	住院第13日至第19日	住院第20日至第25日	住院第26日至出院日
护理评估	□ ADL 评定 □ Glasgow 昏迷评分 □ 认知功能评定 □ 言语功能评定 □ 吞咽障碍评定 □ 运动功能评定 □ 感觉功能评定 □ Braden 评分 □ 血栓风险评估 □ 跌倒风险评估 □ 营养风险筛查 □ 疼痛评估 □ 心理社会状况评估	□ ADL 评定 □ Brunnstrom 评定 □ 肌力评定 □ 改良 Ashworth 评定 □ 关节活动度评定 □ 平衡功能评定 □ 膀胱功能评估 □ 肠道功能评估 □ Braden 评分 □ 血栓风险评估 □ 跌倒风险评估 □ 营养风险筛查 □ 疼痛评定 □ 精神、心理状态评定	□ ADL 评定 □ 认知功能评定 □ 言语功能评定 □ 吞咽障碍评定 □ Brunnstrom 评定 □ 肌力评定 □ 改良 Ashworth 评定 □ 平衡功能评定 □ 膀胱功能评定 □ 肠道功能评定 □ Braden 评分 □ 血栓风险评估 □ 跌倒风险评估 □ 营养风险筛查 □ 疼痛评定 □ 精神、心理状态评定	□ ADL 评定 □ 认知功能评定 □ 言语功能评定 □ 吞咽障碍评定 □ Brunnstrom 评定 □ 肌力评定 □ 改良 Ashworth 评定 □ 平衡功能评定 □ 膀胱功能评定 □ 肠道功能评定 □ Braden 评分 □ 血栓风险评估 □ 跌倒风险评估 □ 营养风险筛查 □ 疼痛评定 □ 精神、心理状态评定	□ ADL 评定 □ 认知功能评定 □ 言语功能评定 □ 吞咽障碍评定 □ Brunnstrom 评定 □ 肌力评定 □ 改良 Ashworth 评定 □ 平衡功能评定 □ 膀胱功能评定 □ 肠道功能评定 □ Braden 评分 □ 血栓风险评估 □ 跌倒风险评估 □ 营养风险筛查 □ 疼痛评定 □ 精神、心理状态评定	□ ADL 评定 □ 认知功能评定 □ 言语功能评定 □ 吞咽障碍评定 □ Brunnstrom 评定 □ 肌力评定 □ 改良 Ashworth 评定 □ 平衡功能评定 □ 感觉功能评定 □ 膀胱功能评定 □ Braden 评分 □ 血栓风险评估 □ 跌倒风险评估 □ 营养风险筛查 □ 疼痛评定 □ 精神、心理状态评定
护理措施	□ 环境介绍 □ 住院须知 □ 主管医生 □ 责任护士 □ T,P,R,BP □ 体重（病情允许）	□ 1~2h 巡视观察 □ 意识、生命体征 □ 用药后反应 □ 其他 □ 康复护理 □ 良肢位摆放	□ 1~2h 巡视观察 □ 意识、生命体征 □ 用药后反应 □ 其他 □ 康复护理 □ 良肢位摆放	□ 1~2h 巡视观察 □ 意识、生命体征 □ 用药后反应 □ 其他 □ 康复护理 □ 良肢位摆放	□ 1~2h 巡视观察 □ 意识 □ 用药后反应 □ 其他 □ 康复护理 □ 良肢位摆放	□ q2h 巡视观察 □ 意识 □ 用药后反应 □ 其他 □ 康复护理 □ 良肢位摆放

续表

时间	住院第1日	住院第2日至第3日	住院第4日至第12日	住院第13日至第19日	住院第20日至第25日	住院第26日至出院日
护理措施	□ 入院护理评估 □ 询问病史、体格检查 □ 协助更换病员服，个人卫生处置 □ 根据吞咽功能选择进食方式、饮食类型 □ 指导家属及陪护良肢位摆放、关节活动度训练 □ 医嘱相关治疗、处置执行及指导 □ 氧气吸入 □ 心电、血氧饱和度监测 □ 采集血标本 □ 口服药物 □ 静脉输液 □ 鼻饲管置管 □ 留置导尿 □ 雾化吸入 □ 必要时吸痰 □ 康复专科治疗	□ 肢体关节活动度训练 □ 体位转换、移乘辅助方法 □ Bobath握手、翻身动作训练 □ 支撑动作训练 □ 起坐动作训练 □ 间接进食训练 □ 言语训练 □ 床上ADL训练 □ 排痰护理 □ 膀胱护理 □ 肠道护理 □ 完善相关检查 □ 血常规+血型+Rh □ 大小便常规 □ 血生化 □ 凝血功能 □ 心电图 □ 心脏超声 □ 颈部血管超声 □ 双下肢静脉超声 □ 泌尿系统超声	□ 肢体关节活动度训练 □ 半、全桥式训练 □ 体位转换、移乘辅助方法 □ Bobath握手、翻身动作训练 □ 增强肌力训练 □ 支撑动作训练 □ 起坐动作训练 □ 坐位平衡训练 □ 移动与转移动作训练 □ 直接和间接进食训练 □ 言语训练 □ 轮椅训练 □ ADL训练 □ 排痰护理 □ 膀胱护理 □ 肠道护理 □ 医嘱相关治疗、处置执行及指导 □ 采集标本	□ 肢体关节活动度训练 □ 半、全桥式训练 □ 增强肌力训练 □ 坐位平衡训练 □ 站立平衡训练 □ 坐站动作训练 □ 移动与转移动作训练 □ 直接和间接进食训练 □ 言语训练 □ 辅助器具康复训练 □ 轮椅训练 □ 步行训练 □ ADL训练 □ 排痰护理 □ 膀胱护理 □ 肠道护理 □ 医嘱相关治疗、处置执行及指导 □ 采集标本 □ 口服药物	□ 肢体关节活动度训练 □ 半、全桥式训练 □ 增强肌力训练 □ 坐位平衡训练 □ 站立平衡训练 □ 坐站动作训练 □ 移动与转移动作训练 □ 直接和间接进食训练 □ 言语训练 □ 辅助器具康复训练 □ 轮椅训练 □ 步行训练 □ ADL训练 □ 排痰护理 □ 膀胱护理 □ 肠道护理 □ 医嘱相关治疗、处置执行及指导 □ 采集标本 □ 口服药物	□ 肢体关节活动度训练 □ 半、全桥式训练 □ 增强肌力训练 □ 坐位平衡训练 □ 站立平衡训练 □ 坐站动作训练 □ 移动与转移动作训练 □ 直接和间接进食训练 □ 言语训练 □ 辅助器具康复训练 □ 轮椅训练 □ 步行训练 □ ADL训练 □ 膀胱护理 □ 肠道护理 □ 医嘱相关治疗、处置执行及指导 □ 采集标本 □ 口服药物 □ 静脉输液

续表

时间	住院第1日	住院第2日至第3日	住院第4日至第12日	住院第13日至第19日	住院第20日至第25日	住院第26日至出院日
护理措施	□ 其他 □ 1~2h巡视观察 □ 意识，瞳孔 □ 生命体征 □ 用药后反应 □ 其他 □ 管道护理 □ 鼻胃管 □ 鼻肠管 □ 导尿管 □ PICC管 □ 其他 □ 跌倒或坠床预防 □ 压力性损伤预防 □ 烫伤预防 □ 误吸预防 □ 并发症预防 □ 保护性约束护理 □ 特殊用药护理 □ 心理护理 □ 生活护理	□ 尿流动力学检查 □ 胸部X线，CT □ 头颅CT，MRI □ 脑电图 □ 其他 □ 医嘱相关治疗，处置执行及指导 □ 氧气吸入 □ 心电，血氧饱和度监测 □ 采集标本 □ 口服药物 □ 静脉输液 □ 雾化吸入 □ 必要时吸痰 □ 康复专科治疗 □ 气压治疗 □ 物理因子疗法 □ 低中频脉冲 □ 超声波治疗 □ 吞咽神经和肌肉电刺激 □ 慢性小脑电刺激	□ 口服药物 □ 静脉输液 □ 氧气吸入 □ 心电，血氧饱和度监测 □ 雾化吸入 □ 必要时吸痰 □ 康复专科治疗 □ 气压治疗 □ 物理因子疗法 □ 运动疗法 □ 电动起立床站立训练 □ 作业治疗 □ 吞咽功能障碍训练 □ 认知和言语训练 □ 促醒治疗（昏迷者） □ 中医中药治疗 □ 针灸 □ 推拿 □ 穴位敷贴 □ 其他	□ 静脉输液 □ 氧气吸入 □ 心电，血氧饱和度监测 □ 雾化吸入 □ 必要时吸痰 □ 康复专科治疗 □ 气压治疗 □ 物理因子疗法 □ 运动疗法 □ 电动起立床站立训练 □ 作业治疗 □ 吞咽功能障碍训练 □ 认知和言语训练 □ 促醒治疗（昏迷者） □ 中医中药治疗 □ 针灸 □ 其他 □ 高压氧治疗 □ 遵医嘱复查验项 □ 异常化验项	□ 静脉输液 □ 氧气吸入 □ 雾化吸入 □ 必要时吸痰 □ 测量血压 □ 康复专科治疗 □ 气压治疗 □ 物理因子疗法 □ 运动疗法 □ 站立架站立训练 □ 作业治疗 □ 吞咽功能障碍训练 □ 认知和言语治疗 □ 中医中药治疗 □ 高压氧治疗 □ 遵医嘱复查验项 □ 并发症预防 □ 误吸 □ 呼吸道感染 □ 癫痫 □ 肩手综合征 □ 肩关节半脱位	□ 氧气吸入 □ 雾化吸入 □ 测量血压 □ 康复专科治疗 □ 其他 □ 遵医嘱复查验项 □ 异常化验项 □ 出院指导 □ 用药指导 □ 休息与活动指导 □ 饮食指导 □ 康复训练指导 □ 并发症的预防 □ 日常生活注意事项 □ 定期复诊 □ 心理护理 □ 出院流程指导 □ 协助患者办理出院手续

续表

时间	住院第 1 日	住院第 2 日至第 3 日	住院第 4 日至第 12 日	住院第 13 日至第 19 日	住院第 20 日至第 25 日	住院第 26 日至出院日
护理措施		□ 床边运动疗法 □ 吞咽功能障碍训练 □ 促醒治疗（昏迷者） □ 中医中药治疗 　□ 针灸 　□ 推拿 　□ 其他 □ 高压氧治疗 □ 并发症预防 　□ 误吸 　□ 呼吸道感染 　□ 癫痫 　□ 肩手综合征 　□ 肩关节半脱位 　□ 深静脉血栓 　□ 体位性低血压 　□ 压力性损伤 　□ 神经源性膀胱 　□ 便秘 　□ 关节挛缩 　□ 骨质疏松	□ 高压氧治疗 □ 了解各项检查结果，异常及时与医生沟通处理 □ 并发症预防 　□ 误吸 　□ 呼吸道感染 　□ 癫痫 　□ 肩手综合征 　□ 肩关节半脱位 　□ 深静脉血栓 　□ 体位性低血压 　□ 压力性损伤 　□ 神经源性膀胱 　□ 便秘 　□ 关节挛缩 　□ 骨质疏松 　□ 失用综合征 　□ 应激性溃疡 　□ 跌倒或坠床预防 　□ 烫伤预防 □ 管道护理 　□ 鼻胃管	□ 并发症预防 　□ 误吸 　□ 呼吸道感染 　□ 癫痫 　□ 肩手综合征 　□ 肩关节半脱位 　□ 深静脉血栓 　□ 体位性低血压 　□ 压力性损伤 　□ 神经源性膀胱 　□ 便秘 　□ 关节挛缩 　□ 骨质疏松 　□ 失用综合征 　□ 应激性溃疡 　□ 跌倒或坠床预防 　□ 烫伤预防 □ 管道护理 　□ 鼻胃管 　□ 鼻肠管 　□ PICC 管 　□ 其他 □ 保护性约束护理	□ 深静脉血栓 □ 体位性低血压 □ 压力性损伤 □ 神经源性膀胱 □ 便秘 □ 关节挛缩 □ 骨质疏松 □ 失用综合征 □ 应激性溃疡 □ 跌倒或坠床预防 □ 烫伤预防 □ 管道护理 　□ 鼻胃管 　□ 鼻肠管 　□ PICC 管 　□ 其他 □ 保护性约束护理 □ 饮食指导 □ 特殊用药护理 □ 心理护理 □ 生活指导	

续表

时间	住院第1日	住院第2日至第3日	住院第4日至第12日	住院第13日至第19日	住院第20日至第25日	住院第26日至出院日
护理措施		□ 失用综合征 □ 应激性溃疡预防 □ 跌倒或坠床预防 □ 烫伤预防 □ 管道护理 　□ 鼻胃管 　□ 鼻肠管 　□ 导尿管 　□ PICC 管 　□ 其他 □ 保护性约束护理 □ 饮食指导 □ 特殊用药护理 　□ 脱水药物 　□ 利尿药物 　□ 其他 □ 心理护理 □ 生活护理	□ 鼻肠管 □ 导尿管 □ PICC 管 □ 其他 □ 保护性约束护理 □ 饮食指导 □ 特殊用药护理 □ 心理护理 □ 生活护理	□ 饮食指导 □ 特殊用药护理 □ 心理护理 □ 生活护理		
活动体位	□ 卧床休息，床头抬高 15°~30°，每 1~2h 翻身一次 □ 偏瘫肢体良肢位摆放 □ 床上主动/被动活动 □ 病情允许可病室内活动	□ 卧床休息，床头抬高 15°~30°，每 1~2h 翻身一次 □ 偏瘫肢体良肢位摆放 □ 床上主动/被动活动 □ 床上渐进坐姿 □ 病情允许可病室内活动	□ 卧床休息 □ 偏瘫肢体良肢位摆放 □ 床上主动/被动活动 □ 协助床边坐轮椅 □ 病区内轮椅活动	□ 偏瘫肢体良肢位摆放 □ 床上主动/被动活动 □ 病区内轮椅活动 □ 病室内站立	□ 偏瘫肢体良肢位摆放 □ 床上主动/被动活动 □ 病区内轮椅活动 □ 站立及辅助下行走	□ 偏瘫肢体良肢位摆放 □ 床上主动/被动活动 □ 轮椅活动 □ 辅助或监护下行走

续表

时间	住院第 1 日	住院第 2 日至第 3 日	住院第 4 日至第 12 日	住院第 13 日至第 19 日	住院第 20 日至第 25 日	住院第 26 日至出院日
健康教育	□ 入院宣教 □ 饮食宣教:鼻饲管置管内营养注意事项宣教 □ 指导家属及陪护良肢位摆放、肢体关节活动宣教 □ 安全宣教:注意保护患者防跌倒坠床区,防跌倒、坠床及烫伤宣教 □ 检验宣教:告知检验的目的与意义 □ 用药宣教 □ 做好康复治疗前的准备宣教 □ 宣教戒烟、戒酒 □ 心理护理	□ 康复训练宣教 □ 安全宣教:指导单侧忽略患者,活动时加强防护,防跌倒、坠床意外 □ 吞咽功能障碍训练宣教 □ 言语功能训练宣教 □ 膀胱训练宣教 □ 肠道训练宣教 □ 预防并发症宣教 □ 初期康复评定宣教 □ 康复治疗方案宣教:介绍病情及相关检验结果 □ 检验宣教:告知化验检查等意义 □ 用药宣教 □ 饮食宣教,根据病情,指导加强营养 □ 颅脑外伤后康复相关情况宣教 □ 心理护理	□ 康复训练宣教 □ 安全宣教:指导坐轮椅使用保护带等,防跌倒坠床意外 □ 进食训练宣教:直接和间接进食训练注意事项宣教 □ 言语功能训练宣教 □ 膀胱训练宣教 □ 肠道训练宣教 □ 间歇导尿知识宣教 □ 医疗体操宣教 □ ADL 指导宣教 □ 并发症预防宣教 □ 检验宣教:复查结果异常检验项目的意义 □ 用药宣教 □ 颅脑外伤的相关知识宣教 □ 心理护理	□ 康复训练宣教 □ 使用穿戴矫形器具及其他辅助器具宣教 □ 安全宣教:指导步行时穿防滑鞋等,防跌倒,坠床意外 □ 进食训练宣教 □ 言语功能训练宣教 □ 膀胱训练宣教 □ 肠道训练宣教 □ 医疗体操宣教 □ ADL 指导宣教 □ 并发症预防宣教 □ 中期康复评定宣教 □ 康复治疗方案宣教 □ 检验宣教:复查结果异常检验项目的意义 □ 用药宣教 □ 相关疾病康复知识宣教 □ 心理护理	□ 康复训练宣教 □ 使用穿戴矫形器具及其他辅助器具宣教 □ 安全宣教 □ 进食训练宣教 □ 言语功能训练宣教 □ 膀胱训练宣教 □ 肠道训练宣教 □ 医疗体操宣教 □ ADL 指导宣教 □ 并发症预防宣教 □ 出院前康复评定宣教 □ 康复实施方案及疗效宣教 □ 用药宣教 □ 颅脑外伤的预防及应急处理宣教 □ 心理护理	□ 向患者讲解出院后康复训练方法,向患者交代出院后的注意事项

（二）实施规范

【住院第 1 日】

1. 入院常规护理

（1）向患者介绍病区环境（医生办公室、护士站、卫生间、床单位、呼叫器）、物品放置、作息时间；介绍病区主任、护士长、主管医生及责任护士。

（2）测量生命体征及体重，通知医生接诊，遵医嘱予氧气吸入，心电、血氧饱和度监测，必要时建立静脉通路。

（3）完成入院护理评估，询问患者现病史、既往史、家族史、过敏史等，有无跌倒史，根据情况为患者佩戴腕带过敏、跌倒标识；完成体格检查。

（4）协助更换病员服，修剪指（趾）甲、剃胡须，做好个人卫生处置。

2. 每 1~2h 巡视观察，做好心电、血氧饱和度监测记录，观察患者意识、瞳孔及呼吸情况，注意是否有意识障碍加重、呼吸困难、咳嗽、发热等表现；观察偏瘫上肢及手有无肿胀、疼痛、关节活动度是否受限；观察双下肢皮肤颜色、温觉、触觉、肢端动脉搏动情况，有无水肿；观察排尿、排便是否通畅；观察患者疼痛情况，有无头痛不适等。

3. 常规安全防护教育

（1）意识障碍、躁动患者，遵医嘱做好保护性约束，防止拔管、外伤等意外；签署保护性约束告知书并做好家属及陪护的宣教工作；每 2h 观察记录约束处局部皮肤及血液循环情况。

（2）对颅骨缺损患者，予健侧卧位，防止颅内组织受压；外出时，需戴好防护帽，注意保护头部。

（3）对有发生压力性损伤危险的患者，采取有效的预防措施；如入院前有压力性损伤应详细记录压力性损伤的部位、面积、程度，做好压力性损伤危险因素评估，及时签署高危压力性损伤告知书并做好家属及陪护的宣教工作，同时采取相应的措施。

（4）对于行动不便、高龄、使用特殊药物等可能发生跌倒患者，及时做好跌倒或坠床风险评估，床头、手腕带有跌倒标识，签署高危跌倒告知书，指导患者及陪护人员预防跌倒的相关知识宣教，做好相应措施。

（5）对于高龄、活动受限、感觉异常等患者，不使用暖宝宝、热水袋等，及时做好预防烫伤的风险评估和相关措施。

（6）对精神、行为异常的患者，密切观察有无暴力、自伤及自杀倾向，及时做好预防意外的风险评估和相关措施，卧床时加用床栏，室内禁止摆放刀、剪等锐器，遵医嘱约束患者，签署保护性约束告知书并做好家属及陪护的宣教工作，注意约束带的松紧，避免患者受伤。

4. 根据医嘱进行相关治疗处置，做好康复专科治疗，指导各项治疗、处置的配合要点及注意事项。

5. 常规管道护理 鼻饲管、留置导尿管、PICC 导管等固定在位，保持通畅，做好标识。评估并记录各导管名称、留置时间、深度（根据导管特点）、局部情况、护理措施（包括引流量、色、性状等）；如发生导管滑脱或堵管时应按相应流程处理并做好记录。

6. 常规健康指导

（1）生活作息规律，避免熬夜及长时间玩手机；对有吸烟、饮酒嗜好者，应指导其戒烟、戒酒。

（2）病室整洁安静，温湿度适宜，定时通风，避免交叉感染。

（3）饮食指导，根据吞咽功能选择进食方式及体位，选择食物类型，做好鼻饲管置管的鼻饲护理，早期介入饮食管理，给予优质蛋白、高维生素、高热量食物，增加水分和蔬菜水果的摄入，做好误吸的预防指导。

（4）指导患者晚餐后禁食 8h 以上，次晨空腹采集血标本，留取大小便标本；告知各项检查的时间、地点及相关注意事项。

（5）指导家属及陪护良肢位摆放，定时协助翻身，肢体关节活动，防止压力性损伤及关节挛缩等的发生。

（6）用药指导，告知患者药物的正确用法、剂量、时间、注意事项及可能发生的不良反应。特殊用药如甘露醇，要准时、剂量正确、滴速快，选择粗大静脉滴注并保持通畅，如有外渗需及时处理。

7. 做好生活护理，指导并协助患者床上洗脸、刷牙、进餐、大小便等。

8. 了解患者的社会心理状态，向患者讲解疾病的相关知识，做好康复训练前的准备工作，增强患者康复的信心，缓解患者的抑郁、焦虑心理。

【住院第 2 日至第 3 日】

1. 每 1~2h 巡视患者，观察患者病情及用药后反应，了解患者认知、言语、吞咽及运动功能等情况。协助医生、治疗师进行患者认知、言语、吞咽及运动功能康复治疗，做好相应的康复指导。

2. 指导并协助完成各项化验及检查，告知患者及家属各项检查的意义及结果。

3. 完成医嘱相关的治疗、处置，做好康复专科治疗，指导各项治疗、处置的配合要点及注意事项。

4. 做好早期康复护理指导

（1）良肢位摆放，原则是偏瘫上肢各关节置于伸展位，下肢各关节置于屈曲位。仰卧位易起迷路反射和紧张性颈反射，维持时间 <1h；患侧卧位可促进本体感觉的输入，减轻患侧躯体痉挛，以 60°~80° 倾斜为佳，维持时间 <2h；健侧卧位有利于患侧血液循环，维持时间 <2h；半卧位易引起紧张性颈反射，颅

脑外伤后偏瘫患者不建议采取半卧位,提倡早期由卧位向坐位过渡。

（2）指导患者 Bobath 握手,协助主动完成翻身训练。

（3）肢体关节从近端到远端的全范围活动度训练,体位转换、移乘辅助方法,渐进坐起及坐位平衡训练等,观察是否存在体位性低血压症状,同时做好相应的处理。

（4）ADL 训练,指导床上刷牙、洗脸、进食、穿脱衣裤及大小便等训练。

（5）排痰护理,使用排痰机:1~2 次 /d,20min/ 次;指导有效咳嗽咳痰,加强呼吸功能训练。

（6）膀胱护理,保持留置导尿管通畅,做好会阴护理;自然冲洗膀胱是防止泌尿系感染的有效措施,病情允许应鼓励患者每日液体摄入量为40ml/(kg·d)+500ml/d。

（7）肠道护理,进食粗纤维食物,增加蔬菜水果摄入,多饮水,保持大便通畅;定时观察患者有无腹胀、肠鸣音是否正常,督促患者定时排便。

5. 吞咽障碍护理,做好鼻饲管置管的护理,病情允许应抬高床头 30°;指导做张口、闭口、伸舌动作的口腔操训练;咽部冷刺激 2 次 /d,推荐饭后 1h 进行。

6. 预防并发症,误吸、肩手综合征、肩关节半脱位等相关知识宣教,做好康复指导。

7. 做好安全防护及健康指导。

（1）指导患者床上主动 / 被动活动及病室内活动时注意安全,循序渐进,及时评估患者情况,做好体位性低血压相关知识宣教。

（2）卧床患者加强皮肤护理,保持床单位清洁、平整,定时翻身或使用软垫保护,防止压力性损伤的发生。

（3）单侧空间忽略护理,护士及家属在与患者交流或做操作时,站在患者忽略侧,用提醒示范的方法让患者增加对忽略侧关心和注意;呼叫铃、床头柜放在忽略侧;协助患者将纸巾、手机等放在忽略侧。

（4）保护性约束护理,选择合适的约束工具及约束部位,妥善固定,防止拔管、外伤等意外,每 2h 观察记录约束处局部皮肤及血液循环情况。

8. 颅脑外伤后康复相关知识宣教,做好记录。

9. 对于紧张、焦虑患者,要给予心理疏导,强调正面效应,向患者介绍同种疾病康复治疗成功的案例,增强患者康复的信心。

【住院第 4 日至第 12 日】

1. 每 1~2h 巡视患者,观察患者病情及用药后反应,了解患者认知、言语、吞咽、运动、膀胱及肠道功能等情况,做好相应的康复指导。

2. 完成医嘱相关治疗及处置,做好康复专科治疗,指导各项治疗、处置的配合要点及注意事项。

3. 做好康复护理指导

(1) 完成各项初期康复评定,1 周制订一次短期康复目标,落实康复计划。

(2) 指导良肢位摆放,床上半、全桥式训练,主动翻身,肢体关节活动度训练,体位转换、移乘的辅助方法。

(3) 指导患者循序渐进地进行肌力增强训练、翻身、支撑、起坐、坐位移动与转移、电动起立床站立训练等,注意是否存在体位性低血压症状,一旦发生头晕、面色苍白、虚脱等症状,立即予平卧位,抬高双下肢,并通知医生处理。

(4) ADL 训练,指导患者完成健手洗手、洗脸,刷牙,借助患手被动搓洗;指导患者健手将食物放入患手中,健手协助患手将食物放入口中,训练患手功能;穿脱衣裤训练原则,穿衣裤时先穿患侧再穿健侧,脱衣裤时先脱健侧,再脱患侧。

(5) 加强呼吸功能训练:指导患者采用缩唇法、深呼吸等方法锻炼肺功能,指导有效咳嗽、咳痰,促进痰液排出,防止呼吸道感染发生。

(6) 膀胱护理:避免长期留置尿管,以免形成膀胱挛缩;完成膀胱容量、膀胱压力及残余尿量测定,指导正确的膀胱训练及间歇导尿,制订合理的饮水计划。

(7) 肠道护理:每日早餐后 30min 腹部环形按摩,顺时针方向持续15~30min,促使肠蠕动,保持大便通畅;3d 以上未排便者遵医嘱使用润滑剂、缓泻剂,人工排便,必要时采用灌肠等方式协助排便。

(8) 医疗体操,指导患者及陪护掌握偏瘫体操技术,健侧帮助患侧肢体完成组指上举、环绕洗脸、捏挤患手、健手击拍、耸肩运动、跷腿摆动及直腿抬高等体操训练。

4. 轮椅训练指导

(1) 轮椅正确坐姿:双足平放脚踏板,双足、双膝与髋同宽,后臀部贴椅背,上身微微前倾;患侧上肢伸展位,前臂和手有软枕支撑。

(2) 轮椅操作:患者身体略前倾,健手放于手动圈处,向前或向后用力,健脚控制方向配合轮椅前进、后退及左右两侧转弯活动。

(3) 床-椅转移:两个平面互相转移时,平面之间的高度相等,使转移稳定。

(4) 轮椅减压:坐轮椅定时臀部减压,每 20~30min 减压一次,每次协助患者前倾、上抬或前方减压,使臀部离开椅面持续 15s,防止压力性损伤的发生。

5. 吞咽障碍护理,对洼田饮水试验 2、3 级患者,处理的重点是给予进食训练的指导。

(1) 进食体位:坐位或 30° 仰卧位,颈部微前屈,喂食者位于患者健侧。

(2) 食物选择:首选糊状食物,密度均匀,黏性适当,不易松散,通过咽和食管易变形,不在黏膜上残留食物,如米糊、藕粉等。

(3) 一口量:流质 1~20ml,糊状食物 3~5ml,先喂 3~4ml,无呛咳逐渐增加。

（4）放置部位:食物放在健侧舌后部或健侧颊部,有利于食物的吞咽,避免引起误吸。

（5）速度:不宜快,前一口吞咽完成后再喂下一口,避免两次食物重叠入口,每次进食后饮少量水。

（6）间接训练:咽部冷刺激及口腔操训练等。

6. 言语障碍护理,失语患者指导听、理解和呼吸训练,配合音乐疗法,再进行言语表达和书写训练;构音障碍患者指导呼吸训练,舌、唇训练及口部肌肉训练,提高语音、发音清晰度和语言的理解度。

7. 并发症预防,加强患侧肢体主动/被动活动、使用气压泵治疗等。若发生肩手综合征则注意患肢、患手抬高位;向心性缠绕压迫手指;在疼痛可忍受的范围内加强上肢关节活动度训练,重点是扩大腕关节的活动;尽量避免选用患肢静脉进行输液或采血。

8. 做好安全防护及健康指导

（1）注意休息,活动时以感觉不疲劳为宜,指导家属 24h 陪护,康复训练时严密监护,做好跌倒或坠床的预防宣教。

（2）指导轮椅正确使用,选择适合患者大小的轮椅;使用前要先检查轮椅的性能和安全性是否完好;使用时注意安全,包括环境、自身、轮椅三方面;坐上轮椅后必须系好保护带;定时臀部减压,防止压力性损伤的发生。

（3）病房每日开窗通风,避免交叉感染。

（4）间歇导尿注意无菌操作,保持会阴部清洁干燥,减少泌尿系感染的发生。

（5）指导并协助患者洗脸、刷牙、进食、穿脱衣裤、大小便及写字等。

9. 颅脑外伤的相关知识宣教,做好记录。

10. 加强心理护理,多与患者沟通,向患者讲解康复训练的重要性,使患者积极参与到康复训练过程中,帮助患者从被动照顾转换为自我护理。

【住院第 13 日至第 25 日】

1. 每 1~2h 巡视患者,观察患者病情变化及用药后反应,及时了解患者认知、言语、吞咽、膀胱、肠道及运动功能等情况。

2. 完成医嘱相关治疗及处置,做好各项康复专科治疗,落实患者各项检查检验报告是否完善,及时与医生沟通,遵医嘱复查异常项。

3. 继续做好康复护理指导

（1）完成各项中期康复评定,根据评定结果进行针对性训练,落实康复计划。

（2）指导良肢位摆放,主动翻身,肢体关节活动度训练,移动与转移动作训练方法。

（3）指导患者循序渐进地进行坐位平衡、坐站动作及站立训练等,做好体位性低血压相关知识宣教。

（4）ADL训练，准备适合偏瘫进食的碗、汤勺、筷子及水杯等，指导患者患手佩戴辅助餐具完成进食、饮水等；进行洗漱、梳头、如厕、沐浴等个人卫生的自理训练，先健手代替患手操作，再训练健手辅助患手操作，或患手独立操作；训练正确地穿脱衣裤、鞋袜。

（5）正确使用轮椅，指导坐轮椅上下坡、过障碍物等技巧训练。

（6）步行训练，改善步态的训练，重点纠正划圈步态；上下台阶训练，开始时要按"健腿先上，患腿先下"的原则。

（7）指导使用穿戴矫形器具及其他辅助器具进行康复训练，如踝关节矫形鞋穿戴、步行器使用等，矫形器具松紧要合适，要定期检查佩戴矫形器具肢体的皮肤情况，防止压力性损伤发生。

（8）加强呼吸功能训练，予简易呼吸器训练，以利于胸部被动活动，改善肺功能。

（9）医疗体操指导，通过体操训练抑制异常的痉挛模式，恢复偏瘫肢体的功能。

（10）膀胱护理，间歇导尿被国际尿控协会推荐为治疗神经源性膀胱功能障碍的首选方法，指导定时定量饮水，控制饮水量每日2 000ml以内。

（11）肠道护理，避免粗糙、干硬及辛辣刺激性食物，少食多餐，保持正常排便；腹部环形按摩，促使肠蠕动，保持大便通畅。

4. 吞咽障碍护理，予咽部冷刺激及口腔操等间接训练；指导患者代偿性吞咽训练，在吞咽食物时，采取一定的进食姿势或吞咽方法以改善或消除吞咽误吸症状，如侧方吞咽、空吞咽及低头吞咽等训练方法。

5. 言语障碍护理，在日常生活中学习和使用各种交流技术，与患者沟通交流时语速要慢，语言通俗易懂，最好用简单（是、否）问题，指导患者学会手势、点头、摇头或交流板等；指导患者唱歌，促进语言功能的恢复；每次训练注意训练时间、注意力、耐力及兴趣，循序渐进，由简到难，由少到多。

6. 做好安全防护及健康指导

（1）饮食指导，予高蛋白、清淡易消化、搭配合理、营养丰富的食物。

（2）指导轮椅训练、站立及步行训练时注意劳逸结合，医护人员及陪护监护下进行步行，穿防滑鞋，坐轮椅后必须系好保护带，做好预防跌倒意外措施。

（3）康复护士在运动治疗（PT）师、作业治疗（OT）师指导下，熟悉并掌握矫形器、轮椅、步行器等辅助器具性能，使用方法及注意事项，保护患者完成特定动作，发现问题及时纠正。做好患者使用佩戴矫形器具及其他辅助器具的相关知识宣教。

7. 颅脑外伤的预防及相关应急处理宣教，做好相关记录。

8. 评估患者的心理状态,安慰、鼓励患者,正确对待自身疾病,以乐观的心态面对困难和挑战,努力适应躯体变化,充分利用残余功能去代偿部分功能,尽最大努力去独立完成各种日常生活活动。

【住院第 26 日至出院日】

1. 定时巡视患者,观察患者病情变化。了解患者认知、言语、吞咽及运动功能等恢复情况。

2. 完成医嘱相关的治疗、处置,加强康复指导。

3. 出院指导

(1) 用药指导:遵医嘱按时准确服药,外伤性癫痫患者多需长期甚至终生服药,不可自行停药、减量及加量,注意观察药物的不良反应,如有不适及时到医院就医。

(2) 休息与活动:注意休息,根据自身耐受情况进行适当的康复锻炼,避免剧烈运动,注意劳逸结合,防止过度劳累,保证充足的睡眠,建立良好的生活习惯。

(3) 饮食指导:直接进食训练指导,防止呛咳,制订合理的膳食计划,保证蛋白质、维生素、纤维素、钙及各种营养物质的合理搭配,少食多餐,进餐后温开水漱口,保持口腔清洁。

(4) 康复训练指导:帮助患者制订出院后的康复训练计划,告知患者出院后继续坚持康复锻炼。教会家属基本的康复训练方法和原则,如良肢位摆放、关节活动度训练、进食训练、ADL 指导等,让家属参与到整个康复训练过程中。

(5) 并发症预防:向家属讲解预防并发症的相关知识、安全及意外的应对措施,防止二次残疾;重点是指导患者学会自我护理,避免各种并发症,不适时及时就诊。

(6) 日常生活注意事项指导:指导家属改造环境,住一楼或电梯房便于患者外出,家中房间及卫生间等装扶手,便于患者在家中自由安全通行。

(7) 定期复诊,告知复诊时间和地点。

(8) 心理护理,多与家属及朋友倾诉,保持心情舒畅,指导家属了解患者的心理状态,给予心理支持,家属的支持是残疾者最大的精神支柱,鼓励患者长期保持独立生活能力和回归社会的信心。

(9) 做好出院后随访工作:随访内容包括心理护理、进食训练与饮食指导、言语训练、轮椅训练、并发症预防、康复训练指导等。

疾病相关评估表详见附表 9 Glasgow 昏迷量表、附表 8 洼田饮水试验、附表 1 Brunnstrom 6 阶段评定表、附表 10 MMT 肌力分级法评定、附表 2 改良 Ashworth 分级法评定标准、附表 11 简易精神状态检查(MMSE)、附表 12 主要关节 ROM 的测量方法。

(付金英)

第三节　脊髓损伤的康复护理临床路径

（一）康复护理临床路径表

时间	住院第 1 日	住院第 2 日至第 3 日	住院第 4 日至第 11 日	住院第 12 日至第 19 日	住院第 20 日至第 26 日	住院第 27 日出院日
护理评估	□ ADL 评定 □ 脊髓损伤神经功能评定 □ ASIA 损伤分级评定 □ 呼吸功能评定 □ Braden 评分 □ 血栓风险评估 □ 跌倒风险评估 □ 营养风险筛查 □ 疼痛评定 □ 心理社会状况评估	□ ADL 评定 □ 肌力评定 □ 肌张力评定 □ 关节活动度评定 □ 平衡功能评定 □ 膀胱功能评定 □ 肠道功能评定 □ Braden 评分 □ 血栓风险评估 □ 跌倒风险评估 □ 营养风险筛查 □ 疼痛评定 □ 心理评估	□ ADL 评定 □ 脊髓损伤神经平面评定 □ ASIA 损伤分级评定 □ 肌力评定 □ 肌张力评定 □ 平衡功能评定 □ 膀胱功能评定 □ 肠道功能评定 □ Braden 评分 □ 血栓风险评估 □ 跌倒风险评估 □ 营养风险筛查 □ 疼痛评定 □ 心理评估	□ ADL 评定 □ 脊髓损伤神经平面评定 □ ASIA 损伤分级评定 □ 感觉功能评定 □ 肌力评定 □ 肌张力评定 □ 平衡功能评定 □ 膀胱功能评定 □ 肠道功能评定 □ 呼吸功能评定 □ Holden 步行能力评定 □ 步态分析 □ Braden 评分 □ 血栓风险评估 □ 跌倒风险评估 □ 营养风险筛查 □ 疼痛评定 □ 心理评估	□ ADL 评定 □ 脊髓损伤神经平面评定 □ ASIA 损伤分级评定 □ 肌力评定 □ 肌张力评定 □ 平衡功能评定 □ 膀胱功能评定 □ 肠道功能评定 □ Holden 步行能力评定 □ 步态分析 □ Braden 评分 □ 血栓风险评估 □ 跌倒风险评估 □ 营养风险筛查 □ 疼痛评定 □ 心理评估	□ ADL 评定 □ 脊髓损伤神经平面评定 □ ASIA 损伤分级评定 □ 感觉功能评定 □ 肌力评定 □ 肌张力评定 □ 平衡功能评定 □ 膀胱功能评定 □ 肠道功能评定 □ 呼吸功能评定 □ Holden 步行能力评定 □ 步态分析 □ Braden 评分 □ 血栓风险评估 □ 跌倒风险评估 □ 营养风险筛查 □ 疼痛评定 □ 心理社会状况评估

时间	住院第 1 日	住院第 2 日至第 3 日	住院第 4 日至第 11 日	住院第 12 日至第 19 日	住院第 20 日至第 26 日	住院第 27 日至出院日
护理措施	□ 环境介绍 □ 住院须知 □ 主管医生 □ 责任护士 □ 入院护理评估 □ 询问病史、体格检查 □ T、P、R、BP □ 体重（病情允许） □ 协助更换病员服，个人卫生处置 □ 根据病情选择饮食物性质及类型 □ 指导家属及陪护，关节活动度训练 □ 功能位摆放、关节活动度训练 □ 遵医嘱行治疗、处置及指导 □ 氧气吸入 □ 心电监护、血氧饱和度监测 □ 采集血标本、大小便标本、痰标本 □ 口服药物 □ 静脉输液	□ 1~2h 巡视观察 □ 监测生命体征 □ 用药后反应 □ 其他 □ 康复护理 □ 功能位摆放 □ 肢体关节活动度训练 □ 增强肌力训练 □ 翻身动作训练 □ 支撑动作训练 □ 起坐动作训练 □ 指导 ADL 训练 □ 排痰护理 □ 膀胱护理 □ 肠道护理 □ 完善相关检查 □ 血常规 + 血型 + Rh、尿常规、便常规 □ 肝功能 □ 肾功能 □ 电解质 □ 血糖 □ 凝血功能 □ 心电图	□ 1~2h 巡视观察 □ 监测生命体征 □ 用药后反应 □ 其他 □ 康复护理 □ 功能位摆放 □ 肢体关节活动度训练 □ 增强肌力训练 □ 翻身动作训练 □ 支撑动作训练 □ 坐位平衡训练 □ 移动与移动动作训练 □ 轮椅训练 □ 指导 ADL 训练 □ 排痰护理 □ 膀胱护理 □ 肠道护理 □ 遵医嘱行治疗、处置及指导 □ 氧气吸入 □ 心电、血氧饱和度监测 □ 采集标本	□ 1~2h 巡视观察 □ 监测生命体征 □ 用药后反应 □ 其他 □ 康复护理 □ 功能位摆放 □ 肢体关节活动度训练 □ 增强肌力训练 □ 翻身动作训练 □ 支撑动作训练 □ 起坐动作训练 □ 坐位平衡训练 □ 移动与移动动作训练 □ 站立平衡训练 □ 轮椅训练 □ 辅助器具康复训练 □ 指导 ADL 训练 □ 排痰护理 □ 膀胱护理 □ 肠道护理 □ 遵医嘱行治疗、处置及指导 □ 氧气吸入	□ 1~2h 巡视观察 □ 用药后反应 □ 其他 □ 康复护理 □ 功能位摆放 □ 肢体关节活动度训练 □ 增强肌力训练 □ 支撑动作训练 □ 起坐动作训练 □ 坐位平衡训练 □ 站立平衡训练 □ 移动与移动动作训练 □ 轮椅训练 □ 辅助器具康复训练 □ 步行训练 □ 指导 ADL 训练 □ 排痰护理 □ 膀胱护理 □ 肠道护理 □ 遵医嘱行治疗、处置及指导 □ 氧气吸入	□ 1~2h 巡视观察 □ 用药后反应 □ 其他 □ 康复护理 □ 功能位摆放 □ 肢体关节活动度训练 □ 增强肌力训练 □ 支撑动作训练 □ 起坐动作训练 □ 坐位平衡训练 □ 站立平衡训练 □ 移动与移动动作训练 □ 轮椅训练 □ 辅助器具康复训练 □ 步行训练 □ 指导 ADL 训练 □ 排痰护理 □ 膀胱护理 □ 肠道护理 □ 遵医嘱行治疗、处置及指导 □ 氧气吸入

续表

时间	住院第1日	住院第2日至第3日	住院第4日至第11日	住院第12日至第19日	住院第20日至第26日	住院第27日至出院日
护理措施	□ 雾化吸入 □ 必要时吸痰 □ 留置导尿 □ 康复专科治疗 □ 皮肤护理 □ 管道护理 □ 1~2h巡视观察 □ 跌倒或坠床预防 □ 压力性损伤预防 □ 烫伤预防 □ 误吸预防 □ 特殊用药护理 □ 心理护理 □ 生活护理	□ 心脏超声 □ 肺功能检查 □ 泌尿系统超声 □ 双下肢静脉超声 □ 尿流动力学检查 □ 胸部X线 □ 脊柱MRI □ 胸部CT、MRI □ 其他 □ 遵医嘱行治疗、处置及指导 □ 氧气吸入 □ 心电、血氧饱和度监测 □ 采集标本 □ 口服药物 □ 静脉输液 □ 雾化吸入 □ 必要时吸痰 □ 康复专科治疗 □ 气压治疗 □ 物理因子疗法 □ 直流电刺激	□ 口服药物 □ 静脉输液 □ 雾化吸入 □ 必要时吸痰 □ 康复专科治疗 □ 气压治疗 □ 物理因子疗法 □ 直流电刺激 □ 超声波治疗 □ 运动疗法 □ 电动起立床站立训练 □ 作业疗法 □ 中医中药治疗 □ 针灸治疗 □ 推拿治疗 □ 中药治疗 □ 西药治疗 □ 高压氧治疗 □ 其他 □ 了解各项检查结果,异常及时与医生沟通处理	□ 心电、血氧饱和度监测 □ 采集标本 □ 口服药物 □ 静脉输液 □ 雾化吸入 □ 必要时吸痰 □ 康复专科治疗 □ 气压治疗 □ 物理因子疗法 □ 直流电刺激 □ 超声波治疗 □ 运动疗法 □ 作业疗法 □ 电动起立床站立训练 □ 中医中药治疗 □ 针灸治疗 □ 推拿治疗 □ 中药治疗 □ 西药治疗 □ 高压氧治疗 □ 其他	□ 采集标本 □ 口服药物 □ 静脉输液 □ 雾化吸入 □ 测量血压 □ 必要时吸痰 □ 康复专科治疗 □ 气压治疗 □ 物理因子疗法 □ 直流电刺激 □ 超声波治疗 □ 运动疗法 □ 作业疗法 □ 站立架站立训练 □ 中医中药治疗 □ 针灸治疗 □ 推拿治疗 □ 中药治疗 □ 西药治疗 □ 高压氧治疗 □ 其他 □ 遵医嘱复查验项 □ 异常化验结果	□ 采集标本 □ 口服药物 □ 静脉输液 □ 雾化吸入 □ 测量血压 □ 必要时吸痰 □ 康复专科治疗 □ 气压治疗 □ 物理因子疗法 □ 直流电刺激 □ 超声波治疗 □ 运动疗法 □ 作业疗法 □ 站立架站立训练 □ 中医中药治疗 □ 针灸治疗 □ 推拿治疗 □ 中药治疗 □ 西药治疗 □ 高压氧治疗 □ 其他 □ 遵医嘱复查验项 □ 异常化验结果

续表

时间	住院第1日	住院第2日至第3日	住院第4日至第11日	住院第12日至第19日	住院第20日至第26日	住院第27日至出院日
护理措施		□ 超声波治疗 □ 运动疗法 □ 中医中药治疗 □ 针灸治疗 □ 推拿治疗 □ 中药治疗 □ 西药治疗 □ 高压氧治疗 □ 其他 □ 并发症预防 □ 呼吸道感染 □ 神经源性膀胱 □ AD反射 □ 深静脉血栓 □ 体位性低血压 □ 应激性溃疡 □ 便秘 □ 压力性损伤 □ 关节挛缩 □ 异位骨化 □ 骨质疏松 □ 失用综合征	□ 并发症预防 □ 呼吸道感染 □ 神经源性膀胱 □ AD反射 □ 深静脉血栓 □ 体位性低血压 □ 应激性溃疡 □ 便秘 □ 性功能障碍 □ 压力性损伤 □ 关节挛缩 □ 异位骨化 □ 骨质疏松 □ 失用综合征 □ 皮肤护理 □ 管道护理 □ 特殊用药护理 □ 心理护理 □ 生活护理 □ 饮食指导	□ 遵医嘱复查结果 □ 异常化验项 □ 并发症预防 □ 呼吸道感染 □ 神经源性膀胱 □ AD反射 □ 深静脉血栓 □ 体位性低血压 □ 应激性溃疡 □ 便秘 □ 性功能障碍 □ 压力性损伤 □ 关节挛缩 □ 异位骨化 □ 骨质疏松 □ 失用综合征 □ 皮肤护理 □ 管道护理 □ 特殊用药护理 □ 心理护理 □ 生活护理	□ 并发症预防 □ 呼吸道感染 □ 神经源性膀胱 □ AD反射 □ 深静脉血栓 □ 体位性低血压 □ 应激性溃疡 □ 便秘 □ 性功能障碍 □ 压力性损伤 □ 关节挛缩 □ 异位骨化 □ 骨质疏松 □ 失用综合征 □ 皮肤护理 □ 管道护理 □ 特殊用药护理 □ 心理护理 □ 生活护理 □ 饮食指导	□ 出院指导 □ 出院后随访 □ 心理护理

续表

时间	住院第 1 日	住院第 2 日至第 3 日	住院第 4 日至第 11 日	住院第 12 日至第 19 日	住院第 20 日至第 26 日	住院第 27 日至出院日
护理措施		□ 皮肤护理 □ 管道护理 □ 特殊用药护理 □ 心理护理 □ 生活护理 □ 饮食指导				
活动体位	□ 卧床休息,每1~2h轴向翻身一次 □ 颈部固定呈中立位 □ 肢体功能位摆放 □ 床上主动/被动活动	□ 卧床休息,每1~2h轴向翻身一次 □ 颈部固定呈中立位 □ 肢体功能位摆放 □ 床上主动/被动活动	□ 卧床休息,每1~2h轴向翻身一次 □ 颈部固定呈中立位 □ 肢体功能位摆放 □ 床上主动/被动活动 □ 床上渐进坐起训练 □ 病情允许可病室内轮椅活动	□ 卧床休息,每1~2h轴向翻身一次 □ 颈部固定呈中立位 □ 肢体功能位摆放 □ 床上主动/被动活动 □ 病室内站立 □ 病区内轮椅活动	□ 卧床休息,每1~2h轴向翻身一次 □ 肢体功能位摆放 □ 床上主动/被动活动 □ 病区内轮椅活动 □ 站立及辅助下行走 □ 佩戴支具行走	□ 卧床休息 □ 肢体功能位摆放 □ 床上主动/被动活动 □ 病室内活动 □ 病区内轮椅活动 □ 站立及辅助下行走 □ 佩戴支具行走
健康教育	□ 入院宣教 □ 饮食宣教,预防窒息 □ 戒烟、戒酒根据化验检查要求,嘱规定时间内禁食	□ 相关疾病知识宣教 □ 饮食宣教,根据生化结果,指导加强营养 □ 运动宣教 □ 康复训练宣教	□ 相关疾病知识宣教 □ 饮食宣教 □ 运动宣教 □ 康复训练宣教 □ 安全宣教	□ 相关疾病知识宣教 □ 饮食宣教 □ 运动宣教 □ 康复训练宣教 □ 安全宣教 □ 预防并发症宣教	□ 相关疾病知识宣教 □ 饮食宣教 □ 运动宣教 □ 康复训练宣教 □ 安全宣教 □ 预防并发症宣教	□ 出院宣教 □ 用药指导 □ 休息与活动指导 □ 饮食指导 □ 康复训练指导 □ 膀胱训练指导

续表

时间	住院第1日	住院第2日至第3日	住院第4日至第11日	住院第12日至第19日	住院第20日至第26日	住院第27日至出院日
健康教育	□ 安全宣教：防跌倒、坠床、烫伤等意外 □ 指导家属及陪护、关节活动度训练宣教 □ 告知检查的目的与意义 □ 特殊用药宣教 □ 做好康复治疗前的准备宣教	□ 安全宣教 □ 预防并发症宣教 □ 呼吸训练宣教 □ 膀胱训练宣教 □ 肠道训练宣教 □ 用药宣教 □ 评定宣教：各项初期康复评定的目的与意义 □ 用药宣教 □ 检验宣教：介绍病情及相关检查结果 □ 康复治疗方案宣教	□ 预防并发症宣教 □ 呼吸训练宣教 □ 膀胱训练宣教 □ 肠道训练宣教 □ 用药宣教 □ 检验宣教：复查结果异常检验项目的意义	□ 呼吸训练宣教 □ 膀胱训练宣教 □ 肠道训练宣教 □ 用药宣教 □ 检验宣教：复查结果异常检验项目的意义 □ 评定宣教：各项中期康复复评定的目的与意义 □ 康复治疗方案宣教	□ 呼吸训练宣教 □ 膀胱训练宣教 □ 肠道训练宣教 □ 用药宣教 □ 检验宣教：复查结果异常化验项目的意义 □ 使用偏戴矫形器具及其他辅助器具宣教 □ 评定宣教：各项出院前康复评定的目的与意义 □ 康复实施方案及疗效宣教	□ 肠道训练指导 □ 辅助器具指导 □ 并发症预防指导 □ 安全及意外指导 □ 指导定期复诊 □ 其他

（二）实施规范

【住院第 1 日】

1. 入院常规护理

（1）向患者介绍病区环境（医生办公室、护士站、卫生间、床单位、呼叫器）、住院须知、物品放置、作息时间；介绍病区主任、护士长、主管医生及责任护士。

（2）测量生命体征、体重，通知医生接诊，遵医嘱予氧气吸入，心电、血氧饱和度监测。

（3）询问患者一般情况、既往史、家族史、过敏史、跌倒史、疼痛情况等；做好体格检查，完成入院护理评估及康复早期评定。

（4）协助更换病员服，修剪指（趾）甲、剃胡须，做好个人卫生处置。

2. 体位与转移　嘱卧床休息，每 1~2h 轴向翻身一次，指导肢体功能位摆放、床上主动 / 被动活动。

3. 每 1~2h 巡视，观察病情，记录患者生命体征变化。观察患者呼吸情况，注意是否有呼吸困难、咳嗽、发热等表现；观察双下肢皮肤颜色、温觉、触觉、肢端动脉搏动情况，有无水肿；观察有无血压升高、出汗、头痛等自主神经反射异常（AD）情况；排尿、排便是否通畅；观察患者疼痛的情况等。

4. 常规安全防护教育

（1）颈椎损伤患者早期需颈部制动固定，防止脊髓二次损伤。

（2）对于有发生压力性损伤危险的患者，采取有效的预防措施；如入院前发生压力性损伤应详细记录压力性损伤的部位、面积、程度、分期及周围皮肤情况，做好压力性损伤危险因素评估，及时签署高危压力性损伤告知书并做好家属及陪护的宣教工作，同时采取相应的措施。

（3）对于行动不便、使用特殊药物、高龄等可能发生跌倒患者，及时做好跌倒或坠床风险评估，签署高危跌倒告知书，指导患者及陪护人员预防跌倒的相关知识。

（4）对于高龄、活动受限、感觉异常等患者，避免使用热水袋，及时做好预防烫伤的风险评估和相关措施。

5. 根据医嘱进行相关治疗处置。如采集标本、口服药物、静脉输液、氧气吸入、雾化吸入、必要时吸痰、心电监护、血氧饱和度监测、留置导尿等，指导各项治疗、处置的配合要点及注意事项。

6. 常规健康指导

（1）指导规律作息，对吸烟、饮酒嗜好者，应指导其戒烟、戒酒。

（2）根据病情选择进食食物性质及类型，指导患者合理饮食，早期介入饮食管理，给予高钙、高粗纤维、高营养食物，增加水分和蔬菜水果的摄入，做好误吸的预防指导工作。

（3）指导患者晚餐后禁食 8h 以上，次晨空腹采集血标本，协助留取大小便标本、痰标本；告知各项检查的目的、意义、时间、地点及相关注意事项。

（4）用药指导，告知患者正确的药物用法、剂量、时间、注意事项及可能发生的不良反应。

7. 了解患者的心理状态，向患者讲解疾病的相关知识，做好康复训练前的准备工作，增强患者康复的信心，缓解患者的焦虑、恐惧心理。

8. 做好生活护理，指导并协助患者洗脸、刷牙、进餐、大小便。

【住院第 2 日至第 3 日】

1. 每 1~2h 巡视患者，监测生命体征，观察患者病情变化及用药后反应，观察了解患者饮食及睡眠情况。掌握患者疼痛的规律和特点，及时倾听患者主诉，去除导致疼痛的各种诱因，并告知医生处理。同时让患者听舒缓音乐或做其他感兴趣的事情，以分散其注意力，减轻疼痛。

2. 做好各项康复早期功能评定及康复护理指导

（1）体位与转移：指导肢体功能位摆放，轴向翻身，注意颈椎损伤患者颈部固定呈中立位。

（2）肢体关节活动度训练：肢体关节从近端到远端的全范围活动度训练，每日 1~2 次，防止关节挛缩和畸形的发生。应注意：①对外伤、脊柱骨折导致的脊髓损伤，禁止脊柱的屈曲和扭转活动；②四肢瘫痪患者禁止头颈部及双肩的牵伸运动；③胸、腰椎骨折患者肩关节屈曲、外展对上脊柱有影响，应控制在 90° 以内，直腿抬高运动时应小于 45°，膝屈曲、髋关节屈曲运动禁止超过 90°；④手术患者注意关节活动度范围与力度，以防二次损伤。

（3）床上渐进坐起训练：对脊损伤已行内固定手术、脊柱稳定性良好者应早期（伤后或术后 1 周左右）开始坐位训练，每日 2 次，每次 30min。开始时将床头摇起 30°，如无不良反应，则每日将床头升高 15°，逐渐增加到 90°，并维持继续训练。一般情况下，从平卧位到直立位需 1 周的适应时间，适应时间长短与损伤平面有关。

（4）指导 ADL 训练：指导并协助患者床上刷牙、洗脸、进食训练。

（5）排痰护理：指导患者加强呼吸功能训练，采用缩唇法、深呼吸等方法锻炼肺功能，指导有效咳嗽，在病情允许的情况下，鼓励患者进行上肢主动 / 被动活动或给予简易呼吸器训练，以利于胸部被动活动，促进痰液排出，防止呼吸道感染的发生。必要时吸痰。

1）呼吸训练：指导腹式呼吸，在吸气时腹部隆起，使膈肌尽量下降，呼气时腹部收缩，把肺内气体尽量排出，避免胸廓起伏。同时可作横膈肌阻力训练：在患者腹部放置 1~2kg 沙袋，逐渐延长患者阻力呼吸时间。

2）辅助咳嗽：护士用双手在膈肌下施加压力，可代替腹肌的功能，协助完成咳嗽动作。

（6）膀胱护理：做好会阴护理，保持导尿管清洁通畅，根据导尿管性质定时更换，使用抗反流的集尿袋，嘱多饮水，必要时遵医嘱予膀胱冲洗。

（7）肠道护理：饮食上避免粗糙、干硬的食物，增加蔬菜水果摄入，少食多餐，保持大便通畅；定时观察患者有无腹胀、肠鸣音是否正常，督促患者定时排便，如超过 3 d 未解大便，可通过腹部按摩，使用润滑剂、缓泻剂、人工排便，必要时灌肠等方式协助排便。

（8）早期预防各种并发症的发生

1）下肢深静脉血栓：通过加强主动 / 被动活动、按摩、使用弹力袜、气压泵治疗仪等方式预防深静脉血栓的形成，住院期间常规行下肢彩超检查，若已发生深静脉血栓则注意患肢制动、抬高 10°~15°，避免热敷、按摩等；严密观察并测量患肢周径变化，观察局部有无红、肿、热及足背动脉搏动情况；遵医嘱使用抗血栓的药物；观察有无皮肤黏膜出血情况及肺栓塞表现。

2）体位性低血压：如患者发生头晕、面色苍白、虚脱等症状，应立即予患者平卧位，抬高双下肢。如患者坐在轮椅上，应立即将轮椅向后倾斜，以减轻症状，并通知医生处理。

3. 特殊药物指导　如脱水药（甘露醇）使用前检查有无结晶，使用时注意滴速及用药反应，尽量使用中心静脉给药，如使用外周静脉给药时，应注意观察局部皮肤情况。

4. 指导并协助完成各项化验及检查，告知患者及家属检查的意义及结果。完成医嘱相关的治疗、处置，做好康复专科治疗，指导各项治疗、处置的配合要点及注意事项。

5. 做好安全宣教

（1）指导患者床上主动 / 被动活动，病室内活动时注意安全，逐步过渡，及时评估患者情况，做好体位性低血压相关性知识指导。

（2）调节室温维持在 18~22℃，对于体温过低患者，给予添加衣物和盖被，喝热饮料，避免使用热水袋局部保暖，以防烫伤；高热时，指导患者多饮水，给予温水擦浴、物理降温，及时更换潮湿衣物，必要时按医嘱使用退热药物。

（3）加强皮肤护理，保持床单位清洁、平整，定时翻身或使用软垫保护，防止压力性损伤的发生。

6. 了解患者的心理状态，向患者宣教脊髓损伤相关知识，讲解后续要进行的康复训练内容，可能出现的情况及应对措施，并介绍同种疾病康复治愈成功的例子，增强患者治疗的信心，减轻焦虑、恐惧心理。

【住院第 4 日至第 11 日】

1. 每 1~2h 巡视患者，了解患者病情及生命体征变化、用药后反应，了解患者饮食及睡眠情况,向患者解释疼痛的原因,并根据疼痛的特点指导患者缓解疼痛的方法,必要时遵医嘱予药物镇痛。

2. 做好常规康复护理指导

(1) 完成各项初期康复评定,每1~2周制订一次短期康复目标。

(2) 体位与转移:患者卧床时始终保持肢体功能位摆放,协助轴向翻身,待病情允许后,指导患者体位转换、渐进坐姿训练、移乘辅助方法,坐轮椅的患者嘱其每30min抬高臀部一次,每次15s左右,以防止关节挛缩、压力性损伤的发生,若患者病情不允许,则减慢训练进程。

1) 帮助转移训练:护士双脚及双膝抵住患者的双脚及双膝外面,患者躯干前倾、髋关节屈曲、髋后伸、伸膝、躯干伸展。护士双手抱住患者臀下或提起患者腰带,同步完成站立动作。当患者站立时锁住双脚及双膝,当患者坐下时髋关节屈曲,臀部坐到凳子上。

2) 独立转移训练:①向前方转移,将轮椅靠近床边约30cm,锁住轮椅,将患者双下肢放于床上,打开刹车靠近床边,再关闭刹车,指导患者使用双上肢支撑身体移至床上;②向侧方转移,将轮椅侧方靠近床边,去掉床侧轮椅的扶手,将患者双下肢放在床上,指导患者双手分别支撑在轮椅的扶手和床上,将臀部移至床上;③斜向转移,将轮椅斜向床边30°,锁住轮椅,将患者双脚放在地面上,指导使用支撑动作将臀部移到床上。

(3) 肢体关节活动度训练:训练频次同前,同时指导体位转移、移乘辅助方法、渐进坐起及坐位平衡训练等。

(4) 主动/被动运动:指导患者在床上做主动/被动运动,对肌力小于3级的肌群由护士辅助其作助力运动,肌力大于3级可用沙袋等提供阻力工具进行抗阻运动,或采取渐进性抗阻力运动,尤其重视双上肢肌力训练,肌力训练时以循序渐进为原则,不可操之过急,以免造成新的损伤。

(5) 增强肌力训练:指导患者循序渐进地进行翻身、支撑、起坐、坐位平衡、坐位移动训练,配合PT师训练。

(6) 平衡训练:多采用长坐位和端坐位,逐步从睁眼状态到闭眼状态。包括静态平衡训练和动态平衡训练。

1) 静态平衡训练:患者取长坐位,前方放一面镜子,当患者在坐位能保持平衡时,指示患者将双上肢从前方、侧方抬起至水平位。

2) 动态平衡训练:如抛球、传球的训练。

(7) 指导ADL训练:在之前的训练基础上,增加穿脱衣裤及大小便等训练,帮助患者提升自理能力。

(8) 排痰护理:具体同前。

(9) 管道护理:对留置中心静脉导管、留置尿管的患者做好相应管道宣教。

（10）膀胱护理：避免长期留置尿管，以免形成膀胱挛缩；完成膀胱容量、膀胱压力及残余尿量测定，指导正确的膀胱训练及间歇导尿，指导患者制订合理的饮水计划、方式，以确保上尿路的安全性。

1）制订饮水计划：患者每天入量应控制在 1 500~1 800ml，一般早、中、晚餐各 400ml，10am、12am、4pm、8pm 各 200ml，从 8pm 至次日 6am 不饮水，输液患者可酌情减少。

2）教会患者及家属如何间歇导尿。

3）注意事项：①导尿间歇时间依据自排尿量和残余尿量而定，且根据安全膀胱容量的评估结果来指导间歇导尿频次。如两次导尿间能自动排出 100ml 以上，且残余尿少于 300ml，改为 6h 导尿一次；如两次导尿间能自行排出 200ml 的尿液，且残余尿少于 200ml，可改为 8h 一次；当残余尿量少于 100ml 或占膀胱容量的 20% 以下时，即膀胱功能达到平衡后，方可停止导尿。②每周进行尿培养和尿常规一次。③根据指南，间歇导尿被推荐为治疗神经源性膀胱的首选方法，建议在医院内实施无菌性间歇导尿，在社区或家庭实施清洁间歇导尿，并指导盆底肌训练。

（11）肠道护理：完成神经源性肠道评定，制订个性化、综合性肠道管理方案，训练定时排便、腹部按摩、指导排便体位、灌肠、药物治疗、促进直结肠反射的建立，可采取肛门牵张训练：带指套，涂上石蜡油，插入肛门，向 4 个方向，时钟的 12、3、6、9 点做缓慢牵拉，每个方向牵拉 3~5 次，使盆底肌痉挛缓解，促使肠蠕动，以利排便。

（12）辅助治疗仪注意事项：遵医嘱予气压等治疗仪辅助治疗，告知患者及家属不要随意调节强度、时间或自行使用。

（13）预防并发症：如呼吸道感染、神经源性膀胱（周亮建议改为泌尿道感染）、自主神经过反射、关节挛缩、下肢深静脉血栓等。

自主神经过反射（AD）：是脊髓损伤最严重的并发症。①预防：对第 6 胸髓以上的高位脊髓损伤者，不要长期留置尿管避免形成痉挛膀胱；从急性期开始就要充分管理排尿、排便；在导尿等短时间操作或挖便时，利用利多卡因胶冻。②处理：应立即抬高患者床头或采用坐位；减少静脉回流；检查膀胱是否充盈，大便是否潴留，衣着、鞋袜、矫形器有无压迫；遵医嘱吸氧，密切监测患者血压变化情况并及时汇报医生；若处理后收缩压仍高于 150mmHg，可给予硝苯地平 10mg 舌下含服；若 10min 后仍未缓解，应及时汇报，遵医嘱再次给药，使用时应注意低血压的发生；遵医嘱给予镇静药，阿托品等；向患者及家属讲解发生 AD 的原因，消除患者紧张情绪。

3. 做好中医康复护理指导。

4. 做好疾病相关知识宣教，做好相关记录。

5. 完成医嘱相关治疗及处置,指导各项治疗、处置的配合要点及注意事项。

6. 特殊药物指导:骨骼肌松弛药(巴氯芬)使用期间应特别注意呼吸管理及转移时的安全防护,药物剂量的增加要特别缓慢,停药时逐渐减量。

7. 根据化验结果异常项,及时与医生沟通处理。

8. 做好生活及安全护理

(1) 饮食指导:加强营养,避免粗糙、干硬的食物,少食多餐。

(2) 指导患者注意休息,指导患者室内活动时以不感觉疲劳为宜,指导24h 陪护,做好跌倒或坠床的预防。

(3) 卧床患者加强皮肤护理,保持床单位清洁、平整,定时翻身或使用软垫保护,防止压力性损伤发生。

(4) 指导患者轮椅使用的方法,如减压方法、约束具的使用。

(5) 病房每日开窗通风,避免交叉感染。

(6) 指导并协助患者洗脸、刷牙、进食、大小便等。

(7) 保持会阴部清洁干燥,减少并发症的发生。

(8) 协助患者服用口服药物,做到按时、按量、按疗程服药,勿擅自停药、减量或加量,尤其是抗凝药物。

9. 安全宣教　具体同前。

10. 加强患者心理护理,多与患者沟通,向患者讲解康复训练的重要性,让患者参与到康复训练过程中,帮助患者从被动照顾转换为自我护理。

【住院第 12 日至第 26 日】

1. 定时巡视患者,观察患者病情变化,及时了解患者疼痛情况变化。

2. 继续做好康复治疗指导,在原有基础上,增强肌力训练,关节活动度训练,垫上训练(翻身训练、牵伸训练、垫上移动训练、手膝位负重及移行训练),坐位训练、坐站动作训练、站立平衡训练及步行训练,完成床 - 轮椅,轮椅 - 厕所马桶等转移动作,并且开始佩戴辅助器具(轮椅、拐杖、支具等)进行步行训练。

3. 完成各项中、后期康复评定,根据评定结果及不同截断脊髓损伤进行针对性的重点训练,落实康复计划。

4. 完成医嘱相关治疗及处置,落实患者各项检查,检验报告是否完善,及时与医生沟通,遵医嘱复查异常项。

5. 做好常规护理

(1) 根据患者病情,继续指导 ADL 训练。

(2) 指导患者进食高热量、清淡、易消化、搭配合理、营养丰富的食物。

(3) 站立训练时注意劳逸结合,手术患者 12~19d 开始进行,非手术患者20~26d 开始进行,在医护人员及陪护监护下进行,做好体位性低血压的预防及护理。

(4) 康复护士在 PT 师、OT 师指导下,熟悉并掌握假肢、矫形器、辅助器具性能,使用方法及注意事项,督促、保护患者完成特定动作,发现问题及时纠正。做好患者使用佩戴矫形器具及其他辅助器具的相关知识宣教。

(5) 安全护理:具体同前。

(6) 膀胱护理:具体同前。

(7) 肠道护理:具体同前。

(8) 排痰护理:具体同前。

(9) 用药指导:具体同前。

(10) 皮肤及管道护理:具体同前。

(11) 指导预防并发症:具体同前。

6. 心理疏导　告知患者目前疾病处于何种阶段,教育患者培养良好的心理素质,正确对待自身疾病,以良好的心态去面对困难和挑战,充分利用残余功能代偿部分功能,尽最大努力去独立完成各种生活活动。

【住院第 27 日至出院日】

1. 定时巡视患者,观察患者病情及心理变化。

2. 完成医嘱相关的治疗、处置,加强康复护理及康复训练指导。

3. 出院指导

(1) 用药指导:遵医嘱按时准确服药,不可自行停药或减量,要注意观察药物的不良反应,如有不适及时到医院就医。

(2) 休息与活动指导:指导生活规律,避免熬夜及长时间使用电子产品,养成良好的生活习惯,保持心情舒畅,根据自身耐受情况进行适当的体育锻炼和呼吸功能训练,避免剧烈劳动,避免过度劳累,注意劳逸结合,保证充足的睡眠,建立良好的生活习惯。

(3) 环境改造指导:了解患者家庭环境,指导改造家居无障碍环境。

1) 地面之间宜相平,有高度差时,应用坡道连接,坡度小于 5°。

2) 采用推拉门或自动门,门的净宽大于 0.8m。

3) 床和坐便池的高度应便于轮椅转移。

4) 卫生间宽度应大于 0.8m,门与坐便距离大于 1.2m,并在墙面安装安全杆。

5) 调低厨房台面,水龙头开关要求装有长柄。

6) 浴室内轮椅面积大于 1.2m×0.8m,邻近墙面安装安全杆。

7) 床旁、厨房、沙发、饭桌旁均安装扶手。

8) 家用电器带有遥控装置。

(4) 饮食指导:制订合理的膳食计划,保证维生素、纤维素、钙及各种营养物质的合理摄入,少食多餐。

(5) 康复训练指导:帮助患者制订出院后的康复训练计划,告知患者出院后继续坚持康复训练。教会家属基本的康复训练方法,如 ADL 指导、关节活动度的训练指导等,让家属参与到整个康复训练过程中。

(6) 膀胱指导:具体同前。

(7) 肠道指导:具体同前。

(8) 辅助器具指导。

(9) 并发症预防指导:向家属讲解预防并发症的基本知识,重点是教育患者学会自我护理,不适时及时就医。

(10) 安全及意外指导:告知 24h 陪护患者,尤其在轮椅使用、床椅移动时,防止二次残疾。

4. 心理护理

(1) 正面指导:帮助患者重塑自身形象,形成新的生活方式和对世界的认识,增强患者长期保持独立生活的能力和回归社会的信心。

(2) 家属支持:了解患者家庭结构及家庭经济情况,告知家属康复的过程漫长且艰辛,需要家属及患者一起努力。家属应常常鼓励、安慰、劝解和疏导患者,倾听患者的陈述,哪怕患者没有做好,也不轻易指责,并告诉患者从哪些方面努力才能实现其愿望,调动患者的主观能动性。

5. 社会技能训练

(1) 处理问题的技能。

(2) 思维技能。

(3) 人际交往技能。

(4) 自我定向技能。

(5) 控制感情及行为技能。

(6) 职业训练:正在上学的患者进行回归校园前的握笔、写字、翻书等上学相关活动训练。

6. 告知复诊时间和地点,定期复诊。

7. 告知患者医院的联系方式,如电话、微信等,做好出院后随访工作。随访内容包括饮食指导、心理护理、间歇导尿注意事项、排便护理、并发症预防与护理、康复训练指导等。

疾病相关评估表详见附表 13 国际脊髓功能损伤程度分级(ASIA 损伤分级)、附表 14 脊髓损伤康复基本目标、附表 15 Braden 评估量表、附表 16 Padua 评分表、附表 2 改良 Ashworth 分级法评定标准、附表 3 Hoffer 步行能力分级、附表 10 MMT 肌力分级法评定。

(王元姣)

第四节　脑性瘫痪的康复护理临床路径

（一）康复护理临床路径表

时间	住院第 1 日	住院第 2 日至第 3 日	住院第 4 日至第 7 日	住院第 8 日至第 15 日	住院第 16 日至出院日
护理评估	□ 儿童 ADL 评定 □ 粗大运动功能评定 □ 精细运动功能评定 □ 视觉功能评估 □ 言语能力评估 □ 管道评估 □ Braden 评分 □ 疼痛评估 □ 烫伤风险评估 □ 跌倒风险评估 □ 营养风险筛查 □ 窒息风险评估 □ 心理社会状况评估 □ 患儿及家长教育宣教需求	□ 儿童 ADL 评定 □ 肌力、肌张力评定 □ 关节活动度评定 □ 肌张力评定 □ 运动功能评定 □ 父母照顾能力功能评估 □ 吞咽进食能力功能评估 □ 交流理解能力评估 □ 认知言语功能评估 □ 管道评估 □ Braden 评分 □ 疼痛评定 □ 烫伤风险评估 □ 跌倒风险评估 □ 营养风险筛查 □ 窒息风险评估 □ 家庭支持系统评估 □ 心理行为评估	□ 儿童 ADL 评定 □ 吞咽进食功能评估 □ 管道评估 □ 烫伤风险评估 □ Braden 评定 □ 疼痛评定 □ 跌倒风险评估 □ 营养风险筛查 □ 窒息风险评估 □ 心理行为能力评估 □ 父母照顾能力评估	□ 儿童 ADL 评定 □ 肌力、肌张力评定 □ 关节活动度评定 □ 肌张力评定 □ 运动功能评定 □ 吞咽进食能力功能评估 □ 交流理解能力评估 □ 认知言语功能评估 □ 管道评估 □ Braden 评分 □ 疼痛评定 □ 烫伤风险评估 □ 跌倒风险评估 □ 营养风险筛查 □ 窒息风险评估 □ 父母照顾能力评估 □ 家庭支持系统评估 □ 心理行为评估	□ 儿童 ADL 评定 □ 肌力、肌张力评定 □ 关节活动度评定 □ 肌张力评定 □ 运动功能评定 □ 吞咽进食能力功能评估 □ 交流理解能力评估 □ 认知言语功能评估 □ 管道评估 □ Braden 评分 □ 疼痛评定 □ 烫伤风险评估 □ 跌倒风险评估 □ 营养风险筛查 □ 窒息风险评估 □ 父母照顾能力评估 □ 家庭支持系统评估 □ 心理行为评估
护理措施	□ 环境介绍 □ 住院须知 □ 主管医生	□ 1~2h 巡视观察 □ 安全防护（烫伤／坠床跌倒）	□ 1~2h 巡视观察 □ 安全防护 □ 特殊治疗后反应	□ 1~2h 巡视观察 □ 安全防护 □ 特殊治疗后反应	□ 1~2h 巡视观察 □ 安全防护 □ 特殊治疗后反应

续表

时间	住院第 1 日	住院第 2 日至第 3 日	住院第 4 日至第 7 日	住院第 8 日至第 15 日	住院第 16 日至出院日
护理措施	□ 责任护士 □ T、P、R、BP、体重、身高 □ 入院护理评估 □ 询问病史，体格检查 □ 协助个人卫生处置 □ 根据吞咽进食能力选择进食方式、饮食类型 □ 指导家长正确姿势的护理 □ 医嘱相关治疗、处置执行及指导 □ 其他 □ 采集血标本、大小便标本等 □ 1~2h 巡视观察 □ 跌倒或坠床预防 □ 红臀/压力性损伤预防 □ 日常生活护理 □ 遵医嘱用药 □ 康复专科治疗	□ 特殊治疗后反应 □ 其他 □ 康复护理 □ 正确姿势管理 □ 正确抱姿 □ 正确卧姿 □ 穿衣姿势正确 □ 喂食体位安置 □ 运动训练 □ 抬头动作训练 □ 翻身动作训练 □ 起坐动作训练 □ 站立动作训练 □ 指导 ADL 训练 □ 进食训练 □ 沐浴、穿衣方法 □ 膀胱护理 □ 肠道护理 □ 完善相关检查 □ 采集基因检测标本 □ 血常规+血型+Rh、尿常规、粪便常规 □ 肝功能 □ 肾功能	□ 其他 □ 康复护理 □ 正确姿势管理 □ 正确抱姿 □ 正确卧姿 □ 穿衣姿势正确 □ 喂食体位安置 □ 矫形器的使用 □ 运动训练 □ 抬头动作训练 □ 翻身动作训练 □ 起坐动作训练 □ 站立动作训练 □ 指导 ADL 训练 □ 进食训练 □ 沐浴、穿衣方法 □ 膀胱护理 □ 肠道护理 □ 医嘱相关治疗、处置执行及指导 □ 采集标本 □ 药物使用 □ 康复专科治疗 □ 其他	□ 其他 □ 康复护理 □ 正确姿势管理 □ 正确抱姿 □ 正确卧姿 □ 穿衣姿势正确 □ 喂食体位安置 □ 矫形器的使用 □ 运动训练 □ 抬头动作训练 □ 翻身动作训练 □ 起坐动作训练 □ 站立动作训练 □ 指导 ADL 训练 □ 进食训练 □ 沐浴、穿衣方法 □ 膀胱护理 □ 肠道护理 □ 医嘱相关治疗、处置执行及指导 □ 采集标本 □ 药物使用 □ 康复专科治疗 □ 其他	□ 其他 □ 康复护理 □ 正确姿势管理 □ 正确抱姿 □ 正确卧姿 □ 穿衣姿势正确 □ 喂食体位安置 □ 矫形器的使用 □ 运动训练 □ 抬头动作训练 □ 翻身动作训练 □ 起坐动作训练 □ 站立动作训练 □ 指导 ADL 训练 □ 进食训练 □ 沐浴、穿衣方法 □ 膀胱护理 □ 肠道护理 □ 家庭康复指导 □ 医嘱相关治疗、处置执行及指导 □ 采集标本 □ 药物使用 □ 康复专科治疗 □ 其他

续表

时间	住院第 1 日	住院第 2 日至第 3 日	住院第 4 日至第 7 日	住院第 8 日至第 15 日	住院第 16 日至出院日
护理措施	□ 烫伤预防 □ 误吸预防 □ 并发症预防 □ 特殊用药护理 □ 心理护理	□ 电解质 □ 甲状腺功能 □ 免疫功能 □ 心电图 □ 心脏超声 □ 头颅 MRI □ 腹部系统超声 □ 脑电图 □ 脑干听觉诱发电位训练 □ 胸部 X 线 □ 智商测定 □ 其他 □ 医嘱相关治疗、处置执行及指导 □ 采集标本 □ 药物使用 □ 其他 □ 康复专科治疗 □ 运动疗法 □ 言语训练 □ 作业训练 □ 感觉统合训练 □ 引导式教育 □ 推拿治疗 □ 物理因子疗法	□ 了解各项检查结果,异常及时与医生沟通及处理 □ 并发症预防 □ 感染(呼吸道、消化道) □ 流涎 □ 龋齿 □ 佝偻病 □ 关节挛缩 □ 失用综合征 □ 神经源性膀胱 □ 便秘 □ 饮食指导:根据年龄生长发育能量需求的营养摄入。正确制作添加辅食 □ 特殊用药护理 □ 心理护理 □ 生活护理	□ 遵医嘱复查结果异常化验项 □ 并发症预防 □ 感染(呼吸道、消化道) □ 流涎 □ 龋齿 □ 佝偻病 □ 关节挛缩 □ 失用综合征 □ 神经源性膀胱 □ 便秘 □ 饮食指导:根据年龄需求给予足长发育能量摄入。正确制作添加辅食 □ 特殊用药护理 □ 心理护理 □ 生活护理	□ 其他 □ 遵医嘱复查结果异常化验项 出院指导 □ 用药指导 □ 休息与活动指导 □ 饮食指导 □ 康复训练指导 □ 并发症的预防 □ 日常生活注意事项 □ 告知复诊时间和地点 □ 心理护理 □ 协助患者办理出院手续 □ 出院后随访

续表

时间	住院第 1 日	住院第 2 日至第 3 日	住院第 4 日至第 7 日	住院第 8 日至第 15 日	住院第 16 日至出院日
护理措施		□ 针灸治疗 □ 水疗 □ 抚触 □ 蜡疗 □ 高压氧 □ 矫形器的使用 □ 音乐疗法 □ 其他 □ 并发症预防 　　□ 感染(呼吸道、消化道) 　　□ 流涎 　　□ 龋齿 　　□ 佝偻病 　　□ 关节挛缩 　　□ 失用综合征 　　□ 神经源性膀胱 　　□ 便秘 □ 饮食指导：根据年龄生 　长发育能量需求给予足 　够的营养摄入。正确制 　作添加辅食 □ 特殊用药护理 □ 心理护理 □ 生活护理			

续表

时间	住院第 1 日	住院第 2 日至第 3 日	住院第 4 日至第 7 日	住院第 8 日至第 15 日	住院第 16 日至出院日
活动体位	□ 卧床年长儿,每1~2h变换体位一次 □ 根据运动能力发育子正确的姿势安置:抱姿、坐姿、卧姿、站立、行走 □ 配合辅助用具正确摆放和转移 □ 环境安全下允许最大限度给予自由活动	□ 卧床年长儿,每1~2h变换体位一次 □ 根据运动能力发育子正确的姿势安置:抱姿、坐姿、卧姿、站立、行走 □ 配合辅助用具的转移 □ 环境安全下允许最大限度给予自由活动	□ 卧床年长儿,每1~2h变换体位一次 □ 根据运动能力发育子正确的姿势安置:抱姿、坐姿、卧姿、站立、行走 □ 配合辅助用具的转移 □ 环境安全下允许最大限度给予自由活动	□ 卧床年长儿,每1~2h变换体位一次 □ 根据运动能力发育子正确的姿势安置:抱姿、坐姿、卧姿、站立、行走 □ 配合辅助用具的转移 □ 环境安全下允许最大限度给予自由活动	□ 卧床年长儿,每1~2h变换体位一次 □ 根据运动能力发育子正确的姿势安置:抱姿、坐姿、卧姿、站立、行走 □ 配合辅助用具的转移 □ 环境安全下允许最大限度给予自由活动
健康教育	□ 入院宣教 □ 喂养宣教,预防窒息 □ 指导家长及照顾者正确的抱姿、坐姿、卧姿等姿势管理,年长儿指导正确体位摆放和转移 □ 安全宣教:防坠床、跌倒、烫伤、走失等意外	□ 饮食宣教,根据生化检查,吞咽能力、消化情况等,指导加强营养 □ 活动宣教:抱姿、坐姿、站姿和行走的辅助方法 □ 安全宣教:活动时加强安全保护,防跌倒坠床意外。床上活动时正确使用床栏;步态不稳儿行走时注意头部的保护,监护人做好监护	□ 相关疾病知识宣教 □ 康复训练宣教:指导正确的姿势管理、辅助用具的使用 □ 安全宣教:活动时加强安全保护,防跌倒坠床意外 □ 预防并发症宣教 □ 日常生活照顾指导 □ 大小便自理训练指导 □ 家庭康复实施内容	□ 康复训练宣教 □ 指导运动功能训练 □ 指导精细功能训练 □ 指导言语功能训练 □ 指导认知功能训练 □ 指导科学养育方法 □ 安全宣教:活动时加强安全保护,防跌倒坠床意外 □ 评定宣教:各项中期康复评定的目的与意义	□ 向患者讲解出院后康复训练方法,向患者交代出院后的注意事项 □ 家庭用药指导 □ 复诊及随访时间

续表

时间	住院第 1 日	住院第 2 日至第 3 日	住院第 4 日至第 7 日	住院第 8 日至第 15 日	住院第 16 日至出院日
健康教育	□ 日常生活照顾指导（环境、着装、个人卫生等） □ 告知检查的目的与意义 □ 根据用药情况给予宣教 □ 做好康复治疗前的准备：告知康复训练的项目、地点、作用及时间安排，根据训练项目告知相关的注意事项，如水疗、高压氧等	□ 评定宣教：各项初期康复评定的目的与意义 □ 检验宣教：介绍病情及相关检查结果 □ 康复治疗方案宣教	方法 □ 用药宣教	□ 康复治疗方案宣教 □ 检验宣教：复查结果异常化验项目的意义 □ 用药宣教	

（二）实施规范

【住院第 1 日】

1. 入院常规护理

（1）向患者介绍病区环境（医生办公室、护士站、卫生间、床单位、呼叫器、物品放置）、作息时间；介绍病区主任、护士长、主管医生及责任护士。介绍康复训练区设置及布局。

（2）测量生命体征、体重，通知医生接诊。

（3）询问患儿出生史、出生体重、预防接种史、既往史、家族史、过敏史等；评估父母亲一般情况包括年龄、职业、文化程度等；体格检查，完成入院护理评估。

（4）协助患儿卫生处置，修剪指（趾）甲、指导着装适宜，避免过冷、过暖。

2. 每 1~2h 巡视，观察病情。观察患儿精神、情绪状况，注意是否有哭闹不安等表现；观察家长的情绪、应对等表现；观察家长喂养、照顾和教养方式，观察家庭关系及支持系统情况。

3. 常规安全防护教育

（1）监护人做好看护防止走失等意外发生。

（2）做好预防跌倒坠床的相关知识宣教，指导照顾者正确使用床栏，做好跌倒防护；根据患儿发育需求使用儿童安全防跌带、防护头盔等。坐轮椅儿童指导正确使用方法。做好跌倒或坠床风险评估，签署高危跌倒告知书。

（3）做好环境安全指导，包括插座、电扇开关、开水房等场所的安全提醒，提醒家长及照顾者做好监护。

（4）做好防止烫伤的安全宣教，尤其是有行蜡疗治疗者。

（5）对于有发生压力性损伤或红臀危险的患儿，采取有效的预防措施；如入院前有压力性损伤应详细记录压力性损伤的部位、面积、程度，做好压力性损伤危险因素评估，及时签署高危压力性损伤告知书并做好家属及陪护的宣教工作，同时采取相应的措施。

4. 根据医嘱进行相关治疗处置，指导各项治疗、处置的配合要点及注意事项。

5. 常规健康指导

（1）指导保持室内空气新鲜，定时通风，保持温湿度适宜；保持环境整齐清洁，物品合理放置。

（2）日常生活护理指导，注意保持口腔清洁、会阴臀部皮肤清洁；指导患儿衣着舒适、冷暖适宜；指导定期清洁更换床单被褥，冬春季节加强环境清洁；天气适宜时合理安排户外活动等。

（3）指导合理喂养,早期介入喂养管理,指导正确添加辅食,补充维生素D、锌等,提倡蛋白质、脂肪、糖类和维生素合理搭配,膳食供给符合其生长发育的需求。

（4）指导大小便的管理和训练,指导正确使用尿不湿。

（5）指导患者晚餐后禁食 8h 以上,次晨空腹采集血标本,留取大小便标本;告知各项检查的时间、地点及相关注意事项。

（6）用药指导,告知家长正确的药物用法、剂量、时间及注意事项等。

6. 有进食困难患儿指导正确的喂食姿势,指导根据吞咽进食功能选择饮食类型及喂养方式。

7. 指导家长日常生活照顾中的正确姿势的管理方法,包括抱姿、卧姿、坐姿、跪位、站立。

8. 了解患儿家长或照顾者的心理状态,讲解疾病的相关知识,做好康复训练前的准备工作,增强家长康复的信心,缓解家长的焦虑、急迫心理。

【住院第 2 日至第 3 日】

1. 每 1~2h 巡视,观察患儿精神、情绪状况,关注有无哭闹不安、有无疼痛不适等;观察患儿用药／治疗后反应,观察了解患儿饮食及睡眠情况。观察患儿运动、语言等的发育情况,关注患儿兴趣爱好,了解其感兴趣的事情,加强互动,建立良好护患关系。观察家长喂养、照顾和教养方式;观察家长的心理情绪变化,观察家庭关系及支持系统;观察照顾者知识掌握能力。

2. 做好早期康复护理指导,包括正确抱姿、坐姿和卧姿,进食、沐浴等日常生活照顾中的姿势维持,指导抬头、翻身、坐、站、行走的康复训练,指导正确使用矫形器,指导儿童的 ADL 训练,早期预防各种并发症的发生。

3. 指导并协助家长或照顾者完成各项化验及检查,告知检查的意义及结果。完成医嘱相关的治疗、处置,做好康复专科治疗,指导各项治疗、处置的配合要点及注意事项。

4. 告知家长早期坚持康复训练的重要性,家庭参与康复训练的必要性和重要性,鼓励指导家长或照顾者主动参与到康复训练中。

5. 做好生活护理及安全宣教

（1）指导患儿进行抬头、翻身等训练时注意安全,及时评估患儿情况,指导家长或照顾者做好观察。

（2）保持室内空气新鲜,定时开窗通风,避免和有上呼吸道感染的人员接触,以免感染。指导着装适宜,避免穿着过多或过少,以免感染或着凉。

（3）室内物品合理放置,利器、插座、热的容器等均要放在患儿不能触及的安全位置。

（4）照顾者做好患儿的监护,避免患儿接近开水房等不安全场所;有行蜡疗的患儿要关注治疗时间,观察皮肤变化,防止烫伤。

(5) 正确使用床栏,安全防跌带等安全用品,做好安全防护。

(6) 指导家长正确清洁口腔方法(包括正确刷牙);对有流涎患儿指导家长佩戴围脖,勤更换,做好口周皮肤护理。

(7) 正确添加辅食,合理膳食搭配,结合患儿喂养需求进行辅食制作,采用正确的姿势和方法喂食,并确保足够的能量摄入。

(8) 指导家长或照顾者合理安排好日常生活起居的规律,指导在洗脸、刷牙、进食、大小便等生活护理中加强鼓励患儿参与意识,最大限度地发挥患儿主动性,提高生活自理能力。

6. 了解家长的心理状态,介绍其他患儿康复治愈成功的例子,增强家长康复的信心,减轻焦虑、恐惧心理。

【住院第 4 日至第 7 日】

1. 每 1~2h 巡视,观察患儿精神、情绪状况,观察康复训练中是否有哭闹不安、不配合等表现,关注有无疼痛不适。观察患儿用药 / 治疗后反应,观察了解患儿饮食及睡眠情况。

2. 做好康复护理指导

(1) 完成各项初期康复评定,制订短期和长期康复目标。

(2) 指导日常生活照顾中正确姿势的管理,防止异常运动模式、关节挛缩以及压力性损伤等的发生。

(3) 指导家长进行家庭康复的介入。

(4) 指导家长遵循生长发育规律循序渐进地进行粗大运动、精细运动、言语功能等的训练,如从抬头、翻身、坐、爬等发育次序开展运动训练。

(5) 伴有流涎或有吞咽进食困难患儿,指导家长强化口舌运动训练。

(6) 指导家长正确进行大小便训练。对存在膀胱问题患儿进行膀胱功能评定,根据膀胱类型实施膀胱功能训练,做好随访和监督,保护上尿路安全。对存在肠道问题患儿要完成神经源性肠道评定,并在评定的指导下开展肠道功能训练。

(7) 指导家长在日常生活照顾中有意识地强化患儿 ADL 训练,帮助患儿提升生活自理能力。

3. 做好疾病相关知识宣教,做好相关记录。

4. 完成医嘱相关治疗及处置,指导各项治疗、处置的配合要点及注意事项。

5. 做好生活及安全护理

(1) 喂养指导:正确添加辅食,确保足够能力供给营养,指导辅食制作,根据生长发育特点少食多餐。对喂养困难的患儿,指导正确的喂养姿势,选择合适的食物性状。

(2) 指导家长合理安排患儿的生活规律,确保足够的睡眠和休息,避免过于疲劳。

(3) 做好患儿个人的清洁卫生照顾,保持皮肤干燥,保持床单位清洁、平整,防止红臀及压力性损伤的发生。

(4) 视患儿运动能力进行室内和室外的活动,有使用助行器、轮椅的患儿指导正确的使用方法,做好跌倒或坠床的预防。

(5) 病房每日开窗通风,避免交叉感染。尤其是避免和有感染人员接触,必要时做好保护性隔离。

(6) 指导家长尽可能地让患儿参与其日常生活的照顾,最大限度提升 ADL 自理能力,如让患儿配合自行洗脸、刷牙、进食、大小便等。

6. 关注患儿家长心理、情绪变化,加强和家长的沟通交流,强调儿童康复的特点及康复训练的重要性,让家长逐步参与到康复训练过程中,不断提升治疗信心,坚持做好配合。

【住院第 8 日至第 15 日】

1. 定时巡视,观察患儿和家长的适应情况,及时了解患儿训练的配合和康复进展情况,关注有无疼痛不适等。

2. 继续做好康复护理指导,指导家长要遵循循序渐进原则,切忌操之过急。

3. 完成各项中期康复评定,根据评定结果进行训练方案的调整及落实。

4. 完成医嘱相关治疗及处置,落实患者各项检查检验报告是否完善,及时与医生沟通,遵医嘱复查异常项。

5. 做好生活及安全护理

(1) 指导家长合理安排患儿的生活规律,确保足够的能量供给,注意劳逸结合,确保足够的睡眠和休息,避免过于疲劳。

(2) 训练过程中注意做好安全防护,防止损伤。

(3) 康复护士在 PT 师、OT 师指导下熟悉患儿训练的要求、注意事项及辅助使用方法,督促家长完成家庭日常照顾/康复要求,发现问题及时纠正。

6. 心理支持,鼓励家长要耐心、细心,要有信心,做好坚持。指导家长加强自我心理调适,培养良好的心理素质,正确对待患儿存在的问题,以良好的心态去面对困难和挑战。

【住院第 16 日至出院日】

1. 定时巡视患者,了解患儿康复表现和进展,了解家长对家庭日常康复的掌握情况,及时加强指导。

2. 完成医嘱相关的治疗、处置,加强康复指导。

3. 出院指导

（1）用药指导：遵医嘱按时准确服药，不可自行停药或减量，要注意观察药物的不良反应，如有不适及时到医院就医。

（2）休息与活动指导：保持照顾者及患儿心情舒畅，根据患儿发育及耐受情况坚持进行康复训练，注意劳逸结合，保证充足的睡眠，建立良好的生活习惯。

（3）饮食指导：制订合理的喂养计划，正确调整食物性状，合理喂养，保证各种营养物质的合理摄入。

（4）康复训练指导：帮助患儿家长制订出院后的康复训练计划，告知坚持康复训练的重要性。教会家长日常生活中的正确照顾的方法及康复训练方法，讲解预防并发症、安全及意外防范等相关知识，防止二次残疾。

（5）并发症预防指导：强调增强患儿免疫力、预防感染等并发症的重要性，指导家长创造条件尽可能增加户外活动，如有不适及时就医。

（6）日常生活注意事项指导：指导家长调整家中环境，确保患儿有足够的安全活动空间。

（7）让患儿多参与集体社交活动。

（8）告知复诊时间和地点，定期复诊。

4. 家庭宣教，告知家庭成员训练的重要性、家庭成员共同配合努力支持是康复训练见效的重要保障，帮助家庭成员达成一致目标共同努力。

5. 协助患者办理出院手续。

6. 做好出院后随访工作，随访内容包括饮食指导、喂养指导、姿势管理指导、ADL训练指导、心理护理、并发症预防与护理、康复训练指导等。

疾病相关评估表详见附表18精细运动能力测试量表、附表19粗大运动能力测试量表、附表20脑瘫儿童日常生活活动能力评定量表。

（刘一苇）

第五节 周围神经损伤的康复护理临床路径

（一）康复护理临床路径表

时间	住院第 1 日	住院第 2 日至第 3 日	住院第 4 日至第 7 日	住院第 8 日至第 14 日	住院第 15 日至出院日
护理评估	□ ADL 评定 □ 肢体周径 □ 运动功能评定 □ 感觉功能评定 □ 吞咽功能评定 □ 呼吸功能评估(必要时) □ 管道评估 □ 疼痛评定 □ Braden 评分 □ 血栓风险评估 □ 烫伤风险评估 □ 跌倒风险评估 □ 营养风险筛查 □ 心理社会状况评估	□ ADL 评定 □ 肢体周径 □ 肌力评定 □ 关节活动度评定 □ 感觉功能评定 □ 自主神经功能评估 □ 吞咽功能评定 □ 言语功能评估(必要时) □ 呼吸功能评估(必要时) □ 膀胱功能评估(必要时) □ 肠道功能评估(必要时) □ 管道评估(必要时) □ 疼痛评定 □ Braden 评分 □ 烫伤风险评估 □ 跌倒风险评估 □ 营养风险筛查 □ 心理状况评估	□ ADL 评定 □ 肢体周径 □ 肌力评定 □ 感觉功能评定 □ 吞咽功能评估 □ 膀胱功能评定(必要时) □ 肠道功能评定(必要时) □ 管道评估(必要时) □ 疼痛评定 □ Braden 评分 □ 血栓风险评估 □ 跌倒风险评估 □ 营养风险筛查 □ 心理状况评估	□ ADL 评定 □ 肢体周径 □ 肌力评定 □ 关节活动度评定 □ 运动功能恢复评估 □ 感觉功能恢复评估 □ 吞咽功能评定 □ 言语功能评估(必要时) □ 呼吸功能评估(必要时) □ 膀胱功能评估(必要时) □ 肠道功能评估(必要时) □ 管道评估(必要时) □ 疼痛评定 □ Braden 评分 □ 血栓风险评估 □ 跌倒风险评估 □ 营养风险筛查 □ 心理状况评估	□ ADL 评定 □ 运动功能恢复评估 □ 感觉功能恢复评估 □ 吞咽功能评估 □ 言语功能评估(必要时) □ 呼吸功能评估(必要时) □ 膀胱功能评估(必要时) □ 肠道功能评估(必要时) □ 管道评估(必要时) □ 疼痛评分 □ Braden 评分 □ 血栓风险评估 □ 跌倒风险评估 □ 营养风险筛查 □ 心理社会状况评估
护理措施	□ 环境介绍 □ 住院须知 □ 主管医生 □ 责任护士 □ T、P、R、BP、身高、体重 (病情允许)	□ 1~2h 巡视观察 □ 用药后反应 □ 局部疼痛肿胀程度 □ 局部感觉异常表现 □ 吞咽功能 □ 肌力评定	□ 1~2h 巡视观察 □ 用药后反应 □ 局部疼痛肿胀程度 □ 局部感觉异常表现 □ 吞咽功能 □ 肌力评定	□ 1~2h 巡视观察 □ 用药后反应 □ 局部疼痛肿胀程度 □ 局部感觉异常表现 □ 吞咽功能 □ 肌力评定	□ 1~2h 巡视观察 □ 用药后反应 □ 其他 □ 康复护理 □ 主动运动训练 □ 感觉再教育

续表

时间	住院第 1 日	住院第 2 日至第 3 日	住院第 4 日至第 7 日	住院第 8 日至第 14 日	住院第 15 日至出院日
护理措施	□ 入院护理评估 □ 询问病史，体格检查 □ 协助更换病员服，做好个人卫生处置 □ 医嘱相关治疗，处置执行及指导 □ 遵医嘱用药 □ 采集血标本、大小便标本等 □ 同膀导尿（必要时） □ 康复专科治疗 □ 其他 □ 皮肤及管道护理 □ 1~2h 巡视观察 □ 跌倒或坠床预防 □ 压力性损伤预防 □ 烫伤预防 □ 并发症预防 □ 特殊用药护理 □ 心理护理 □ 生活护理	□ 其他 □ 康复护理 □ 体位功能位摆放，正确使用矫形器 □ 肢体关节活动度训练 □ 增强肌力训练 □ 辅助下体位转换、移乘 □ 指导 ADL 训练 □ 进食护理（必要时） □ 膀胱护理（必要时） □ 肠道护理（必要时） □ 完善相关检查 □ 血常规+血型+Rh、尿常规、粪便常规 □ 肝、肾功能 □ 血脂、血糖 □ 电解质 □ MRI □ 心电图 □ 腹部系统超声 □ 肌电图+神经传导速度 □ 体感诱发电位 □ 其他	□ 其他 □ 康复护理 □ 体位功能位摆放，正确使用矫形器 □ 肢体关节活动度训练 □ 增强肌力训练 □ 辅助下体位转换、移乘 □ 指导 ADL 训练 □ 进食护理（必要时） □ 膀胱护理（必要时） □ 肠道护理（必要时） □ 医嘱相关治疗，处置执行及指导 □ 遵医嘱用药 □ 康复专科治疗 □ 其他 □ 了解各项检查结果，异常及时与医生沟通处理 □ 并发症预防 □ 肢体肿胀 □ 关节挛缩 □ 骨质疏松 □ 失用综合征 □ 继发性外伤 □ 深静脉血栓	□ 其他 □ 康复护理 □ 体位功能位摆放，正确使用矫形器 □ 肢体关节活动度训练 □ 增强肌力训练 □ 主被动训练 □ 感觉再教育 □ 辅助器具康复训练 □ 指导 ADL 训练 □ 膀胱护理（必要时） □ 肠道护理（必要时） □ 医嘱相关治疗，处置执行口遵医嘱用药 □ 康复专科治疗 □ 其他 □ 遵医嘱复查结果异常化验项 □ 并发症预防 □ 肢体肿胀 □ 关节挛缩 □ 骨质疏松 □ 失用综合征 □ 继发性外伤	□ 辅助器具康复训练 □ 指导 ADL 训练 □ 排续护理（必要时） □ 膀胱护理（必要时） □ 肠道护理（必要时） □ 医嘱相关治疗，处置执行及指导 □ 采集标本 □ 口服药物 □ 康复专科治疗 □ 其他 □ 遵医嘱复查结果异常化验项 □ 出院指导 □ 用药指导 □ 休息与活动指导 □ 康复训练指导 □ 并发症的预防 □ 日常生活注意事项 □ 告知复诊时间和地点 □ 心理护理 □ 协助患者办理出院手续 □ 出院后随访

续表

时间	住院第 1 日	住院第 2 日至第 3 日	住院第 4 日至第 7 日	住院第 8 日至第 14 日	住院第 15 日至出院日
护理措施		□ 医嘱相关治疗、处置执行及指导 □ 遵医嘱用药 □ 氧气吸入（必要时） □ 心电、血氧饱和度监测（必要时） □ 康复专科治疗 　□ 药物治疗 　□ 保持功能位 　□ 运动疗法 　□ 物理因子疗法 　□ 针灸治疗 　□ 推拿治疗 　□ 矫形器使用 　□ 其他 □ 并发症预防 　□ 肢体肿胀 　□ 关节挛缩 　□ 骨质疏松 　□ 失用综合征 　□ 继发性外伤 　□ 深静脉血栓 　□ 压力性损伤 　□ 便秘 □ 饮食指导：以清淡易消化、高蛋白食物为主。增加水分及蔬菜、水果的摄入	□ 压力性损伤 □ 便秘 □ 饮食指导：加强营养 □ 皮肤及管道护理 □ 特殊用药护理 □ 心理护理 □ 生活护理	□ 深静脉血栓 □ 压力性损伤 □ 便秘 □ 饮食指导：加强营养 □ 皮肤及管道护理 □ 特殊用药护理 □ 心理护理 □ 生活护理	

续表

时间	住院第1日	住院第2日至第3日	住院第4日至第7日	住院第8日至第14日	住院第15日至出院日
护理措施		□ 皮肤及管道护理 □ 特殊用药护理 □ 心理护理 □ 生活护理			
活动体位	□ 卧床休息,保持肢体功能位,配合矫形器使用 □ 辅助方法下体位转换/移乘 □ 视不同损伤部位及程度主动或被动活动	□ 卧床休息,肢体功能位摆放,配合矫形器使用,肿胀明显者适当抬高患肢 □ 辅助方法下体位转换/移乘 □ 视病损程度主动/被动活动	□ 卧床休息,肢体功能位摆放,配合矫形器使用,肿胀明显者适当抬高患肢 □ 辅助方法下体位转换/移乘 □ 视病损程度主动/被动活动	□ 辅助方法下体位转换/移乘 □ 辅助器具下主动/被动活动	□ 辅助器具下主动/被动活动 □ 日常生活活动
健康教育	□ 入院宣教 □ 饮食宣教,加强营养 □ 指导家属及陪护正确摆放,指导正确用矫形器,协助生活护理方法 □ 安全宣教:防跌倒坠床安全宣教意外 □ 告知检查的目的与意义 □ 用药宣教 □ 做好康复治疗前的准备	□ 摄食吞咽宣教(必要时) □ 运动宣教:肢体功能位的安置及体位转换、移乘的辅助方法 □ 安全宣教:活动防跌倒坠床发生,防止跌倒等意外 □ 评定宣教:各项定的目的与意义 □ 检验宣教:介绍病情及相关检查结果 □ 康复治疗方案宣教	□ 相关疾病知识宣教 □ 康复训练宣教:指导正确进行主动被动训练,避免训练不当导致再次损伤 □ 感觉障碍的训练指导 □ 安全宣教:活动时加强安全保护,防跌倒、坠床发生,防止烫伤意外 □ 预防并发症宣教 □ 膀胱训练宣教(必要时) □ 肠道训练宣教(必要时) □ 用药宣教	□ 康复训练宣教:指导正确进行主动被动训练,避免训练不当导致再次损伤 □ 感觉障碍的训练指导 □ 安全宣教:活动时加强安全保护,防跌倒、坠床发生,防止烫伤意外 □ 评定宣教:各项定的目的与意义 □ 复查的意义 □ 康复宣教:复查的意义 □ 检验宣教:复查的意义 □ 用药宣教	□ 向患者讲解出院后康复训练方法,向患者交代出院后的注意事项

（二）实施规范

【住院第1日】

1. 入院常规护理

（1）向患者介绍病区环境（医生办公室、护士站、卫生间、床单位、呼叫器）、物品放置、作息时间；介绍病区主任、护士长、主管医生及责任护士。

（2）测量生命体征、体重，通知医生接诊。

（3）询问患者既往史、家族史、过敏史等；体格检查，完成入院护理评估。

（4）协助更换病员服，修剪指（趾）甲、剃胡须，做好个人卫生处置。

2. 每1~2h巡视，观察病情。观察患者病损神经相关部位疼痛、肿胀、分布区域等情况，观察肌力、肌张力、反射情况，注意有无特殊体征；有无局部麻木、刺痛、感觉过敏、减退或消失等表现；观察皮肤颜色、温度、肢端动脉搏动、有无出汗、肿胀等情况。

3. 常规安全防护教育

（1）做好跌倒或坠床风险评估，签署高危跌倒告知书，指导患者及陪护人员预防跌倒的相关知识。

（2）做好压力性损伤危险因素评估，及时签署高危压力性损伤告知书并做好家属及陪护的宣教工作，同时采取相应的措施。如有入院前压力性损伤应详细记录压力性损伤的部位、面积、程度。

（3）做好预防烫伤的风险评估和相关措施。

（4）对有吞咽进食困难患者做好防止误吸的评估和相关措施。

4. 根据医嘱进行相关治疗处置，指导各项治疗、处置的配合要点及注意事项。

5. 常规健康指导

（1）对有吸烟、饮酒嗜好者，应指导其戒烟、戒酒。

（2）根据吞咽进食困难患者早期介入饮食管理，指导正确的进食方式、饮食类型，给予高蛋白、高热量、高维生素且易消化的食物，增加水分和蔬菜水果的摄入，做好误吸的预防指导工作。有留置胃管者指导进食时和进食后30min应抬高床头，防止反流和误吸发生。

（3）指导家属及陪护正确体位摆放，保持肢体功能位，指导正确配合矫形器使用的方法和注意事项。定时翻身，预防压力性损伤、关节挛缩的发生。肢体肿胀明显时指导抬高患肢。

（4）告知物理因子治疗相关的注意事项。

（5）指导患者保持充足的睡眠和休息。

（6）用药指导，告知患者正确的药物用法、剂量、时间及注意事项及可能发生的不良反应。

（7）指导患者晚餐后禁食 8h 以上，次晨空腹采集血标本，留取大小便标本；告知各项检查的时间、地点及相关注意事项。

6. 了解患者的心理状态，向患者讲解疾病的相关知识，缓解患者的焦虑、恐惧心理。

7. 做好生活护理，指导并协助患者洗脸、刷牙、进餐、大小便。

8. 根据病情需要，必要时准备好抢救用物，如吸氧、吸痰装置，备好气管切开包及机械通气设备，以备不时之需。

【住院第 2 日至第 3 日】

1. 每 1~2h 巡视患者，观察患者病情变化及用药后反应，观察肢体周径变化，观察疼痛、肿胀、肌力、肌张力、感觉异常等情况，观察了解患者饮食及睡眠情况。出现病情变化应及时通知医生并做好记录。

2. 做好早期康复护理指导，包括体位安置、翻身、拍背等。指导配合治疗师做好主动 / 被动活动，指导 ADL 训练、膀胱护理、肠道护理等，早期预防各种并发症的发生。

3. 根据医嘱正确采集标本，指导并协助完成各项化验及检查，指导送检员送检，告知患者及家属检查的意义及结果。如患者有使用造影剂的检查项目，应宣教相关知识并观察患者反应。

4. 完成医嘱相关的治疗、处置，做好康复专科治疗，指导各项治疗、处置的配合要点及注意事项。

5. 了解相关化验、检查结果，如有异常及时与医生沟通，必要时复查。

6. 做好生活护理及安全宣教

（1）指导患者保持功能位，正确使用矫形器，活动时注意安全，避免再次损伤发生；及时评估患者情况，做好体位性低血压相关性知识指导。

（2）调节室温维持在 18~22℃，关注肢体感觉和温度，避免压力性损伤、烫伤发生。

（3）做好饮食指导，根据吞咽进食困难程度指导正确的进食方式、饮食类型，给予高蛋白、高热量、高维生素且易消化的食物，增加水分和蔬菜水果的摄入，做好误吸的预防指导工作。对留置胃管鼻饲患者，指导进食时和进食后 30min 应抬高床头，以防止反流和误吸发生。

（4）保持正常排便，督促患者养成定时排便的习惯，3d 以上未排便者通过腹部按摩，使用润滑剂、缓泻剂，人工排便，必要时灌肠等方式协助排便。

（5）做好生活护理，指导并协助患者洗脸、刷牙、进食、大小便。保证患者舒适。

（6）为患者创造良好的睡眠环境，保证充足的睡眠。

7. 了解患者的心理状态，向患者介绍同种疾病康复治愈成功的例子，增强患者治疗的信心,减轻焦虑、恐惧心理。

【住院第 4 日至第 7 日】

1. 每 1~2h 巡视患者,观察患者病情变化及用药后反应,观察肢体周径变化,观察疼痛、肿胀、肌力、肌张力、感觉异常等情况,观察了解患者饮食及睡眠情况。出现病情变化应及时通知医生并做好记录。

2. 做好康复护理指导

(1) 完成各项初期康复评定,制订短期康复目标(根据运动、感觉恢复情况制订)。

(2) 指导功能位保持,正确使用矫形器,做肌力、肢体关节活动度的主动 / 被动训练,防止关节挛缩、肌萎缩、压力性损伤的发生。训练时注意安全,避免再次损伤发生。

(3) 行物理因子治疗时做好安全护理,防止烫伤等发生。

(4) 肢体肿胀明显患者可抬高患肢、做向心性按摩和通过加强被动运动、使用弹力袜、配合气压泵治疗仪等方法促进血液循环,减轻水肿,预防深静脉血栓形成。

(5) 做好安全护理,尤其是感觉障碍患者,要注意保护,避免压力性损伤、烫伤、意外伤害等发生。要预防跌倒坠床发生。

(6) 根据运动、感觉损失恢复情况指导患者循序渐进地进行肢体主动 / 被动的肌力、关节活动度训练。

(7) 指导 ADL 训练,帮助患者提升自理能力。

(8) 有排尿异常患者做好膀胱护理:避免长期留置尿管,根据膀胱功能评估结果指导正确的膀胱训练,如间歇导尿、定时排尿等。

(9) 有肠道功能异常患者做好肠道护理:完成神经源性肠道评定。

3. 做好疾病相关知识宣教,做好相关记录。

4. 完成医嘱相关治疗及处置,指导各项治疗、处置的配合要点及注意事项。

5. 做好生活及安全护理

(1) 饮食指导:指导正确的食物性状和进食方式,加强营养。

(2) 指导患者注意休息,活动时做好跌倒或坠床的预防。

(3) 指导患者加强皮肤护理,保持床单位清洁、平整,定时变换体位,使用矫形器时注意做好减压保护,防止压力性损伤发生。

(4) 使用轮椅等辅助用具患者,指导正确的使用方法和注意事项。

(5) 病房每日开窗通风,避免交叉感染。

(6) 指导并协助患者洗脸、刷牙、进食、大小便等。

(7) 保持会阴部清洁干燥,减少并发症的发生。

（8）为患者创造良好的睡眠环境,保证充足的睡眠。

6. 加强患者心理护理,多与患者沟通。本病病程较长,恢复较慢,患者往往担心病损后不能恢复,担心经济负担、家庭工作影响等问题,可表现为急躁、焦虑、忧郁、烦躁等。护士应及时了解患者的心理状况,主动关心患者,多陪伴在患者身边,耐心倾听患者的感受,可采用教育、心理咨询、集体治疗、患者示范等多种方式来减轻患者心理压力,使其情绪稳定;要向患者讲解康复训练的重要性,增强治疗的信心,积极参与康复训练。

【住院第 8 日至第 14 日 】

1. 定时巡视患者,观察肢体周径变化,观察疼痛、肿胀、肌力、肌张力、感觉异常等情况,了解患者饮食及睡眠情况,观察药物疗效和不良反应,出现病情变化应及时通知医生并做好记录。

2. 继续做好康复护理指导,根据患者运动能力恢复情况加强主动、抗阻康复训练。

3. 完成各项中期康复评定,根据评定结果进行针对性训练,落实康复计划。

4. 完成医嘱相关治疗及处置,落实患者各项检查检验报告是否完善,及时与医生沟通,遵医嘱复查异常项。

5. 做好生活及安全护理

（1）指导患者进食高热量、清淡、易消化、搭配合理、营养丰富的食物。

（2）保证患者安全,避免压力性损伤、烫伤、跌倒或坠床等发生。

（3）训练时注意劳逸结合,要在医护人员及陪护监护下进行,避免再次损伤发生,如行站立训练时做好体位性低血压的预防及护理。

（4）做好生活护理,指导并协助患者洗脸、刷牙、进餐、大小便等,保证患者舒适。

（5）创造良好的睡眠环境,保证充足的睡眠。

6. 做好患者的身心护理,鼓励患者树立信心、发挥主观能动性,积极进行康复治疗。

7. 宣教疾病相关知识,做好健康教育。

【住院第 15 日至出院日 】

1. 定时巡视患者,观察用药后反应、肌力、感觉等情况,出现病情变化应及时通知医生并做好记录。

2. 完成医嘱相关的治疗、处置,加强康复指导。

3. 出院指导

（1）用药指导:遵医嘱按时准确服药,不可自行停药或减量,要注意观察药物的不良反应,如有不适及时到医院就医。

（2）休息与活动指导：保持心情舒畅，根据运动感觉恢复情况进行适当的康复训练，避免剧烈劳动，避免过度劳累，注意劳逸结合，保证充足的睡眠，建立良好的生活习惯。

（3）饮食指导：制订合理的膳食计划，保证维生素、纤维素、钙及各种营养物质的合理摄入，保持口腔清洁。

（4）康复训练指导：帮助患者制订出院后的康复训练计划，告知患者出院后继续坚持康复训练。教会家属基本的康复训练方法，如 ADL 指导、关节活动度的训练指导等，让家属参与到整个康复训练过程中，向家属讲解预防并发症的基本知识、安全及意外指导，防止二次残疾。

（5）并发症预防指导：再次强调预防并发症的重要性，重点是教育患者学会自我护理，避免发生并发症，不适时及时就医。

（6）日常生活注意事项指导：保持环境通风，防止交叉感染，做好生活护理，指导正确协助患者洗脸刷牙、进餐、大小便等，提高患者自护能力，并保证患者舒适。

（7）告知复诊时间和地点，定期复诊，防止主要脏器发生并发症。

4. 心理护理，增强患者长期保持独立生活能力和回归社会的信心。家属的支持是残疾者最大的精神支柱，提供家庭支持也至关重要。

5. 协助患者办理出院手续。

6. 做好出院后随访工作，随访内容包括饮食指导、心理护理、间歇导尿注意事项、排便护理、并发症预防与护理、康复训练指导等。

疾病相关评估表详见附表 21 周围神经损伤后的感觉功能恢复等级、附表 22 周围神经损伤后的运动功能恢复等级、附表 23 常见周围神经病损及其矫形器的应用。

（刘一苇）

第六节 帕金森综合征的康复护理临床路径

（一）康复护理临床路径表

时间	住院第 1 日	住院第 2 日至第 3 日	住院第 4 日至第 12 日	住院第 13 日至第 19 日	住院第 20 日至第 25 日	住院第 26 日至出院日
护理评估	□ ADL 评定 □ 认知功能评定 □ 帕金森分级量表评定 □ 肌力评定 □ 肌张力评定 □ 关节活动范围测定 □ 平衡功能评定 □ Holden 步行能力评定 □ 吞咽功能评定 □ 言语功能评估 □ Braden 评分 □ 血栓风险评估 □ 跌倒风险评估 □ 营养风险筛查 □ 疼痛评定 □ 心理社会状况评估	□ ADL 评定 □ 膀胱功能评定 □ Braden 评分 □ 跌倒风险评估 □ 疼痛评定 □ 心理状况评估	□ ADL 评定 □ 认知功能评定 □ 帕金森分级量表评定 □ 肌力评定 □ 肌张力评定 □ 关节活动范围测定 □ 平衡功能评定 □ Holden 步行能力评定 □ 吞咽功能评定 □ 言语功能评估 □ Braden 评分 □ 跌倒风险评估 □ 营养风险筛查 □ 疼痛评定 □ 心理状况评估	□ ADL 评定 □ 认知功能评定 □ 帕金森分级量表评定 □ 肌力评定 □ 肌张力评定 □ 关节活动范围测定 □ 平衡功能评定 □ Holden 步行能力评定 □ 吞咽功能评定 □ 言语功能评估 □ 膀胱功能评定 □ Braden 评分 □ 血栓风险评估 □ 跌倒风险评估 □ 营养风险筛查 □ 疼痛评定 □ 心理状况评估	□ ADL 评定 □ 认知功能评定 □ 帕金森分级量表评定 □ 肌力评定 □ 肌张力评定 □ 关节活动范围测定 □ 平衡功能评定 □ Holden 步行能力评定 □ 吞咽功能评定 □ 言语功能评估 □ Braden 评分 □ 跌倒风险评估 □ 营养风险筛查 □ 疼痛评定	□ ADL 评定 □ 认知功能评定 □ 帕金森分级量表评定 □ 肌力评定 □ 肌张力评定 □ 关节活动范围测定 □ 平衡功能评定 □ Holden 步行能力评定 □ 吞咽功能评定 □ 言语功能评估 □ 膀胱功能评定 □ Braden 评分 □ 血栓风险评估 □ 跌倒风险评估 □ 营养风险筛查 □ 疼痛评定 □ 心理社会状况评估
护理措施	□ 环境介绍 □ 住院须知 □ 主管医生 □ 责任护士	□ 1~2h 巡视观察 □ 用药后反应 □ 其他 □ 康复护理	□ 1~2h 巡视观察 □ 用药后反应 □ 其他 □ 康复护理	□ 1~2h 巡视观察 □ 用药后反应 □ 其他 □ 康复护理	□ 1~2h 巡视观察 □ 用药后反应 □ 其他 □ 康复护理	□ 1~2h 巡视观察 □ 用药后反应 □ 其他 □ 康复护理

续表

时间	住院第1日	住院第2日至第3日	住院第4日至第12日	住院第13日至第19日	住院第20日至第25日	住院第26日至出院日
护理措施	□ T、P、R、BP、身高体重(病情允许) □ 入院护理评估 □ 询问病史、体格检查 □ 协助更换病员服及个人卫生处置 □ 根据吞咽功能选择进食方式、饮食类型 □ 指导家属及陪护：倾听患者感受、协助患者进食、服药和日常照顾 □ 医嘱相关治疗执行及指导 　□ 心电监护、血氧饱和度监测 　□ 氧气吸入 　□ 口服药物，了解用药过程中"开-关"现象 　□ 静脉输液 □ 康复专科治疗	□ 良肢位摆放 □ 肢体各关节活动度训练 □ 增强肌力训练 □ 体位转换、移乘辅助方法 □ 起坐动作训练 □ 坐位转移训练 □ 增强平衡能力训练 □ 指导ADL训练 □ 进食训练指导、防误吸 □ 言语训练 □ 膀胱护理 □ 晨起采集血、尿、便等标本 □ 联系护工或根据病情况护送做检查 □ 心电图 □ X线胸片 □ 心脏超声 □ 肺功能检查 □ 泌尿系统超声	□ 良肢位摆放 □ 肢体各关节活动度训练 □ 增强肌力训练 □ 体位转换、移乘辅助方法 □ 起坐动作训练 □ 增强平衡能力训练 □ 指导ADL训练指导、 □ 进食训练指导、防误吸 □ 言语训练 □ 膀胱护理 □ 轮椅训练 □ 医嘱相关治疗执行及指导 □ 心电监护、血氧饱和度测定 □ 氧气吸入 □ 口服药物，了解用药过程中"开-关"现象 □ 静脉输液	□ 良肢位摆放 □ 肢体各关节活动度训练 □ 增强肌力训练 □ 体位转换、移乘辅助方法 □ 起坐动作训练 □ 增强平衡能力训练 □ 指导ADL训练 □ 辅助器具康复训练 □ 步行训练 □ 进食训练指导、防误吸 □ 言语训练 □ 膀胱护理 □ 医嘱相关治疗执行及指导 □ 心电监护、血氧饱和度监测 □ 氧气吸入 □ 口服药物，了解用药过程中"开-关"现象	□ 良肢位摆放 □ 肢体各关节活动度训练 □ 增强肌力训练 □ 体位转换、移乘辅助方法 □ 起坐动作训练 □ 增强平衡能力训练 □ 指导ADL训练 □ 辅助器具康复训练 □ 步行训练 □ 进食训练指导、防误吸 □ 言语训练 □ 膀胱护理 □ 医嘱相关治疗执行及指导 □ 采集标本 □ 心电监护、血氧饱和度监测 □ 氧气吸入 □ 口服药物，了解用药	□ 良肢位摆放 □ 肢体各关节活动度训练 □ 增强肌力训练 □ 体位转换、移乘辅助方法 □ 起坐动作训练 □ 增强平衡能力训练 □ 指导ADL训练 □ 辅助器具康复训练 □ 步行训练 □ 进食训练指导、防误吸 □ 言语训练 □ 膀胱护理 □ 医嘱相关治疗、处置执行及指导 □ 心电监护、血氧饱和度监测 □ 氧气吸入 □ 口服药物，了解用药过程中"开-关"现象

续表

时间	住院第 1 日	住院第 2 日至第 3 日	住院第 4 日至第 12 日	住院第 13 日至第 19 日	住院第 20 日至第 25 日	住院第 26 日至出院日
护理措施	□ 其他 □ 皮肤护理 □ 1~2h 巡视观察 □ 跌倒或坠床预防 □ 压力性损伤、褥伤等相关预防措施 □ 并发症预防 □ 心理护理 □ 生活护理	□ 双下肢静脉超声 □ 脑电图 □ 头颅 CT 或头颅 MRI(平扫) □ 胸部 CT、MRI □ 膀胱残余尿量 □ 其他 □ 医嘱相关治疗执行及指导 □ 心电监护、血氧饱和度测定 □ 氧气吸入 □ 口服药物，了解用药过程中"开-关"现象 □ 静脉输液 □ 其他 □ 康复专科治疗 □ 运动疗法 □ 认知及言语功能训练	□ 其他 □ 康复专科治疗 □ 气压治疗 □ 运动疗法 □ 物理因子疗法 □ 作业治疗 □ 针灸 □ 认知及言语治疗 □ 吞咽训练 □ 其他 □ 了解各项检查结果，异常及时与医生沟通处理 □ 并发症预防 □ 误吸、窒息 □ 关节僵硬 □ 肢体挛缩 □ 运动障碍 □ 感染 □ 意外骨折 □ 体位性低血压 □ 精神障碍	□ 关"现象 □ 静脉输液 □ 其他 □ 康复专科治疗 □ 气压治疗 □ 物理因子疗法 □ 运动疗法 □ 作业治疗 □ 针灸 □ 认知及言语治疗 □ 吞咽训练 □ 其他 □ 遵医嘱复查结果异常化验项 □ 并发症预防 □ 误吸、窒息 □ 关节僵硬 □ 肢体挛缩 □ 运动障碍 □ 感染 □ 意外骨折 □ 体位性低血压	□ 用药过程中"开-关"现象 □ 其他 □ 康复专科治疗 □ 气压治疗 □ 物理因子疗法 □ 运动疗法 □ 作业治疗 □ 针灸 □ 认知及言语治疗 □ 吞咽训练 □ 其他 □ 遵医嘱复查结果异常化验项 □ 并发症预防 □ 误吸、窒息 □ 关节僵硬 □ 肢体挛缩 □ 运动障碍 □ 感染 □ 意外骨折 □ 体位性低血压	□ 其他 □ 康复专科治疗 □ 气压治疗 □ 物理因子疗法 □ 运动治疗 □ 作业治疗 □ 针灸 □ 认知及言语治疗 □ 吞咽训练 □ 其他 □ 遵医嘱复查结果 □ 异常化验项 □ 出院指导 □ 休息与活动指导 □ 饮食指导 □ 用药指导 □ 居家环境改造 □ 居家康复训练指导 □ 并发症的预防 □ 告知复诊时间和地点

续表

时间	住院第 1 日	住院第 2 日至第 3 日	住院第 4 日至第 12 日	住院第 13 日至第 19 日	住院第 20 日至第 25 日	住院第 26 日 出院日
护理措施		□ 吞咽功能训练 □ 针灸治疗 □ 推拿治疗 □ 物理因子疗法 □ 中药治疗 □ 其他 □ 并发症预防 □ 误吸、窒息 □ 关节僵硬 □ 肢体萎缩 □ 运动障碍 □ 感染 □ 意外骨折 □ 体位性低血压 □ 精神障碍 □ 睡眠障碍 □ 失用和失用综合征 □ 深静脉血栓 □ 压力性损伤 □ 饮食指导:根据吞咽功能选择进食方式,饮食类型 □ 用药护理 □ 皮肤护理 □ 心理护理 □ 生活护理	□ 睡眠障碍 □ 失用和失用综合征 □ 深静脉血栓 □ 压力性损伤 □ 饮食指导:加强营养,根据吞咽功能选择进食方式,饮食类型,协助和指导床边饮食管理 □ 用药护理 □ 皮肤护理 □ 心理护理 □ 生活护理	□ 精神障碍 □ 睡眠障碍 □ 失用和失用综合征 □ 深静脉血栓 □ 压力性损伤 □ 饮食指导:加强营养,根据吞咽功能选择进食方式,饮食类型,协助和指导床边饮食管理 □ 用药护理 □ 皮肤护理 □ 心理护理 □ 生活护理	□ 精神障碍 □ 睡眠障碍 □ 失用和失用综合征 □ 深静脉血栓 □ 压力性损伤 □ 饮食指导:加强营养,根据吞咽功能选择进食方式,饮食类型,协助和指导床边饮食管理 □ 用药护理 □ 皮肤护理 □ 心理护理 □ 生活护理	□ 心理护理 □ 协助患者办理出院手续 □ 出院后随访

续表

时间	住院第1日	住院第2日至第3日	住院第4日至第12日	住院第13日至第19日	住院第20日至第25日	住院第26日至出院日
活动体位	□ 卧床与轮椅交替，劳逸结合 □ 床上主动/被动活动 □ 病情允许可病室内活动	□ 卧床与轮椅交替，劳逸结合 □ 床上主动/被动活动 □ 病情允许可病室内活动	□ 卧床与轮椅交替，劳逸结合 □ 床上主动/被动活动 □ 病情允许可病室内活动	□ 轮椅活动为主 □ 病情允许可病室外活动 □ 使用辅助器站立训练 □ 病情允许可病室外活动	□ 轮椅与行走交替 □ 站立及辅助行下行 □ 平衡功能训练 □ 病情允许可病室外活动	□ 辅助或监护下行走 □ 平衡功能训练 □ 病情允许可病室外活动
健康教育	□ 入院宣教 □ 告知检查的目的与意义 □ 饮食宣教，预防误吸 □ 用药宣教 □ 做好康复治疗前的准备与告知 □ 康复护理技能指导：良肢位摆放，轮椅使用及减压等指导 □ 安全宣教：防跌倒坠床、烫伤等心理健康教育	□ 检验宣教：介绍病情及相关检查结果 □ 饮食宣教，根据生化检查及吞咽功能等，指导加强营养宣教 □ 康复护理技能指导：良肢位摆放，起身锻炼，体位转换，轮椅使用及平衡功能训练等指导 □ 安全宣教：活动时加强安全保护，防跌倒坠床意义 □ 评定宣教：各项康复初期评定的目的与意义 □ 康复治疗方案宣教 □ 预防并发症宣教	□ 相关疾病知识宣教：良肢位摆放，体位转换，起身锻炼，轮椅使用及平衡功能训练等指导 □ 安全宣教：活动时加强安全保护，防跌倒坠床意义 □ 预防并发症宣教 □ 言语训练：音量音词发音清晰度锻炼 □ 吞咽困难指导：各面肌功能训练 □ 呼吸功能训练 □ 膀胱功能训练 □ 精神和心理方面指导 □ 用药宣教 □ 预防并发症宣教	□ 康复训练宣教：在原有指导基础上，加强平衡训练，站立训练，辅助器使用指导 □ 安全宣教：活动时防跌倒坠床意义 □ 评定宣教：各项中期康复评定的目的与意义 □ 康复治疗方案宣教 □ 检验宣教：复查结果异常化验项目的意义 □ 用药宣教 □ 预防并发症宣教	□ 康复训练宣教：指导站立训练及步行训练 □ 安全宣教：活动时加强安全保护，防跌倒坠床意义 □ 评定宣教：各项后期康复评定的目的与意义 □ 康复实施宣教 □ 疗效宣教 □ 并发症预防宣教 □ 用药宣教 □ 相关疾病康复知识宣教	□ 向患者讲解出院后康复训练方法，向患者交代出院后的注意事项

（二）实施规范

【住院第 1 日】

1. 入院常规护理

（1）向患者介绍病区环境（医生办公室、护士站、卫生间、床单位、呼叫器）、物品放置、作息时间、住院须知；介绍病区主任、护士长、主管医生及责任护士。

（2）测量生命体征、身高、体重，通知医生接诊。

（3）询问患者既往史、家族史、过敏史等；体格检查，完成入院护理评估。

（4）协助更换病员服，修剪指（趾）甲、剃胡须，做好个人卫生处置。

2. 每 1~2h 巡视，病情观察主要包括有无静止性震颤、全身僵硬和紧张、运动迟缓、步态异常、姿势不稳定、冻结现象以及认知、言语、吞咽、排尿、心理方面等异常情况。

3. 安全防护教育

（1）起床活动前可进行关节主动或被动活动，尽量保持最大限度的全关节活动，以防关节没有活动充分而导致跌倒等不良事件发生。

（2）对于已发生压力性损伤或者有压力性损伤高风险的患者，采取有效的措施；如有入院前压力性损伤应详细记录部位、面积、程度，做好压力性损伤危险因素评估，及时签署高危压力性损伤告知书并做好家属及陪护的宣教工作，同时采取相应的措施。

（3）对于行动不便、使用特殊药物、高龄等可能发生跌倒患者，及时做好跌倒或坠床风险评估，签署高危跌倒告知书，指导患者及陪护人员预防跌倒的相关知识。

（4）对于高龄、活动受限、感觉异常等患者，及时做好预防烫伤的风险评估和相关措施。

4. 根据医嘱进行相关治疗，指导各项治疗、康复护理配合要点及注意事项。

5. 做好康复护理技能指导，包括功能位摆放、体位转换、坐轮椅患者教会轮椅正确使用及轮椅减压。

6. 患者如带有导尿管等管道时，应做好妥善固定，保持引流通畅，引流袋勿放置高于膀胱水平，观察引流液的量、颜色、性质等变化。

7. 常规健康指导

（1）注意休息，劳逸结合；对有吸烟、饮酒嗜好者，应指导其戒烟、戒酒。

（2）根据吞咽功能选择进食方式、饮食类型，告知患者及家属饮食管理的原则与意义，指导合理选择饮食种类和正确进食方法，需留置管饲的患者做好管饲护理，并关注有无肠内营养的并发症发生。同时做好误吸、窒息等风险的知情告知及发生类似情况应及时呼叫医务人员等应急措施。

（3）用药指导，告知患者及家属本病需要长期服药，让患者了解药物正确用法、剂量、时间及注意事项及可能发生的不良反应。同时告知患者及家属长期服药过程中可能会出现症状加重或者疗效的减退，这与药物的"开-关现象"有关，并告知应对的方法。

（4）指导患者晚餐后禁食 8h 以上，次晨空腹采集血标本，留取大小便标本的方法；告知各项检查的时间、地点及相关注意事项。

（5）了解患者的心理状态，向患者讲解疾病的相关知识，做好康复训练前的准备工作，增强患者康复的信心，缓解患者的焦虑、恐惧心理。

（6）指导和鼓励患者自我护理，做力所能及的事情，必要时指导并协助患者洗脸、刷牙、进餐、大小便。

【住院第 2 日至第 3 日】

1. 每 1~2h 巡视患者，观察患者病情变化及用药后反应，观察了解患者饮食及睡眠情况。

2. 做好早期康复指导

（1）指导起床前活动肢体各关节：面部表情肌训练，头颈部活动，肩部运动，躯干转动，上肢活动，手部运动，膝关节及腹部运动，站立及小腿牵引运动，床边起身锻炼。

（2）指导良肢位摆放、转移训练、轮椅使用及减压、增强肌力训练、平衡功能训练等。

（3）指导 ADL 训练、协助患者进食、穿衣、大小便等。

（4）协助和指导吞咽及言语功能训练。

（5）早期预防各种并发症的发生。

3. 指导并协助完成各项化验及检查，告知患者及家属检查的意义及结果。做好康复专科治疗，指导各项治疗的配合要点及注意事项。

4. 做好生活护理及安全宣教

（1）指导患者床上主动/被动活动时、床上渐进坐位训练时、病室内活动时注意安全，逐步过渡，及时评估患者情况，做好体位性低血压相关性知识指导。

（2）调节室温维持在 18~22℃，患者由于多伴有震颤和不自主运动，出汗多，易引起对皮肤的刺激和不舒适感，皮肤抵抗力下降，继而引起皮肤破损或继发性皮肤感染，应给患者勤洗勤换衣裤，保持皮肤清洁干燥。

（3）做好饮食指导，了解患者的吞咽功能，饮食应给予高热量、高维生素、低脂、适量优质蛋白的易消化饮食为主，并及时补充水分，蛋白不宜盲目给予过多，以免降低左旋多巴类药物的疗效。进食或饮水时应保持坐位或半卧位，对于严重吞咽功能障碍或饮水明显呛咳患者要及时给予鼻饲，做好管饲护理及预防误吸的指导工作。

(4) 做好生活护理,指导患者保持衣着整洁和自我形象尽量完美,必要时为患者提供隐蔽和安全的环境,尤其是进行日常活动如起居、饮食和排泄等,提高自我照顾和自我护理的能力,增强治疗和生活的信心。

5. 了解患者的心理状态,对有言语不清、构音障碍的患者,应耐心倾听患者的主诉,鼓励患者参与病区的活动,尽量多走动,提供机会与有同样经历的人接触和交往。

【住院第 4 日至第 12 日】

1. 每 1~2h 巡视患者,观察患者病情变化及用药后反应,观察了解患者饮食及睡眠情况。

2. 做好康复护理指导

(1) 完成各项初期康复评定,每 1~2 周制订一次短期康复目标。

(2) 指导协助患者定时翻身,做好肢体关节活动度训练防止关节僵硬、肌肉萎缩、压力性损伤的发生。

(3) 指导起床前活动肢体各关节:面部表情肌训练,头颈部活动,肩部运动,躯干转动,上肢活动,手部运动,膝关节及腹部运动,站立及小腿牵引运动,床边起身锻炼。

(4) 指导患者完成肢体各关节活动度训练、转移训练、轮椅使用及减压、增强肌力训练、平衡功能训练、指导 ADL 训练,协助和指导吞咽及言语功能训练、膀胱护理,预防各种并发症的发生。同时关注患者是否有头晕、面色苍白、虚脱等体位性低血压症状,发生时立即予平卧位,抬高双下肢,并协助医生做好处理。

(5) 通过加强主动 / 被动活动、气压泵治疗仪等方式预防深静脉血栓的形成,当患肢出现局部肿胀、疼痛等情况需警惕深静脉血栓发生,必要时行超声等检查,发现血栓后,患肢立即抬高制动,勿热敷、按摩;并严密观察有无胸闷、呼吸困难等肺栓塞表现,以及患肢肢围、局部有无红、肿、热、痛及足背动脉搏动的情况;尽量避免选用患肢静脉进行输液或采血;按医嘱使用抗血栓的药物;注意观察用药期间有无出血倾向。因此,帕金森综合征患者在病情允许情况下,尽量减少卧床时间,增加肢体功能训练。

(6) 有呼吸功能下降的患者,加强呼吸功能训练,指导患者采用缩唇法、深呼吸等训练方法,鼓励患者进行上肢主动 / 被动活动或简易呼吸器训练,根据病情使用医用排痰机训练,1~2 次 /d,20min/ 次,以上方法有利于增加呼吸肌功能,促进痰液排出,防止呼吸道感染的发生。

(7) 做好膀胱护理,有尿潴留的患者可做腹部热敷、按摩,指导精神放松,必要时给予导尿或留置导尿;尿失禁患者要注意皮肤情况,做好皮肤护理,必要时给予留置导尿。

3. 做好疾病相关知识宣教,做好相关记录。

4. 完成医嘱相关治疗及处置,指导各项治疗、处置的配合要点及注意事项。

5. 做好生活及安全护理

(1) 加强饮食指导,并注意观察患者营养状况和体重变化。

(2) 指导患者注意劳逸结合,专人陪护,协助进食、服药和日常生活照顾,做好跌倒或坠床的指导,起床前应充分活动各关节后,逐步离床。

(3) 卧床患者使用气垫床,保持床单位清洁、平整,加强皮肤护理,做好骨突处保护,定时翻身,防止压力性损伤的发生。

(4) 病房每日开窗通风,避免交叉感染。

(5) 指导并协助患者洗脸、刷牙、进食、大小便管理等。

(6) 保持会阴部清洁干燥,减少相关并发症的发生。

6. 做好患者心理护理,细心观察患者的心理反应,及时给予正确的信息和引导,让患者积极参与到康复训练过程中,减轻心理压力。

【住院第 13 日至第 25 日】

1. 定时巡视患者,观察患者病情变化,及时了解患者认知、言语、肢体功能恢复情况。

2. 继续做好康复护理指导,在原有基础上加强使用辅助器站立训练及步行训练。

3. 完成各项中期康复评定,根据评定结果进行针对性训练,落实康复计划。

4. 完成医嘱相关治疗及处置,落实患者各项检查检验是否完善,及时与医生沟通,遵医嘱复查异常项。

5. 做好生活及安全护理

(1) 做好饮食指导,同时做好营养状况的监测。

(2) 注意劳逸结合,体位转换时在医护人员及陪护监护下进行为宜,做好体位性低血压的预防及护理。

(3) 康复护士在 PT 师、OT 师指导下,熟悉并掌握矫形器等辅助器具性能、使用方法及注意事项,做好患者使用佩戴矫形器具及其他辅助器具的相关知识宣教,督促保护患者完成特定动作,发现问题及时纠正。

6. 做好心理疏导,鼓励患者保持良好心态,帮助建立良好的人际关系,正确按指导进行康复,争取早日恢复日常生活能力,回归社会。

【住院第 26 日至出院日】

1. 定时巡视患者,观察患者病情变化。

2. 继续做好康复护理指导,继续加强辅助器下步行训练。

3. 出院指导

（1）用药指导：遵医嘱按时准确服药，不可自行停药或减量，要注意观察药物的不良反应，如有不适及时到医院就医。

（2）休息与活动指导：保持心情舒畅，根据自身耐受情况坚持主动运动，保持关节最大活动范围，加强进食、洗漱、穿脱衣等日常生活能力训练，避免过度劳累，劳逸结合，保证充足的睡眠，建立良好的生活习惯。以卧床为主的患者协助被动关节活动，预防关节僵硬和肢体挛缩。

（3）饮食指导：制订合理的饮食计划，保证维生素、纤维素、蛋白质及各种营养物质的合理摄入，少食多餐，避免让患者进食带骨刺的食物和使用易碎的器皿。吞咽功能障碍时应按吞咽功能异常患者进行饮食管理，预防误吸或窒息等并发症。

（4）康复训练指导：帮助患者制订出院后的康复训练计划，告知患者出院后继续坚持康复训练。教会家属基本的康复训练方法，如 ADL 指导、关节活动度的训练、助行器使用指导等，让家属参与到整个康复训练过程中，向家属讲解预防并发症的基本知识、安全及意外指导。

（5）皮肤护理：患者因震颤和不自主运动，出汗多，易造成皮肤的刺激，应勤换洗，保持皮肤清洁干燥。

（6）居家及外出指导：指导家属改造家中条件以适应患者在家中自由通行；让患者避免单独使用煤气、热水器、锐利器具，外出时需人陪伴，避免登高，在衣服口袋内放置写有患者姓名、住址和联系电话的"安全卡片"，或佩戴手腕识别牌，以防走失。

（7）告知复诊时间和地点，定期复诊，动态了解病情变化，如出现精神异常、误吸感染、外伤骨折、运动障碍、排尿异常等情况或加重时及时就诊。

4. 心理护理　增强患者长期保持独立生活能力和回归社会的信心。家属的支持是残疾者最大的精神支柱，提供家庭支持也至关重要。

5. 协助患者办理出院手续。

6. 做好出院后随访工作，以电话、微信、上门等方式为主，随访内容包括用药、饮食、康复训练指导、心理护理、并发症预防等。

疾病相关评估表详见附表 2 改良 Ashworth 分级法评定标准、附表 3 Hoffer 步行能力分级、附表 17 韦氏帕金森病评定法。

（楼巍敏）

第七节　阿尔茨海默病的康复护理临床路径

（一）康复护理临床路径表

时间	住院第 1 日	住院第 2 至第 3 日	住院第 4 日至第 12 日	住院第 13 日至第 19 日	住院第 20 日至第 25 日	住院第 26 日至出院日
护理评估	□ MMSE □ MoCA □ 长谷川痴呆量表 □ 画钟实验 □ ADL 评定 □ 吞咽功能评定 □ Holden 步行能力评定 □ Braden 评分 □ 血栓风险评估 □ 疼痛评定 □ 跌倒风险评估 □ 营养风险筛查 □ 汉密尔顿抑郁量表 □ 汉密尔顿焦虑量表 □ 心理社会状况评估	□ ADL 评定 □ MMSE □ MoCA □ 长谷川痴呆量表 □ 画钟实验 □ Berg 平衡量表 □ 吞咽功能评定 □ Braden 评分 □ 跌倒风险评估 □ 营养风险筛查 □ 疼痛评定 □ 汉密尔顿抑郁量表 □ 汉密尔顿焦虑量表 □ 心理状况评估	□ ADL 评定 □ MMSE □ MoCA □ 长谷川痴呆量表 □ Berg 平衡量表 □ 吞咽功能评定 □ Braden 评分 □ 跌倒风险评估 □ 营养风险筛查 □ 疼痛评定 □ 汉密尔顿抑郁量表 □ 汉密尔顿焦虑量表 □ 心理状况评估	□ ADL 评定 □ MMSE □ MoCA □ 长谷川痴呆量表 □ Berg 平衡量表 □ 吞咽功能评定 □ Braden 评分 □ 跌倒风险评估 □ 营养风险筛查 □ 疼痛评定 □ 汉密尔顿抑郁量表 □ 汉密尔顿焦虑量表 □ 心理状况评估	□ ADL 评定 □ MMSE □ MoCA □ 长谷川痴呆量表 □ Berg 平衡量表 □ 吞咽功能评定 □ Braden 评分 □ 跌倒风险评估 □ 营养风险筛查 □ 疼痛评定 □ 汉密尔顿抑郁量表 □ 汉密尔顿焦虑量表 □ 心理状况评估	□ ADL 评定 □ MMSE □ MoCA □ 长谷川痴呆量表 □ Berg 平衡量表 □ 吞咽功能评定 □ Braden 评分 □ 跌倒风险评估 □ 营养风险筛查 □ 疼痛评定 □ 汉密尔顿抑郁量表 □ 汉密尔顿焦虑量表 □ 心理社会状况评估
护理措施	□ 环境介绍 □ 住院须知 □ 主管医生 □ 责任护士	□ 1~2h 巡视观察 □ 用药后反应 □ 其他 □ 康复护理	□ 1~2h 巡视观察 □ 用药后反应 □ 其他 □ 康复护理	□ 1~2h 巡视观察 □ 用药后反应 □ 其他 □ 康复护理	□ 1~2h 巡视观察 □ 用药后反应 □ 其他 □ 康复护理	□ 1~2h 巡视观察 □ 用药后反应 □ 其他 □ 康复护理

续表

时间	住院第 1 日	住院第 2 日至第 3 日	住院第 4 日至第 12 日	住院第 13 日至第 19 日	住院第 20 日至第 25 日	住院第 26 日至出院日
护理措施	□ T、P、R、BP、身高、体重（病情允许） □ 入院护理评估 □ 询问病史、体格检查 □ 协助更换病员服，个人卫生处置 □ 根据吞咽功能选择进食方式、饮食类型 □ 医嘱相关治疗、处置执行及指导 □ 采集血标本、大小便标本、痰标本 □ 口服药物 □ 静脉输液 □ 氧气吸入 □ 雾化吸入 □ 必要时吸痰 □ 心电监护、血氧饱和度监测 □ 康复专科治疗 □ 其他	□ 肢体关节活动度训练 □ 记忆力训练 □ 定向能力训练 □ 失用症训练 □ 思维训练 □ 指导 ADL 训练 □ 日常用具正确使用的训练 □ 完善相关检查 □ 血常规 + Rh、尿常规、便常规 □ 肝功能 □ 肾功能 □ 电解质 □ 血糖 □ 凝血功能 □ 心电图 □ 脑电图 □ 脑 MRI □ 双下肢静脉超声 □ 胸部 CT、MRI □ 其他	□ 肢体关节活动度训练 □ 记忆力训练 □ 定向能力训练 □ 失用症训练 □ 思维训练 □ 指导 ADL 训练 □ 医嘱相关治疗、处置执行及指导 □ 采集标本 □ 口服药物 □ 静脉输液 □ 必要时氧气吸入 □ 必要时吸痰 □ 康复专科治疗 □ 运动疗法 □ 物理因子疗法 □ 吞咽功能训练 □ 其他 □ 了解各项检查结果，异常及时与医生沟通处理	□ 肢体关节活动度训练 □ 记忆力训练 □ 定向能力训练 □ 失用症训练 □ 思维训练 □ 有氧训练 □ 平衡训练 □ 文娱训练 □ 指导 ADL 训练 □ 心理护理 □ 医嘱相关治疗、处置执行及指导 □ 采集标本 □ 口服药物 □ 静脉输液 □ 必要时氧气吸入 □ 必要时吸痰 □ 康复专科治疗 □ 运动疗法 □ 物理因子疗法 □ 吞咽功能训练 □ 作业疗法 □ 其他	□ 肢体关节活动度训练 □ 记忆力训练 □ 定向能力训练 □ 失用症训练 □ 思维训练 □ 有氧训练 □ 平衡训练 □ 文娱训练 □ 指导 ADL 训练 □ 心理护理 □ 医嘱相关治疗、处置执行及指导 □ 采集标本 □ 口服药物 □ 静脉输液 □ 必要时氧气吸入 □ 必要时吸痰 □ 康复专科治疗 □ 运动疗法 □ 物理因子疗法 □ 吞咽功能训练 □ 作业疗法 □ 其他	□ 肢体关节活动度训练 □ 记忆力训练 □ 定向能力训练 □ 失用症训练 □ 思维训练 □ 有氧训练 □ 平衡训练 □ 文娱训练 □ 指导 ADL 训练 □ 心理护理 □ 医嘱相关治疗、处置执行及指导 □ 采集标本 □ 口服药物 □ 静脉输液 □ 必要时氧气吸入 □ 必要时吸痰 □ 康复专科治疗 □ 遵医嘱复查结果 □ 异常化验项 □ 出院指导 □ 用药指导

续表

时间	住院第 1 日	住院第 2 日至第 3 日	住院第 4 日至第 12 日	住院第 13 日至第 19 日	住院第 20 日至第 25 日	住院第 26 日至出院日
护理措施	□ 皮肤及管道护理 □ 1~2h 巡视观察 □ 跌倒或坠床预防 □ 压力性损伤预防 □ 烫伤预防 □ 误吸预防 □ 并发症预防 □ 特殊用药护理 □ 心理护理 □ 生活护理 □ 预防走失	□ 医嘱相关治疗、处置执行及指导 □ 采集标本 □ 口服药物 □ 静脉输液 □ 必要时氧气吸入 □ 必要时吸痰 □ 康复专科治疗 　□ 运动疗法 　□ 记忆力训练 　□ 吞咽功能训练 　□ 物理因子治疗 　□ 中医中药治疗 　□ 西药治疗 　□ 其他 □ 并发症预防 　□ 走失 　□ 跌倒 　□ 关节挛缩 　□ 压力性损伤	□ 并发症预防 　□ 呼吸道感染 　□ 关节挛缩 　□ 骨质疏松 　□ 失用综合征 　□ 深静脉血栓 　□ 便秘 □ 饮食指导:合理营养,根据血压、血脂、血尿酸情况制订饮食计划 □ 皮肤及管道护理 □ 特殊用药护理 □ 心理护理 □ 生活护理	□ 遵医嘱复查结果 □ 异常化验项 □ 并发症预防 　□ 呼吸道感染 　□ 关节挛缩 　□ 骨质疏松 　□ 失用综合征 　□ 深静脉血栓 　□ 便秘 □ 饮食指导:合理营养,根据血压、血脂、血尿酸情况制订饮食计划 □ 皮肤及管道护理 □ 特殊用药护理 □ 心理护理 □ 生活护理	□ 遵医嘱复查结果 □ 异常化验项 □ 并发症预防 　□ 呼吸道感染 　□ 关节挛缩 　□ 骨质疏松 　□ 失用综合征 　□ 深静脉血栓 　□ 便秘 □ 饮食指导:合理营养,根据血压、血脂、血尿酸情况制订饮食计划 □ 皮肤及管道护理 □ 特殊用药护理 □ 心理护理 □ 生活护理	□ 防止走失的指导 □ 休息与活动指导 □ 饮食指导 □ 康复训练指导 □ 并发症指导 □ 日常生活注意事项 □ 告知复诊时间和地点 □ 心理护理 □ 协助患者办理出院手续 □ 出院后随访

续表

时间	住院第1日	住院第2日至第3日	住院第4日至第12日	住院第13日至第19日	住院第20日至第25日	住院第26日至出院日
护理措施		□ 骨质疏松 □ 睡眠障碍 □ 深静脉血栓 □ 体位性低血压 □ 便秘 □ 饮食指导:以清淡易消化、高蛋白食物为主。增加水分及蔬菜水果的摄入 □ 皮肤及管道护理 □ 特殊用药护理 □ 心理护理 □ 生活护理				
活动体位	□ 卧床休息,每1~2h翻身1次 □ 床上主动/被动活动 □ 病情允许可病室内、外活动	□ 卧床休息,每1~2h翻身1次 □ 床上主动/被动活动 □ 床上渐进坐姿训练 □ 病情允许可病室内、室外活动	□ 卧床休息 □ 病情允许可病室内、室外活动	□ 卧床休息 □ 病情允许可病室内、室外活动	□ 病区内轮椅活动 □ 病情允许可病室内、室外活动	□ 病情允许可病室内、室外活动

续表

时间	住院第1日	住院第2日至第3日	住院第4日至第12日	住院第13日至第19日	住院第20日至第25日	住院第26日至出院日
健康教育	□ 入院宣教 □ 饮食宣教,预防室息 □ 指导家属及陪护预防患者走失的宣教 □ 做好用电、用火安全宣教 □ 安全宣教:防跌倒、坠床、烫伤意外 □ 告知检查的目的与意义 □ 用药宣教 □ 做好康复治疗前的准备	□ 饮食宣教,根据生化检查等,指导加强营养 □ 运动宣教:肌力训练、平衡训练 □ 安全宣教:活动时加强安全保护,防走失、跌倒、锐器伤等意外 □ 评定宣教:各项评定的目的与意义 □ 检验宣教:介绍病情及相关检查结果 □ 康复治疗方案宣教	□ 相关疾病知识宣教 □ 康复训练宣教:记忆力训练、有氧训练、平衡训练 □ 安全宣教:活动时加强安全保护,防走失、跌倒、锐器伤等意外 □ 预防并发症宣教 □ 用药宣教 □ 患者及家属的心理健康宣教	□ 康复训练宣教:指导平衡训练及站立训练、文娱训练、有氧训练 □ 安全宣教:活动时加强看护,防走失、跌倒、坠床、锐器伤等意外 □ 评定宣教:各项中期康复评定的目的与意义 □ 康复治疗方案宣教 □ 检验宣教:复查结果异常化验项目的意义 □ 用药宣教	□ 康复训练宣教:指导平衡训练及站立训练、文娱训练、有氧训练 □ 安全宣教:活动时加强看护,防走失、跌倒、坠床意外 □ 评定宣教:各项中期康复评定的目的与意义 □ 康复治疗方案宣教 □ 检验宣教:复查结果异常化验项目的意义 □ 用药宣教	□ 向患者讲解出院后康复训练方法、防止走失的措施、向患者交代出院后的注意事项

（二）实施规范

【住院第 1 日】

1. 入院常规护理

（1）向患者介绍病区环境（医生办公室、护士站、卫生间、床单位、呼叫器）、物品放置、作息时间；介绍病区主任、护士长、主管医生及责任护士。

（2）测量生命体征、身高、体重，通知医生接诊。

（3）询问患者既往史、家族史、过敏史等；体格检查，完成入院护理评估。

（4）协助更换病员服，修剪指（趾）甲、剃胡须，做好个人卫生处置。

2. 每 1~2h 巡视，观察病情，观察患者生命体征等。

3: 常规安全防护教育

（1）做好走失的防护教育，佩戴有联系人及电话的手环，穿着在显著位置有联系人姓名及电话的衣服。

（2）对于抽烟的患者劝解戒烟，如不能戒烟，避免拿到打火机、火柴等引火物。

（3）对于行动不便、使用特殊药物、高龄等可能发生跌倒患者，及时做好跌倒或坠床风险评估，签署高危跌倒告知书，指导患者及陪护人员预防跌倒的相关知识。

（4）做好安全用电的防护，用防触电插座。

（5）做好防止烫伤的健康教育，开水瓶放到患者拿不到的位置，洗脸、洗脚时水温控制好。

4. 根据医嘱进行相关治疗处置，指导各项治疗、处置的配合要点及注意事项。

5. 常规健康指导

（1）对有吸烟、饮酒嗜好者，应指导其戒烟、戒酒。

（2）根据吞咽功能选择进食方式、饮食类型，指导患者合理饮食，早期介入饮食管理，给予高钙、高粗纤维、高营养食物，增加水分和蔬菜水果的摄入，做好误吸的预防指导工作。

（3）指导患者晚餐后禁食 8h 以上，次晨空腹采集血标本，留取大小便标本；告知各项检查的时间、地点及相关注意事项。

（4）指导家属及陪护防止患者在新的环境中走失的发生。

（5）用药指导，告知患者家属及陪护正确的药物用法、剂量、时间及注意事项及可能发生的不良反应。

6. 了解患者的心理状态，向患者讲解疾病的相关知识，做好康复训练前的准备工作，增强患者康复的信心，缓解患者的焦虑、恐惧心理。

7. 做好生活护理，指导并协助患者洗脸、刷牙、进餐、大小便。

【住院第 2 日至第 3 日】

1. 每 1~2h 巡视患者,观察患者病情变化及用药后反应,观察了解患者饮食及睡眠情况。

2. 做好早期康复护理指导,包括进食训练、移乘辅助方法、指导 ADL 训练、排痰护理,膀胱护理、肠道护理等,早期预防各种并发症的发生。

3. 指导并协助完成各项化验及检查,告知患者及家属检查的意义及结果。完成医嘱相关的治疗、处置,做好康复专科治疗,指导各项治疗、处置的配合要点及注意事项。

4. 做好生活护理及安全宣教

(1) 指导患者病室内活动时注意安全,防止跌倒,预防走失,及时评估患者情况,做好体位性低血压相关性知识指导。

(2) 调节室温维持在 18~22℃,对于体温过低患者,给予添加衣物和盖被,喝热饮料,避免使用热水袋局部保暖,以防烫伤;高热时,指导患者多饮水,给予温水擦浴、物理降温,及时更换潮湿衣物,必要时按医嘱使用退热药物。

(3) 做好饮食指导,避免粗糙、干硬的食物,少食多餐,保持正常排便,定时观察患者有无腹胀,肠鸣音是否正常,督促患者养成定时排便的习惯,3d 以上未排便者通过腹部按摩,使用润滑剂、缓泻剂、人工排便,必要时用灌肠等方式协助排便。

(4) 做好生活护理,指导并协助患者洗脸、刷牙、进食、大小便。

5. 了解患者的心理状态,增强患者治疗的信心,减轻焦虑、恐惧心理。

【住院第 4 日至第 12 日】

1. 每 1~2h 巡视患者,了解患者病情及生命体征变化,了解患者饮食及睡眠情况。

2. 做好康复护理指导

(1) 完成各项初期康复评定,每 1~2 周制订一次短期康复目标。

(2) 指导患者做好肢体关节活动度训练防止关节挛缩、压力性损伤的发生。

(3) 根据相关评定的结果,指导患者进行相应的记忆力及认知功能训练、吞咽训练、失用症训练、文娱训练、有氧训练。

(4) 指导 ADL 训练,帮助患者提升自理能力。

(5) 做好家属及护工防走失的康复护理指导。

3. 做好疾病相关知识宣教,做好相关记录。

4. 做好合并症(高血压、糖尿病、冠心病)相关知识宣教,做好相关记录。

5. 完成医嘱相关治疗及处置,指导各项治疗、处置的配合要点及注意事项。

6. 做好生活及安全护理

（1）饮食指导：加强营养，避免粗糙、干硬的食物，少食多餐。

（2）指导患者注意休息，指导患者室内活动时以不感觉疲劳为宜，指导24h 陪护，做好走失、跌倒或坠床的预防。

（3）卧床患者加强皮肤护理，保持床单位清洁、平整，定时翻身或使用软垫保护，防止压力性损伤发生。

（4）病房每日开窗通风，避免交叉感染。

（5）指导并协助患者洗脸、刷牙、进食、大小便等。

（6）保持会阴部清洁干燥，减少并发症的发生。

7. 加强患者心理护理，多与患者沟通，向患者讲解康复训练的重要性，让患者参与到康复训练过程中，帮助患者从被动照顾转换为自我护理。

【住院第 13 日至第 25 日】

1. 定时巡视患者，观察患者病情变化，及时了解患者认知情况变化。

2. 继续做好康复护理指导，在原有基础上加强作业疗法、文娱训练、有氧训练。

3. 完成各项中期康复评定，根据评定结果进行针对性训练，落实康复计划。

4. 完成医嘱相关治疗及处置，落实患者各项检查检验报告是否完善，及时与医生沟通，遵医嘱复查异常项。

5. 做好生活及安全护理

（1）根据生化结果，指导患者进食搭配合理、易消化、营养丰富的食物。

（2）训练时注意劳逸结合，医护人员及陪护监护下进行，做好生命体征监测及心理护理。

6. 心理疏导，做好患者及家属的心理护理，以良好的心态去面对困难和挑战，充分利用残存记忆功能去代偿部分功能，尽最大努力去独立完成各种生活活动。

【住院第 26 日至出院日】

1. 定时巡视患者，观察患者病情变化。

2. 完成医嘱相关的治疗、处置，加强康复指导。

3. 出院指导

（1）用药指导：遵医嘱按时准确服药，不可自行停药或减量，要注意观察药物的不良反应，如有不适及时到医院就医。

（2）休息与活动指导：保持心情舒畅，根据自身耐受情况进行适当的体育锻炼和呼吸训练，避免剧烈活动，避免过度劳累，注意劳逸结合，保证充足的睡眠，建立良好的生活习惯。

（3）饮食指导：制订合理的膳食计划，保证维生素、纤维素、钙及各种营养物质的合理摄入,少食多餐,进餐后用温开水漱口,保持口腔的清洁。

(4) 康复训练指导:帮助患者制订出院后的康复训练计划,告知患者出院后继续坚持康复训练。教会家属基本的康复训练方法,如 ADL 指导、认知功能训练指导等,让家属参与到整个康复训练过程中,向家属讲解预防并发症的基本知识、安全及意外指导,防止二次残疾。

(5) 并发症预防指导:再次强调预防并发症的重要性,重点是教育患者学会自我护理,避免发生并发症,不适时及时就医。

(6) 预防走失的宣教及相应措施。

(7) 日常生活注意事项指导:指导家属改造家中条件以适应患者在家中自由通行。指导患者掌握大小便管理方法,学会自己处理大小便,家属要学会协助患者处理大小便问题。

(8) 告知复诊时间和地点,定期复诊,防止主要脏器发生并发症。

4. 心理护理　增强患者长期保持独立生活能力和回归社会的信心。家属的支持是残疾者最大的精神支柱,提供家庭支持也至关重要。

5. 协助患者办理出院手续。

6. 做好出院后随访工作,随访内容包括饮食指导、心理护理、预防走失等注意事项、并发症预防与护理、康复训练指导等。

疾病相关评估表详见附表 11 简易精神状态检查(MMSE)、附表 24 Berg 平衡量表、附表 37 Barthel 指数评定量表、附表 8 洼田饮水试验、附表 25 MoCA 量表、附表 26 汉密尔顿抑郁量表(HAMD)、附表 27 汉密尔顿焦虑量表(HAMA)、附表 28 长谷川痴呆量表(HDS)。

(李厥宝)

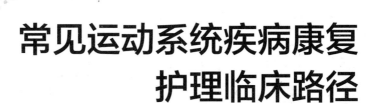

第三章

常见运动系统疾病康复
护理临床路径

第一节　颈椎病的康复护理临床路径

（一）康复护理临床路径表

时间		住院第 1 日	住院第 2 日至第 3 日	住院第 4 日至第 7 日	住院第 8 日至第 13 日	住院第 14 日至出院日
护理评估		□ ADL 评定 □ 肌力评定 □ 感觉功能评定 □ 运动功能评定 □ 腱反射 □ 脊髓功能评定 □ Braden 评分 □ 跌倒风险评估 □ 疼痛评定 □ 心理社会状况评估	□ ADL 评定 □ 肌力评定 □ 感觉功能评定 □ 运动功能评定 □ 腱反射 □ Braden 评分 □ 跌倒风险评估 □ 疼痛评定 □ 心理社会状况评估	□ ADL 评定 □ 肌力评定 □ 感觉功能评定 □ 运动功能评定 □ 腱反射 □ Braden 评分 □ 跌倒风险评估 □ 疼痛评定 □ 心理社会状况评估	□ ADL 评定 □ 肌力评定 □ 感觉功能评定 □ 运动功能评定 □ 腱反射 □ 脊髓功能评定 □ Braden 评分 □ 跌倒风险评估 □ 疼痛评定 □ 心理社会状况评估	□ ADL 评定 □ 肌力评定 □ 感觉功能评定 □ 运动功能评定 □ 腱反射 □ 脊髓功能评定 □ Braden 评分 □ 跌倒风险评估 □ 疼痛评定 □ 心理社会状况评估
护理措施		□ 环境介绍 □ 住院须知 □ 责任护士 □ 主管医生 □ 康复师 □ 询问病史,体格检查 □ T,P,R,BP,体重 □ 协助更换病员服,个人卫生处置 □ 入院护理评估 □ 完善相关检查 　□ 心电图 　□ 胸部 X 线	□ 每 2h 巡视观察 □ 症状体征 □ 用药后反应 □ 治疗后反应 □ 其他 □ 康复护理 □ 卧床休息 □ 正确体位摆放,颈部制动 □ 颈椎牵引 □ 呼吸训练 □ 踝泵,股四头肌肌力训练	□ 每 2~3h 巡视观察 □ 症状体征 □ 用药后反应 □ 治疗后反应 □ 其他 □ 康复护理 □ 卧床休息 □ 颈部制动 □ 颈椎牵引 □ 踝泵,股四头肌肌力训练 □ 侧卧起坐训练 □ 下床训练	□ 每 2~3h 巡视观察 □ 症状体征 □ 用药后反应 □ 治疗后反应 □ 其他 □ 康复护理 □ 卧床休息 □ 颈部制动 □ 颈椎牵引 □ 侧卧起坐训练 □ 下床训练 □ 其他 □ 医嘱相关治疗,处置执行	□ 每 3h 巡视观察 □ 症状体征 □ 用药后反应 □ 治疗后反应 □ 其他 □ 基础护理 □ 舒适护理 □ 特殊用药护理 □ 其他 □ 出院指导 □ 用药指导 □ 活动指导 □ 康复训练指导

续表

时间	住院第 1 日	住院第 2 日至第 3 日	住院第 4 日至第 7 日	住院第 8 日至第 13 日	住院第 14 日至出院日
护理措施	□ 颈部 X 线或 CT、MRI □ 颈部血管超声 □ 医嘱相关治疗、处置执行及指导 　□ 口服药物 　□ 静脉输液 　□ 其他 □ 采集血液标本、大小便标本等 □ 其他 □ 每 1~2h 巡视观察 　□ 症状体征 　□ 用药后反应 　□ 治疗后反应 　□ 其他 □ 康复护理 　□ 卧床休息 　□ 正确体位摆放，颈部制动 　□ 颈椎牵引 　□ 呼吸训练 　□ 其他 　□ 踝泵、股四头肌肌力训练 □ 康复专科治疗	□ 排便训练 □ 其他 □ 医嘱相关治疗、处置执行及指导 　□ 口服药物 　□ 静脉输液 　□ 其他 □ 康复专科治疗 　□ 手法按摩 　□ 运动疗法 　□ 作业疗法 　□ 推拿按摩 　□ 针灸治疗 　□ 其他 □ 并发症防护 　□ 便秘 　□ 坠积性肺炎 　□ 压力性损伤 　□ 神经损伤 　□ 其他 □ 基础护理 　□ 舒适护理 　□ 皮肤护理	□ 其他 □ 医嘱相关治疗、处置执行及指导 　□ 口服药物 　□ 静脉输液 　□ 其他 □ 康复专科治疗 　□ 手法按摩 　□ 运动疗法 　□ 作业疗法 　□ 推拿按摩 　□ 针灸治疗 　□ 其他 □ 并发症防护 　□ 神经损伤 　□ 其他 □ 基础护理 　□ 皮肤护理 　□ 生活护理 　□ 其他 　□ 特殊用药护理 　□ 心理护理	□ 及指导 　□ 口服药物 　□ 其他 □ 遵医嘱复查结果异常 　□ 化验项目 □ 康复专科治疗 　□ 手法按摩 　□ 运动疗法 　□ 作业疗法 　□ 推拿按摩 　□ 针灸治疗 　□ 其他 □ 并发症防护 　□ 神经损伤 　□ 其他 □ 基础护理 　□ 舒适护理 　□ 皮肤护理 　□ 生活护理 　□ 其他 　□ 特殊用药护理 　□ 心理护理	□ 告知复诊注意事项 □ 其他 □ 协助办理出院手续 □ 出院后随访

续表

时间	住院第 1 日	住院第 2 日至第 3 日	住院第 4 日至第 7 日	住院第 8 日至第 13 日	住院第 14 日至出院日
护理措施	□ 手法按摩 □ 运动疗法 □ 作业疗法 □ 推拿按摩 □ 针灸治疗 □ 其他 □ 并发症预防 □ 坠积性肺炎 □ 皮肤压力性损伤 □ 神经损伤 □ 其他 □ 基础护理 □ 舒适护理 □ 皮肤护理 □ 排痰护理 □ 生活护理 □ 其他 □ 特殊用药护理 □ 心理护理	□ 排痰护理 □ 生活护理 □ 其他 □ 特殊用药护理 □ 心理护理			
活动体位	□ 卧床休息,定期翻身 □ 床上主动/被动活动	□ 卧床休息,定期翻身 □ 床上主动/被动活动	□ 床上主动/被动活动 □ 病情允许可病室内活动	□ 颈围保护,自由活动	□ 颈围保护,自由活动

续表

时间	住院第 1 日	住院第 2 日至第 3 日	住院第 4 日至第 7 日	住院第 8 日至第 13 日	住院第 14 日至出院日
健康教育	□ 入院宣教 □ 用药宣教 □ 指导家属及陪护体位摆放、颈部制动，定时翻身 □ 安全宣教：防跌倒坠床、烫伤等意外 □ 项目检查宣教：目的和意义 □ 预防并发症宣教 □ 做好康复治疗前的准备 □ 康复护理宣教 □ 评定宣教：各项初期康复复评定的目的与意义	□ 用药宣教 □ 安全宣教：防跌倒坠床、烫伤等意外 □ 康复护理宣教：卧床休息、颈部制动，呼吸训练、关节活动度训练 □ 康复治疗方案宣教 □ 预防并发症宣教 □ 检查宣教：介绍病情及相关检查结果	□ 用药宣教 □ 安全宣教：防跌倒、体位性低血压 □ 康复护理宣教 □ 康复治疗方案宣教 □ 并发症预防宣教	□ 用药宣教 □ 安全宣教 □ 康复护理宣教 □ 康复治疗方案宣教 □ 评定宣教：各项中期康复复评定的目的与意义 □ 检查宣教：异常项目复查结果及意义	□ 向患者讲解出院后康复训练方法，向患者交代出院后的注意事项 □ 评定宣教：各项末期康复复评定的目的与意义

（二）实施规范

【住院第1日】

1. 入院常规护理

（1）向患者介绍病区环境（医生办公室、护士站、卫生间、床单位、呼叫器、物品放置）、作息时间；介绍病区主任、护士长、主管医生及责任护士；做好入院须知告知。

（2）测量生命体征、体重，通知医生接诊。

（3）询问患者既往史、家族史、过敏史等；体格检查，完成入院护理评估。

（4）协助更换病员服，修剪指（趾）甲、剃胡须，做好个人卫生处置。必要时协助患者床上完成洗脸、刷牙、进餐、大小便。

（5）指导及协助定时轴向翻身、拍背，指导有效咳嗽，预防压力性损伤、坠积性肺炎的发生。

2. 常规安全防护教育

（1）对于有发生压力性损伤风险患者，采取有效的预防措施；如入院前已合并有压力性损伤，应详细记录压力性损伤的部位、面积、程度，做好压力性损伤风险因素评估，及时签署高危压力性损伤告知书并做好家属及陪护的宣教工作，同时采取相应的措施。

（2）对于高龄、行动不便、使用特殊药物等可能发生跌倒患者，做好跌倒或坠床风险评估，签署高危跌倒告知书，指导患者及陪护人员预防跌倒的相关知识。

（3）对于高龄、活动受限或感觉异常等患者，及时做好预防烫伤的风险评估和相关措施，谨慎使用热水袋以局部保暖等。术区冷冻疗法患者做好防护，预防冻伤。

3. 常规健康指导

（1）告知吸烟、饮酒嗜好患者，积极戒烟、戒酒。

（2）指导并协助完成各项检验、检查，告知各项检查的时间、地点、相关注意事项及检查的意义和结果，指导患者晚餐后禁食8h以上，次晨空腹采集血标本，留取大小便标本。

（3）告知患者正确的药物用法、剂量、时间、注意事项及可能发生的不良反应。

（4）了解患者的心理状态，向患者介绍同种疾病成功治愈的病例，增强患者治疗的信心，减轻恐惧、焦虑心理。

（5）教会患者和家属疼痛评定方法。

4. 了解患者心理状态，讲解疾病及手术的相关知识，缓解患者焦虑、恐惧心理。

5. 完成医嘱相关检查、治疗、处置、康复专科治疗,并做好指导配合要点及注意事项。

6. 每 1~2h 巡视患者

(1) 观察患者头、颈、臂、手及前胸等部位疼痛、肢体感觉、活动情况,严重者注意肢体无力甚至大小便异常等症状,注意上述症状和体征治疗后改善情况。

(2) 观察患者疼痛的部位、程度、时间、性质和规律,鼓励患者表达疼痛的感受,及时通知医生,遵医嘱适时给予镇痛药。

7. 做好早期康复护理指导

(1) 完成初期康复护理评估,包括全身状态、疼痛、运动、感觉及日常生活活动能力等。

(2) 急性期尽早进行卧床休息、药物、颈部制动、颈椎牵引、物理治疗、手法按摩等方法都有助于放松肌肉,减轻水肿,缓解疼痛症状。

(3) 正确摆放体位:指导家属及陪护正确体位摆放,颈部制动,保持头颈中立位,侧卧时枕头与肩同高,协助患者轴向翻身,平卧时可抬高床头 20°~30°。

(4) 呼吸功能康复:鼓励患者深呼吸,促使肺泡扩张;指导有效咳嗽,定时翻身拍背协助痰液排出。

(5) 便秘和 DVT 预防:卧床期间进行踝泵、股四头肌肌力训练,预防深静脉血栓的形成。

【住院第 2 日至第 3 日】

1. 每 2h 巡视患者

(1) 观察患者头、颈、臂、手及前胸等部位疼痛,肢体感觉、活动等症状,注意自身症状和体征治疗后改善情况。

(2) 观察患者有无用药和治疗后异常反应。

2. 做好康复护理指导

(1) 正确的睡姿:卧床休息期间,指导家属及陪护正确体位摆放,用适合高度的枕头予以颈部制动,以保持颈椎处于中立位,协助患者轴向翻身。一般睡姿以仰卧位为主,侧卧为辅,要左右交替,侧卧时左右膝关节微屈对置。俯卧、半俯卧、半仰或上、下段身体扭转而睡,都属不良睡姿。

(2) 颈椎仰卧位牵引:用枕颌布带进行颈椎牵引,牵引时用枕垫保持适当颈部姿势,一般牵引重量为 3~5kg,每次牵引时间 30~60min,牵引角度一般以颈椎前倾 10°~20°,每天牵引 2~3 次,总时间可达 14~21d 为一疗程。枕颌布带牵引时应掌握好牵引角度、牵引时间和牵引重量三个要素,以达到颈椎牵引的最佳效果。防止布带下滑压迫气管引起窒息,牵引过程中不要进食和说话,防止食物呛入气管和咬肌疲劳,同时注意患者牵引时的舒适度,若有可耐受的不适,分散患者注意力,减轻不适,并要注意观察患者有无头晕、面色、呼吸异常变化,以免发生意外。少数患者如出现症状加重或颞下颌关节疼痛,多为颈部姿势不当、牵引过重引起,应做适当调整。症状轻者可以坐位牵引。

(3) 物理治疗:在消除神经根及周围组织的炎症、水肿,改善脊髓、神经根及颈部的血液供应和营养状态,缓解颈部肌肉痉挛和小关节功能等方面有一定的疗效,治疗时观察患者的皮肤敏感度及损伤情况。

(4) 手法治疗:按摩、推拿等方法有助于疏通脉络,止痛止麻,增宽椎间隙,解除神经受压,缓解肌肉紧张和萎缩,恢复颈椎活动度,是有效的治疗措施。治疗过程中观察神经症状有无加重。

(5) 呼吸功能康复:卧床期间鼓励患者深呼吸,促使肺泡扩张;指导有效咳嗽,定时翻身拍背协助痰液排出。

(6) 便秘和深静脉血栓预防:卧床期间进行踝泵、股四头肌肌力训练,预防深静脉血栓的形成。

3. 根据医嘱正确采集血、尿、粪等标本,查询患者相关检验、检查结果,如有异常及时通知医生,并告知患者及家属检查的意义及结果,做好相关教育。

4. 患者对康复护理方法的适应情况,了解其作用和配合注意事项,加强康复指导。

5. 了解患者心理状态、夜间睡眠,以缓解患者对疾病预后的焦虑、恐惧,必要时给予镇静药物协助睡眠。

6. 完成医嘱相关的治疗、处置。

【住院第 4 日至第 7 日】

1. 每 2~3h 巡视患者　观察患者疼痛、感觉、活动等恢复情况。

2. 做好康复护理指导

(1) 正确的睡姿:轴向翻身、侧卧起坐、下床方法训练,减轻来自颈椎前后方向的损伤。

(2) 颈椎仰卧位牵引:根据患者适当调整牵引角度、牵引时间和牵引重量三个要素,以达到颈椎牵引的最佳效果,牵引过程中以满足患者牵引时的舒适为原则。

(3) 物理治疗:观察患者治疗效果和反应程度。

(4) 手法治疗:观察患者治疗效果和反应程度,治疗过程中观察神经症状的改善情况。

(5) 呼吸、肠道功能康复:卧床期间鼓励患者养成呼吸训练、排便训练习惯、定期踝泵、股四头肌肌力训练,保持大便通畅、预防卧床并发症。

(6) 协助佩戴围领和颈托下病区内活动,正确的下床方法及行走安全,避免跌倒等的发生。

3. 检查患者康复护理的方法掌握情况,加强康复指导。

4. 完成医嘱相关的治疗、处置。

【住院第 8 日至第 13 日】

1. 每 2~3h 巡视患者　观察患者疼痛、感觉、活动恢复情况。

2. 完成中期康复护理评估　可从全身状态、疼痛、感觉、活动及日常生活活动能力等方面进行综合性评定,并将评定结果与康复治疗前进行对比,评估改善情况。脊髓型颈椎病患者用日本骨科学会评定法。

3. 做好康复护理指导

(1) 观察患者正确的睡姿、轴向翻身、侧卧起坐、下床方法掌握情况并指导。

(2) 观察患者治疗效果和反应程度,评估颈椎仰卧位牵引、手法治疗、物理治疗等各种治疗方法的掌握情况并指导。

(3) 观察患者佩戴围领和颈托下下床方法及行走安全并指导,预防跌倒等。

4. 完成医嘱相关的治疗、处置,注意检验、检查结果,加强康复指导。

【住院第 14 日至出院日】

1. 定时巡视患者,观察病情变化。

2. 完成医嘱相关的治疗、处置,加强康复指导。

3. 完成末期康复护理评估,了解改善情况。

4. 出院指导

(1) 用药:按照医嘱正确服药,要注意观察药物的不良反应,如有不适及时到医院就诊。

(2) 休息与活动指导:围领和颈托制动 2~3 个月,建立良好生活习惯,避免过度低头、仰头、旋转和急刹车动作;避免长时间看电视、看手机、看电脑;避免使用高枕、软枕;注意颈部保暖和避免感冒;保持心情舒畅,根据自身耐受情况进行适当的体育锻炼,避免剧烈劳动,避免过度劳累,注意劳逸结合,保证充足的睡眠。

(3) 睡姿和睡枕:选择正确的睡姿和合适的睡枕促进颈椎病的康复和预防保健。睡姿以仰卧位为主,侧卧为辅,要左右交替,侧卧时左右膝关节微屈对置。选择适合人体自身颈椎生理曲度、高度和硬度的睡枕,枕芯材质需透气性好,可承托颈椎全段,使颈部肌肉松弛,得到充分休息和恢复,睡枕高度以醒后颈部无任何不适为宜。

(4) 围领和颈托:颈椎病患者可以备用适合高度的围领和颈托,便于治疗和康复过程使用,可以限制颈椎过度活动,保持颈椎处于中立位为宜,有助于组织的修复和症状的缓解。但过度依赖,长期使用会导致颈背部肌肉萎缩,关节僵硬。一般建议在颈椎病急性发作时,制动、固定时使用。

(5) 颈椎坐位牵引:症状较轻患者可采用。用枕垫保持适当姿位,但必须要掌握好牵引角度、牵引时间和牵引重量三个要素和取用注意事项,在医嘱下进行。

(6) 牵引时配合颈肩部热疗,有助于放松肌肉,增强疗效。

(7) 项背肌锻炼:指导患者循序渐进地进行项背肌训练。"抗阻等长收缩"是迅速增强肌肉力量的最好方法,一般 3~5 次 /d,20~30 下 / 次,持续 5~10s 的项背部肌肉锻炼,坚持 3 个月,以加快康复的速度和质量,对颈部保健和预防颈椎病都是有益无害的。

(8) 上下肢锻炼:指导患者循序渐进地进行上肢肌肉和肩、肘、腕关节活动锻炼,如双手握力、手指屈伸、用力握拳、伸手指、手指内收、外展及夹纸动作;使用筷子夹豆、花生、穿针引线等训练精细动作。下肢肌肉和膝、踝关节活动锻炼,如踝泵训练、股四头肌训练。

(9) 告知复诊时间和地点,定期复诊,不适随时复诊。

5. 做好出院后随访 随访内容包括日常康复护理、良好的生活习惯、心理护理等。

疾病相关评估表详见附表 29 脊髓型颈椎病患者 JOA(17 分)评分表。

(陈娅莉)

第二节 骨折的康复护理临床路径

(一)康复护理临床路径表

时间	住院第1日	住院第2日至术前1日	手术当日	术后第1日至第5日	术后第6日至出院日
护理评估	□ ADL评定 □ 肌力评定 □ 关节活动度评定 □ 感觉评定 □ 患肢血运评估 □ 肢围测量 □ Braden评分 □ 血栓风险评估 □ 跌倒风险评估 □ 营养风险筛查 □ 疼痛评定 □ 心理社会状况评估	□ ADL评定 □ 肌力评定 □ 关节活动度评定 □ 感觉评定 □ 心肺功能评估 □ Braden评分 □ 血栓风险评估 □ 跌倒风险评估 □ 营养风险筛查 □ 疼痛评定 □ 睡眠状态评估 □ 心理状况评估	□ ADL评定 □ 术前准备评估 □ 术后生命体征 □ 伤口情况 □ 疼痛评估 □ 导管评估 □ 出入量评估 □ Braden评分 □ 血栓风险评估	□ ADL评定 □ 伤口情况 □ 心肺功能评估 □ 肌力评定 □ 关节活动度评定 □ 感觉评定 □ 肢围测量 □ Hoffer步行能力分级 □ Braden评分 □ 血栓风险评估 □ 跌倒风险评估 □ 营养风险筛查 □ 疼痛评定	□ ADL评定 □ 肌力评定 □ Hoffer步行能力分级 □ Braden评分 □ 血栓风险评估 □ 跌倒风险评估 □ 营养风险筛查 □ 疼痛评定
护理措施	□ 环境介绍 □ 住院须知 □ 主管医生 □ 责任护士 □ T、P、R、BP □ 体重(病情允许) □ 入院护理评估 □ 询问病史、体格检查 □ 协助更换病员服及个人卫生处置 □ 医嘱相关治疗、处置执行及指导	□ 根据病情巡视观察 □ 生命体征 □ 伤口情况 □ 肢体血运、感觉、动脉搏动、肿胀、疼痛等情况 □ 注意有无神经损伤 □ 用药后反应 □ 其他 □ 康复护理 □ 肢体功能位摆放 □ 健侧翻身	送手术前 □ T、P、R、BP □ 皮肤准备 □ 空腹 □ 肠道准备 □ 更换病员服 □ 术前用药 □ 检查术前准备情况 □ 携带病历、用物等 □ 平车护送入手术室 □ 术日回病房 □ 0.5~2h 巡观察	□ 根据病情巡视观察 □ T、P、R、BP □ 切口敷料 □ 引流管 □ 肢体血运、感觉、动脉搏动、肿胀、疼痛等情况 □ 注意有无神经损伤 □ 用药后反应 □ 其他 □ 康复护理 □ 肢体功能位摆放	□ 根据病情巡视观察 □ T、P、R、BP □ 切口敷料 □ 引流管 □ 肢体血运、感觉、动脉搏动、肿胀、疼痛等情况 □ 注意有无神经损伤 □ 用药后反应 □ 其他 □ 康复护理 □ 肢体功能位摆放

续表

时间	住院第 1 日	住院第 2 日至术前 1 日	手术当日	术后第 1 日至第 5 日	术后第 6 日至出院日
护理措施	□ 采集各类标本 □ 口服药物 □ 静脉输液 □ 氧气吸入 □ 雾化吸痰 □ 必要时吸痰 □ 心电监护、血氧饱和度监测 □ 留置导尿 □ 1~2h 巡视观察 □ 肢体血运、感觉、动脉搏动、肿胀、疼痛等情况 □ 注意有无神经损伤 □ 用药后反应 □ 其他 □ 康复护理 □ 肢体功能位摆放 □ 健侧翻身 □ 肢体关节活动度训练 □ 体位转换 □ 增强肌力训练 □ 翻身动作训练 □ 引体动作训练 □ 起坐动作训练	□ 肢体关节活动度训练 □ 体位转换 □ 增强肌力训练 □ 翻身动作训练 □ 引体动作训练 □ 起坐动作训练 □ 移动与移动动作训练 □ 排痰护理 □ 指导 ADL 训练 □ 完善相关检查 □ 三大常规 □ 血型血交叉、备血 □ 大生化功能 □ 凝血功能 □ 心电图 □ 彩超 □ 动态血压 □ 胸部 X 线 □ CT、MRI □ 其他 □ 医嘱相关治疗、处置执行及指导 □ 采集标本 □ 口服药物 □ 静脉输液	□ T、R、BP □ 切口敷料 □ 引流管 □ 肢体血运、感觉、动脉搏动、肿胀、疼痛等情况 □ 注意有无神经损伤 □ 用药后反应 □ 其他 □ 康复护理 □ 肢体功能位摆放 □ 健侧翻身 □ 肢体关节活动度训练 □ 体位转换 □ 增强肌力训练 □ 翻身动作训练 □ 引体动作训练 □ 指导 ADL 训练 □ 排痰护理 □ 医嘱相关治疗、处置执行及指导 □ 采集标本 □ 口服药物 □ 静脉输液 □ 氧气吸入	□ 健侧翻身 □ 肢体关节活动度训练 □ 体位转换 □ 增强肌力训练 □ 翻身动作训练 □ 引体动作训练 □ 起坐动作训练 □ 移动与移动动作训练 □ 排痰护理 □ 指导 ADL 训练 □ 医嘱相关治疗、处置执行及指导 □ 采集标本 □ 口服药物 □ 氧气吸入 □ 雾化吸入 □ 心电、血氧饱和度监测 □ 必要时吸痰 □ 康复专科治疗 □ 其他 □ 遵医嘱复查结果异常化验项 □ 并发症预防 □ 伤口感染	□ 健侧翻身 □ 肢体关节活动度训练 □ 体位转换 □ 增强肌力训练 □ 翻身动作训练 □ 引体动作训练 □ 起坐动作训练 □ 移动与移动动作训练 □ 辅助器具康复训练 □ 步行训练 □ 负重训练 □ 指导 ADL 训练 □ 医嘱相关治疗、处置执行 及指导 □ 采集标本 □ 口服药物 □ 静脉输液 □ 氧气吸入 □ 雾化吸痰 □ 必要时吸痰 □ 康复专科治疗 □ 其他 □ 遵医嘱复查结果异常 化验项

时间	住院第 1 日	住院第 2 日至术前 1 日	手术当日	术后第 1 日至第 5 日	术后第 6 日至出院日
护理措施	□ 移动与移动动作训练 □ 指导 ADL 训练 □ 深呼吸、有效咳嗽 □ 石膏护理 □ 牵引护理 □ 皮肤及管道护理 □ 跌倒或坠床预防 □ 压力性损伤预防 □ 烫伤预防 □ 误吸预防 □ 并发症预防 □ 特殊用药护理 □ 心理护理 □ 生活护理	□ 氧气吸入 □ 雾化吸入 □ 心电、血氧饱和和监测 □ 必要时吸痰 □ 留置导尿 □ 导管护理 □ 康复专科治疗 □ 气压泵治疗 □ 中低频疗法 □ 温热疗法 □ 其他 □ 了解各项检查结果，异常及时与医生沟通处理 □ 并发症预防 □ 呼吸道感染 □ 泌尿系感染 □ 关节挛缩、僵硬 □ 肌肉萎缩 □ 神经损伤 □ 骨质疏松 □ 深静脉血栓 □ 体位性低血压 □ 应激性溃疡	□ 雾化吸入 □ 心电、血氧饱和和监测 □ 必要时吸痰 □ 留置导尿 □ 引流管护理 □ 康复专科治疗 □ 气压泵治疗 □ 中低频疗法 □ 温热疗法 □ 其他 □ 了解各项检查结果，异常及时与医生沟通处理 □ 常见并发症预防 □ 手术并发症预防 □ 失血性休克 □ 伤口感染 □ 呼吸道感染 □ 神经损伤 □ 低蛋白血症 □ 应激性溃疡 □ 关节脱位 □ 肾功能衰竭 □ 深呼吸、有效咳嗽	□ 呼吸道感染 □ 泌尿系感染 □ 关节挛缩、僵硬 □ 肌肉萎缩 □ 神经损伤 □ 骨质疏松 □ 深静脉血栓 □ 体位性低血压 □ 应激性溃疡 □ 关节脱位 □ 便秘 □ 其他 □ 深呼吸、有效咳嗽 □ 石膏护理 □ 牵引护理 □ 皮肤及管道护理 □ 特殊用药护理 □ 心理护理 □ 生活护理	□ 并发症预防 □ 伤口感染 □ 呼吸道感染 □ 泌尿系感染 □ 关节挛缩、僵硬 □ 肌肉萎缩 □ 神经损伤 □ 骨质疏松 □ 深静脉血栓 □ 体位性低血压 □ 应激性溃疡 □ 便秘 □ 其他 □ 深呼吸、有效咳嗽 □ 石膏护理 □ 牵引护理 □ 皮肤及管道护理 □ 特殊用药护理 □ 心理护理 □ 生活护理

续表

时间	住院第 1 日	住院第 2 日至术前 1 日	手术当日	术后第 1 日至第 5 日	术后第 6 日至出院日
护理措施		□ 便秘 □ 深呼吸、有效咳嗽 □ 石膏护理 □ 牵引护理 □ 皮肤及管道护理 □ 特殊用药护理 □ 心理护理 □ 生活护理	□ 石膏护理 □ 牵引护理 □ 皮肤及管道护理 □ 特殊用药护理 □ 心理护理 □ 生活护理		
活动体位	□ 卧床休息，每 1~2h 协助轴向/健侧翻身 □ 床上主动/被动活动 □ 病情允许可病室内活动	□ 卧床休息，每 1~2h 协助轴向/健侧翻身 □ 患处功能位摆放 □ 床上主动/被动活动 □ 病情允许可病室内活动	□ 卧床休息 □ 床上主动/被动活动 □ 病情允许可病室内活动	□ 卧床休息 □ 床上主动/被动活动 □ 病室内活动 □ 病区内轮椅活动 □ 站立训练 □ 床上渐进坐姿训练	□ 卧床休息 □ 床上主动/被动活动 □ 病室内活动 □ 病区内轮椅活动 □ 站立及辅助下行走
饮食	□ 普食 □ 次日需空腹化验检查 □ 其他	□ 做完各种化验检查后可进普食 □ 根据手术需要禁食 □ 其他	□ 根据麻醉方式选择禁食水时间 □ 麻醉清醒后进普食 □ 其他	□ 普食（富有营养，易消化的食物） □ 其他	□ 普食 □ 其他

续表

时间	住院第 1 日	住院第 2 日至术前 1 日	手术当日	术后第 1 日至第 5 日	术后第 6 日至出院日
健康教育	□ 入院宣教 □ 饮食宣教,预防误吸 □ 正确体位摆放、轴向翻身 □ 安全宣教:防跌倒坠床 □ 烫伤意外 □ 各类检查宣教 □ 用药宣教 □ 牵引宣教 □ 石膏固定宣教 □ 康复治疗配合宣教	□ 饮食宣教,根据生化检查等,指导加强营养 □ 运动宣教:肢体关节活动度训练及体位转移辅助方法 □ 安全宣教:活动时加强 □ 安全保护,防跌倒坠床意外 □ 评定宣教:各项初期康复评定的目的与意义 □ 检验宣教:介绍病情及相关检查结果 □ 呼吸训练宣教:指导家属及陪护掌握排痰技术 □ 康复治疗方案宣教 □ 牵引宣教 □ 石膏固定宣教	□ 相关疾病术前后知识宣教 □ 饮食宣教:术前后禁食要求 □ 预防并发症宣教 □ 呼吸训练宣教:指导家属及陪护掌握排痰技术 □ 牵引宣教 □ 石膏固定宣教	□ 康复训练宣教 □ 指导平衡训练及站立训练 □ 指导床椅转移及轮椅正确使用 □ 指导拐杖及助行器正确使用 □ 安全宣教:活动时加强 □ 安全保护,防跌倒、坠床意外 □ 评定宣教:各项早期康复评定的目的与意义 □ 康复治疗方案宣教 □ 检验宣教:复查结果常化验项目的意义 □ 用药宣教 □ 牵引宣教 □ 石膏固定宣教	□ 康复训练宣教 □ 指导站立训练及步行训练 □ 指导床椅转移及轮椅正确使用 □ 指导拐杖及助行器正确使用 □ 安全宣教:活动时加强 □ 安全保护,防跌倒、坠床意外 □ 使用佩戴矫形器具及其他辅助器具宣教 □ 评定宣教:各项出院前康复评定的目的与意义 □ 康复实施方案及疗效宣教 □ 并发症预防宣教 □ 用药宣教 □ 相关疾病康复知识宣教 □ 牵引宣教 □ 石膏固定宣教

（二）实施规范

【住院第 1 日】

1. 入院常规护理

（1）向患者介绍病房环境（医生办公室、科主任及护士长办公室、护士站、卫生间、换药室、茶水间的位置）、护理用具的使用方法（床单位、呼叫器等）、常用物品的放置、作息时间及餐卡的办理等；介绍病区主任、护士长、主管医生、责任护士、责任治疗师。

（2）测量生命体征及体重（如病情允许），带患者入病房妥善安置，并通知医生接诊。

（3）了解患者现病史、既往史、家族史、过敏史、吸烟史，女性患者询问婚育史和月经史等。

2. 入院基础护理

（1）协助更换病员服，帮助修剪指（趾）甲，做好个人卫生处置。

（2）指导并协助患者完成洗脸、刷牙、进餐、大小便。

（3）指导及协助定时翻身、拍背，指导有效咳嗽，预防压力性损伤、坠积性肺炎的发生。

3. 健康指导

（1）常规健康指导：①指导患者晚餐后禁食 8h 以上，次晨空腹采集血标本，留取大小便等标本；告知患者有专人负责引导至检查地点、具体的检查时间及相关注意事项等。②吸烟嗜好者，指导戒烟、避免呼吸道黏膜受尼古丁刺激而使分泌物过多，致使术后痰液阻塞气道，增加肺部感染的机会。

（2）指导患者学会抬臀练习，协助并指导患者床上使用便盆。骨盆骨折患者视情况而定。

（3）指导并协助患者抬高患肢并处于功能位，指导患肢功能锻炼，抬高患肢意义宣教：促进血液回流，减轻患肢肿胀和疼痛。

（4）卧床患者加强床上活动，尤其是下肢活动，可做主动运动和被动运动，预防深静脉血栓，保持受压处皮肤完整。

4. 每 1~2h 巡视患者

（1）观察患肢血液循环：温度、颜色、感觉、运动及动脉搏动情况，评估患肢是否合并神经血管损伤。一旦发生血运障碍，应立即松解压迫、适当抬高患肢（略高于心脏水平为宜），但需警惕位置过高加重患肢缺血症状。早期禁止患肢局部按摩、热敷、理疗等，避免加重组织缺血、损伤。

（2）观察患肢肿胀情况，有无张力性水疱出现，小腿及前臂骨折应避免骨筋膜室综合征的发生。如出现重度疼痛伴有手指、足趾牵拉痛，应及时通知医生，平放患肢，禁止抬高患肢，使用脱水剂，必要时立即床边切开减压。

（3）肱骨干骨折合并桡神经损伤,会出现患侧垂腕畸形、各手指掌指关节不能背伸、拇指不能伸直、前臂旋后障碍、手背桡侧皮肤感觉减退或消失。

5. 根据医嘱治疗和处置,注意观察用药后反应

（1）有伤口患者预防感染使用抗生素,注意过敏反应和伤口愈合情况,尤其是糖尿病患者伤口愈合情况。

（2）疼痛患者根据疼痛评分 4 分以上,并影响睡眠者,适当使用止痛药。

【住院第 2 日至手术前 1 日】

1. 每 2h 巡视患者

（1）注意生命体征变化,对发热患者注意体温变化,鉴别外科吸收热和感染发热的区别,外科吸收热不超过 38.0℃。

（2）长骨骨折患者需要血氧饱和度监测,若患者出现胸闷、气促、血氧饱和度呈进行性下降,警惕骨折引起的脂肪栓,出现肺栓塞症状。

（3）观察肢体血液循环,注意皮肤温度、颜色,患肢感觉、运动及动脉搏动等情况。观察有无神经血管损伤的征象,注意排除骨筋膜室综合征。骨筋膜室综合征典型症状和体征有疼痛、苍白、脉搏消失、麻痹和感觉异常,临床概括为"5P"。告知患者如患肢疼痛呈刀割样进行性加剧,位置不固定,足趾、手指伸、屈时疼痛加剧,还伴有麻木及皮肤的触痛感,则视为骨筋膜室综合征的早期症状,及时告知医生护士,及时处理。如果患者已出现 5P 症状时,已失去最佳治疗时机,可能会导致肢体残疾或截肢的严重后果,加强早期病情观察对骨筋膜室综合征的防治有重要意义。

（4）有基础疾病患者应重视各项指标,糖尿病患者注意血糖情况,慢性阻塞性肺气肿患者注意血气分析报告等,评估患者手术麻醉风险。

2. 术前落实相关实验室检查,注意 D-二聚体、纤维蛋白原、血小板数值,警惕下肢静脉血栓形成,如有异常及时通知医生。

3. 术前护理措施

（1）术前备皮

上肢备皮范围为上至肩关节,下至手指,包括腋下,躯干前后至中线。

下肢备皮范围为上至髋关节、下至足趾;需行自体髂骨植骨术者,上至肋缘,下至膝关节,躯干前后至中线,包括会阴部。

（2）根据手术时间和麻醉方式宣教禁饮、禁食时间,防止术中、术后呕吐误吸。

（3）患者情绪焦虑不善自我调节者,根据是否影响睡眠,睡前口服地西泮等镇静药物。必要时采取辅助睡眠疗法,如耳穴疗法。

4. 健康指导

（1）加强生活护理,卧床患者进食时,抬高床头,防止误吸。限制卧床患者

协助指导床上大小便,保持受压处皮肤完整。

(2) 保持术区皮肤完整,外伤处结痂不可强行剥离痂皮。

(3) 向患者讲解卧床、石膏固定、患肢抬高的必要性及骨(皮)牵引的目的、配合注意事项,保持骨(皮)牵引有效。务必告知牵引患者及家属不可随意增减牵引重量,翻身时也保持持续牵引,切不可放松牵引,造成不必要的损伤。1)牵引:注意有无皮肤卡压,关注关节活动、皮肤感觉、动脉搏动等情况。2)石膏固定:注意石膏松紧度、皮肤有无卡压、有无动脉搏动等。

(4) 指导患者学会足趾/手指屈伸、各关节屈伸、股四头肌的等长等张收缩的功能锻炼方法。

【手术当日】

1. 手术前准备

(1) 术晨为患者测量体温、脉搏、呼吸、血压;如有发热、血压过高、血糖过高、月经来潮等情况应及时汇报主管医生,必要时调整手术时间。

(2) 将长发患者头发扎起,协助患者取下义齿、项链、耳钉、手链、发夹等物品,并交给家属妥善保管。如不能取下的贵重易碎物品(如手镯),用治疗巾包裹,做好标识,与手术室护士做好交接并记录。

(3) 皮肤准备,剃除备皮区毛发,动作轻柔,顺毛发生长方向剃除,勿剃破皮肤。使用复合碘消毒皮肤,治疗巾覆盖术区,更换清洁手术衣裤。

(4) 遵医嘱术前用药。高血压患者、糖尿病患者,根据情况,酌情降压、降糖药物。术中使用抗生素者,术前需做皮试,皮试结果记录在医嘱单中。

(5) 嘱患者排空膀胱,留置导尿者放空尿袋夹闭引流管。

2. 携带病历、影像资料、术中用药、用物等,护送至手术室。

3. 术后回病房

(1) 每 0.5~2h 巡视患者

1) 注意患者意识及生命体征的变化。

2) 妥善固定并标识各类引流管,保持各引流管通畅,引流有效。密切观察引流液的颜色,性状、量等情况并记录。保持尿量每小时 30ml 以上,如尿量低于 30ml/h,说明肾脏血液灌注不够,应警惕休克出现。

3) 注意观察伤口敷料有无严重渗血,固定松紧度是否合适等。行自体骨植骨术的患者应在取骨区行沙袋压迫 4~6h,预防创面出血。

4) 观察患肢血液循环情况,包括肢体温度、颜色、感觉、运动、足背动脉搏动等情况,是否合并有神经、血管等的损伤。若患肢出现感觉异常,应立即通知医生,给予相应处理。

5) 注意患肢体局部肿胀情况,重视患者主诉,尤其是小腿及前臂的骨折,查体有无被动牵拉痛,及早发现骨筋膜室综合征,早期降压处理,避免切开处理。

6）观察患者疼痛的时间、部位、性质和规律，鼓励患者表达疼痛的感受，重视患者主诉，安慰患者，给予适当止痛药物治疗。早期功能锻炼之前，给予适当的止痛药物，保证功能锻炼的有效性。

（2）根据麻醉方式术后4~6h内给予去枕平卧位，头偏向一侧，4~6h后垫枕头，逐渐取舒适平卧位或半卧位。保持各健侧肢体处于功能位。

（3）根据麻醉方式术后4~6h内禁食、禁水。无基础疾病患者遵医嘱4~6h后给予半流、软食，逐渐过渡到普食。高血压、糖尿病等患者给予相应治疗饮食。术后2周内，不吃生冷、辛辣刺激的食物。

（4）遵医嘱使用抗生素、止血剂、抗凝药物的患者，注意重视患者主诉，药物不良反应等，及时发现及时处理。

（5）术后肢体感觉恢复后，可在康复师的指导协助下，给予非制动的关节功能锻炼，及早松解关节，增加关节活动度。

（6）根据手术方式和术后情况，对患者进行 Braden 评分，做好骨突处，受压处的皮肤护理，定时翻身拍背，解除压迫，预防不必要的压力性损伤发生。

（7）协助做好患者生活护理，如排便、洗漱、进食、体位转换等。

【术后第1日至第5日】

1. 每1~2h巡视患者，观察病情变化

（1）注意患者的意识及生命体征的变化。

（2）妥善固定并标识引流管、留置导尿管，保持有效引流。密切观察颜色、性状、量等情况并记录。拔除引流管后，注意观察置管处的敷料有无渗出、脱落、卷边等，及时通知医生并处理。

（3）注意观察切口敷料有无渗血、脱落，敷料的松紧度是否合适。

（4）观察患肢血液循环情况，肢体温度、颜色、感觉、运动、足背动脉搏动等情况，是否合并有神经、血管等损伤。若患肢出现感觉异常，应立即通知医生，给予相应处理。

（5）观察局部肿胀疼痛情况，倾听患者的主诉，查看患肢（小腿、前臂）有无被动牵拉痛，以早期发现骨筋膜室综合征。

（6）观察患者疼痛的时间、部位、性质和规律，鼓励患者表达疼痛的感受，及时处理。

2. 术后肿胀处理

（1）抬高患肢：患肢远端高于近端，且高于心脏。

（2）酌情制动，冷敷并给予弹力绷带或弹力袜包扎患肢，促进静脉血液回流。

（3）早期肌肉的等长收缩练习，如股四头肌的等长运动促进静脉回流，消除水肿。

（4）物理疗法：充气压力泵、低频电刺激等的应用，消肿胀。充气压力泵及低频电刺激使用等，谨防损伤患者。

3. 导尿管护理 留置尿管期间，做好会阴护理，预防尿路感染。拔除留置导尿管后，注意观察患者排尿情况，出现排尿次数多，尿不尽，每次尿量少，注意警惕有无尿潴留。怀疑尿潴留者可以用 B 超辅助检测残余尿量，尿潴留者给予留置导尿缓解症状。出现尿频尿急尿痛的膀胱刺激征，警惕尿路感染。

4. 加强气道护理 老年患者，基础疾病多，免疫力低下，长期卧床容易引发肺部感染。指导深呼吸、有效咳嗽、叩击排痰等预防感染。咳嗽无力者或痰液黏稠者，采用雾化吸入稀释痰液，多饮开水，加强拍背。

5. 使用低分子肝素等抗凝药物预防血栓期间，要注意观察是否有皮肤黏膜、齿龈、口腔黏膜出血现象，如发生异常及时通知医生。

6. 向患者进行安全防护教育，重视患者术后第一次下床活动，有专人看护，指导患者体位转移。患者使用辅助器具下地时，指导器具使用方法及注意事项，注意患者下地时着装及环境，预防跌倒造成二次损伤。

7. 鼓励患者多饮水，每日 2 000~2 500ml，进食富含蛋白，易消化的食物。如蛋白、牛肉、奶制品、各种水果等。合并有基础疾病患者，应严格遵守饮食限制。

8. 指导患者术后功能锻炼

（1）关节活动训练，健侧肢体和患肢非固定关节的被动及主动训练在术后麻醉反应解除后即可进行，固定关节也应及早行肌肉等张运动。

（2）上肢应注意患者肩关节的外展、外旋；腕关节的内旋、外旋、屈伸训练；肘关节、掌指关节、指间关节的屈伸训练。下肢应注意髋关节的内收、外展；膝关节的屈伸；踝关节的屈伸运动。根据患者实际情况增加训练强度，每日 3 次，一次 5~10min，逐渐加大关节活动范围。上肢骨折患者可做握拳、上举、外展训练。下肢牵引患者可做适当的推髌动作，踝泵运动。

（3）物理疗法在肢体功能康复中起到非常重要的作用。物理疗法能改善肢体血液循环、消肿止痛，防止肌肉萎缩。①超短波、低频磁疗、超声波、高电位治疗、冲击波等对软组织较薄部位的骨折更适合低频磁场治疗，而深部骨折则适用于超短波治疗。②使用时注意有金属植入物时禁忌使用各类磁疗、长短波等，避免造成不必要的伤害。③经皮神经电刺激疗法能有效预防肌肉萎缩，有效促进感觉恢复、神经生长等；温热疗法建议在术后或伤后 48h 以后进行。

9. 保持肢体功能位，防止足下垂、关节僵硬等。下肢牵引患者适当使用丁字鞋；石膏患者注意石膏松紧度。

10. 循序渐进进行 ADL 训练,包括个人卫生动作、入浴动作、进食动作、更衣动作、移动动作、排泄动作、器具使用、步行动作等。

【术后第 6 日至出院日】

1. 每 2h 巡视患者

(1) 观察切口敷料有无渗血、脱落,敷料的松紧度是否合适。

(2) 观察患肢血液循环情况,肢体温度、颜色、感觉、运动、足背动脉搏动等情况,是否合并有神经、血管等损伤。若患肢出现感觉异常,应立即通知医生,给予相应处理。

(3) 观察患者疼痛的时间、部位、性质和规律,鼓励患者表达疼痛的感受,及时通知医生,遵医嘱适时给予镇痛药。

2. 遵医嘱进行相关的治疗和处置,并观察用药后反应。使用低分子肝素等抗凝药物时,要注意观察是否有皮肤黏膜、齿龈、口腔黏膜等出血现象,及时通知医生。

3. 指导患者进行术后功能锻炼,遵医嘱加强下肢肌力及膝关节活动度练习,适当延长下地、离床行走时间。下地活动务必有人在旁协助,避免意外跌倒。远离湿滑地面,着合身衣裤鞋袜。

4. 出院指导

(1) 休息与活动,注意体位变化时引起的体位性低血压,动作宜缓,防止起床时跌倒,尤其是老年患者,高血压患者和使用双拐的患者,从床上起来动作要缓慢。

(2) 饮食指导,进食牛奶、鸡蛋、牛肉、豆制品等高蛋白质食物。适当补钙,高钙食物有虾皮、海带、骨头汤等。适当加红枣、枸杞等补血气的食物进行调理。

(3) 用药指导:使用福善美的患者,每周 1 片,晨起空腹,患者坐位进药,用 200~300ml 开水送服,服药后坐位或者行走半小时。避免患者服药时及服药后卧位,用较多开水送服是为避免药物黏附在食管而灼伤食管黏膜。

(4) 功能锻炼

1) 体位转移:指导下肢骨折患者的床、椅间体位转移。

2) 负重练习及步态训练(骨折后 8~12 周):上肢骨折在不影响骨折固定及全身情况时,伤后尽早下地进行步态训练;下肢骨折根据骨折类型、固定方式及负重练习根据随访决定。负重训练根据个人情况循序渐进,在站立练习的基础上,依次作不负重、部分负重、充分负重的步行练习;从持双拐步行逐步过渡到健侧单拐、单手杖、脱拐步行;加强站立位平衡训练,可进行重力转移训练,由双侧重力转移到单侧重力转移等。

3) 拐杖使用口诀:上楼梯,健肢先行;下楼梯,患肢先行(记忆方法:"好脚上天堂,坏脚下地狱");助步器使用条件,患者上肢肌力正常,患肢能部分负重。

4) 关节活动度训练(骨折后 3~8 周):去除外固定时,先采用主动运动。关节活动度若不理想,有关节挛缩、粘连等情况,可配合专业康复治疗进行被动运动。训练动作轻缓、平和,运动强度及方向符合解剖功能位。训练强度以不引起患者劳累,痛苦为宜,避免过度锻炼引起骨折、肌肉损伤等。也可适当配合器械进行训练,如 CPM 训练,在连续被动活动下,加速韧带、肌腱修复。

5) 肌肉训练(骨折后 3~8 周):解除石膏等外固定后,逐步加强等张练习。当肌力为 0~1 级时,可用电刺激、主动助力运动等;当肌力为 2~3 级时,以主动或主动助力运动为主;当肌力达到 4 级时,应进行抗阻练习,但需保护骨折处,避免再次骨折。

6) 物理疗法:红外线、蜡疗、温热疗法等作为康复手法训练前的辅助治疗。

5. 康复护理要点

(1) 上肢骨折康复护理

1) 肱骨外髁颈骨折,外展型属稳定型,可用三角巾悬吊固定 4 周,限制肩关节外展肌力训练。内收型复位后三角巾制动 4~6 周,限制肩关节内收肌力训练。早期进行握拳,腕关节、肘关节的屈伸锻炼。肩关节去除固定后应注重各个方向活动度训练及肌力训练。

2) 肱骨髁上骨折:复位后 3~4d 即可进行站立位的肩部摆动练习及掌、指、腕关节的主动运动。1 周后增加肘关节主动屈伸及外展练习。早期时,伸展型肱骨髁上骨折可做肱二头肌、旋前圆肌静力性抗阻练习,暂缓肱三头肌和旋后肌的主动收缩练习,屈曲型骨折患者则应做肱三头肌静力收缩,暂缓肱二头肌和旋前圆肌的主动收缩。

3) 尺桡骨骨折,固定后早期,练习肩和手部活动。用力握拳,充分屈伸手指,减少前臂肌群的粘连,上臂和前臂肌肉作等长收缩练习。站立位前臂三角巾悬吊胸前,做肩前、后、左、右摆动和水平方向的划圈运动。2 周后开始行肘关节屈伸运动,频率和范围逐渐增加,但禁忌做前臂旋转运动。骨折临床愈合后可行手推墙动作,对骨折断端间产生纵向挤压的应力刺激,促进骨折愈合。

4) 桡骨远端骨折,复位固定后,指导患者用力握拳,充分伸展五指运动,掌指关节的主动屈伸和前臂肌群的等长收缩练习运动。2 周后,开始腕关节屈伸和桡侧偏斜活动及前臂旋转活动的练习。

(2) 下肢骨折康复护理

1）股骨颈骨折,加压螺纹钉内固定手术者,原则上术后第 1 天患肢即可做各肌群的等长收缩练习,第 2~3d 即可起床活动,允许患肢负重。具体视患者对手术的耐受及体力情况而定。一周以后进行髋部肌群的等张练习,髋及膝关节的屈伸运动。3~4 周后可部分恢复原有的社会生活。为减少股骨头坏死的可能,应给予患肢 8~12 周的不负重休息,可持双拐早期下地不负重行走。做牵引治疗的患者,早期练习与内固定者相同,但负重要晚;伤后 4 周解除牵引,开始练习在床边坐;伤后 3 个月逐步增加患肢内收、外展、直腿抬高等肌力及关节活动度练习,逐步开始负重练习。

2）股骨干骨折:术后第 1d 就开始肌肉等长运动及膝关节屈伸运动、踝泵运动。术后第 3d,床上足跟滑动练习,推髌骨运动,增加膝下垫枕高度做膝关节主动屈伸练习,并逐渐增加垫枕高度。术后 5~6d 可持双拐或助行器患肢不负重行走,术后 2~3 周根据患者耐受力及体重逐渐负重。术后 2 个月左右可进展至单手杖完全负重行走。

3）胫腓骨骨折:术后当天肢体感觉恢复后即可开始足、踝、髋关节的主动练习,各肌肉的等长练习。膝关节保持中立位,防止旋转。术后 1~3d,以被动锻炼为主,主动锻炼为辅,此时局部疼痛、肿胀,肌肉无力尚不能自主运动。术后 3~5d,带外固定物做直腿抬高练习和屈膝位主动伸膝练习,踝关节背伸运动。直腿抬高在不加重关节疼痛的情况下进行,以增加股四头肌的肌力。术后 1 周,增加踝关节屈伸和踝内、外翻抗阻练习,同时开始下肢部分负重的站立和步行练习。术后 2~3 周,做适度的屈膝和直腿抬高锻炼,屈膝幅度在 25°~60°,适当可借助关节活动器进行辅助锻炼。术后 4~6 周,继续增加膝关节的屈度,一般屈膝 90°。在踝关节背伸或直腿抬高时,适当从双拐下地不负重至部分负重站立。术后 7~10 周,可充分负重的站立,下蹲及步行练习。

4）踝部骨折,早期康复锻炼和胫腓骨下段骨折大致相同,但特别注意要专门指导跖趾关节屈曲和踝内翻的静力收缩练习,防止因肌肉萎缩而引起扁平足。骨折部位固定 2 周后踝关节屈伸活动可适当加大活动范围,需要注意的是期间禁止做踝关节旋转及内外翻动作。扶拐不负重行走 2~4 周后,轻负重练步适应后改全足着地,平地负重行走,直到弃拐。期间逐步增加负重,做踝关节主动／被动练习及踝部肌力练习。

6. 出院流程指导 告知患者门诊复查时间。定期对患者进行电话随访,指导患者出院后存在的问题。

疾病相关评估表详见附表 2 改良 Ashworth 分级法评定标准、附表 3 Hoffer 步行能力分级、附表 30 成人常见骨折临床愈合时间。

（胡建利）

第三节　下肢截肢术的康复护理临床路径

（一）康复护理临床路径表

时间	术后第1日	术后第2日至第3日	术后第4日至第7日	术后第8日至第14日	术后第15日至第20日	术后第21日至出院日
护理评估	□ ADL评定 □ Braden评分 □ 血栓风险评估 □ 跌倒风险评估 □ 营养风险筛查 □ 疼痛评定 □ 心理社会状况评估	□ ADL评定 □ 残肢评估 □ 全身状态评估 □ Braden评分 □ 血栓风险评估 □ 跌倒风险评估 □ 营养风险筛查 □ 疼痛评定 □ 心理状况评估	□ ADL评定 □ 残肢评估 □ Braden评分 □ 血栓风险评估 □ 跌倒风险评估 □ 营养风险筛查 □ 疼痛评定 □ 心理状况评估	□ ADL评定 □ 残肢评估 □ 全身状态评估 □ Braden评分 □ 心肺功能评估 □ 平衡功能评估 □ 临时假肢评估 □ 血栓风险评估 □ 跌倒风险评估 □ 营养风险筛查 □ 疼痛评定 □ 心理状况评估	□ ADL评定 □ 残肢评估 □ 全身状态评估 □ 心肺功能评估 □ 平衡功能评估 □ 临时假肢评估 □ 步态评估 □ Braden评分 □ 血栓风险评估 □ 跌倒风险筛查 □ 营养风险评定 □ 心理状况评估	□ ADL评定 □ Braden评分 □ 血栓风险评估 □ 跌倒风险评估 □ 营养风险筛查 □ 疼痛评定 □ 心理社会状况评估
护理措施	□ 环境介绍 □ 住院须知 □ 主管医生 □ 责任护士 □ 责任治疗师 □ 询问病史、体格检查 □ T、P、R、BP □ 协助更换病员服 □ 个人卫生处置 □ 根据吞咽功能选择进食方式、饮食类型	□ 1~2h 巡视观察 □ 用药后反应 □ 治疗后反应 □ 其他 □ 康复护理 □ 翻身动作训练 □ 渐进坐位训练 □ 坐起动作训练 □ 呼吸训练 □ 肢体关节(ROM)训练	□ 1~2h 巡视观察 □ 用药后反应 □ 治疗后反应 □ 其他 □ 康复护理 □ 渐进坐位训练 □ 坐起动作训练 □ 坐位移动训练 □ 呼吸训练 □ ROM训练 □ 肌力训练	□ 1~2h 巡视观察 □ 用药后反应 □ 治疗后反应 □ 其他 □ 康复护理 □ ROM训练 □ 肌力训练 □ 平衡训练 □ 感觉脱敏训练 □ 轮椅/拐杖训练 □ ADL训练	□ 1~2h 巡视观察 □ 用药后反应 □ 治疗后反应 □ 其他 □ 康复护理 □ ROM训练 □ 肌力训练 □ 平衡训练 □ 感觉脱敏训练 □ 残肢塑型 □ 临时假肢训练	□ 1~2h 巡视观察 □ 用药后反应 □ 治疗后反应 □ 其他 □ 生活护理 □ 特殊用药护理 □ 其他 □ 出院指导 □ 用药指导 □ 饮食指导 □ 活动指导

续表

时间	术后第1日	术后第2日至第3日	术后第4日至第7日	术后第8日至第14日	术后第15日至第20日	术后第21日至出院日
护理措施	□ 指导家属及陪护体位摆放、定时翻身 □ 基础护理 □ 舒适护理 □ 皮肤护理 □ 排痰护理 □ 管道护理 □ 切口护理 □ 生活护理 □ 特殊用药护理 □ 其他 □ 心理护理 □ 医嘱相关治疗、处置执行及指导 □ 采集血标本、大小便标本、痰标本 □ 口服药物 □ 静脉输液 □ 氧气吸入 □ 雾化吸入 □ 必要时吸痰 □ 心电监护、血氧饱和度监测 □ 其他	□ 其他 □ 完善相关检查 □ 血常规 □ 尿常规 □ 大便常规 □ 生化 □ 凝血功能 □ 肿瘤标志物 □ 感染性疾病筛查 □ 甲状腺功能 □ 肌钙蛋白 □ B型钠尿肽 □ 痰培养 □ 心电图 □ 腹部B超 □ 相关部位X线 □ 血管B超 □ 残肢MRI □ 肌电图 □ 骨密度 □ 其他 □ 医嘱相关治疗、处置执行及指导	□ ADL训练 □ 其他 □ 医嘱相关治疗、处置执行及指导 □ 口服药物 □ 静脉输液 □ 必要时吸氧 □ 康复专科治疗 □ 压力治疗 □ 物理因子治疗 □ 关节松动 □ 运动疗法 □ 作业疗法 □ 针灸治疗 □ 其他 □ 并发症预防 □ 坠积性肺炎 □ 皮肤压力性损伤 □ 皮肤擦伤 □ 关节挛缩 □ 异位骨化 □ 骨质疏松 □ 深静脉血栓	□ 其他 □ 心理护理 □ 医嘱相关治疗、处置执行及指导 □ 口服药物 □ 静脉输液 □ 康复专科治疗 □ 压力治疗 □ 物理因子治疗 □ 关节松动 □ 运动疗法 □ 作业疗法 □ 针灸治疗 □ 其他 □ 并发症预防 □ 跌倒预防 □ 皮肤压力性损伤 □ 皮肤擦伤 □ 关节挛缩 □ 异位骨化 □ 骨质疏松 □ 深静脉血栓 □ 体位性低血压	□ ADL训练 □ 其他 □ 心理护理 □ 遵医嘱复查异常检验、检查结果 □ 医嘱执行及指导 □ 置采集标本、安排检查 □ 口服药物 □ 静脉输液 □ 康复专科治疗 □ 压力治疗 □ 物理因子治疗 □ 关节松动 □ 运动疗法 □ 作业疗法 □ 针灸治疗 □ 其他 □ 并发症预防 □ 跌倒预防 □ 皮肤擦伤 □ 关节挛缩 □ 异位骨化	□ 康复训练指导 □ 残肢保护 □ 假肢保养 □ 心理保养 □ 告知复诊注意事项 □ 其他 □ 协助办理出院手续 □ 出院后随访

续表

时间	术后第 1 日	术后第 2 日至第 3 日	术后第 4 日至第 7 日	术后第 8 日至第 14 日	术后第 15 日至第 20 日	术后第 21 日至出院日
护理措施	□ 1~2h 巡视观察 □ 并发症预防 　□ 坠积性肺炎 　□ 压力性损伤 　□ 烫伤 　□ 关节挛缩 　□ 异位骨化 　□ 骨质疏松 　□ 深静脉血栓 　□ 其他	□ 口服药物 □ 静脉输液液 □ 氧气吸入 □ 雾化吸入 □ 心电监护、血氧饱和监测 □ 必要时吸痰 □ 康复专科治疗 　□ 气压治疗 　□ 物理因子治疗 　□ 呼吸训练 　□ 运动疗法 　□ 针灸治疗 　□ 其他 □ 并发症预防 　□ 坠积性肺炎 　□ 皮肤压力性损伤 　□ 皮肤烫伤 　□ 关节挛缩 　□ 异位骨化 　□ 骨质疏松 　□ 深静脉血栓 　□ 其他 □ 皮肤护理 □ 排痰护理	□ 体位性低血压 □ 其他 □ 皮肤护理 □ 排痰护理 □ 管道护理 □ 切口护理 □ 特殊用药护理 □ 其他 □ 心理护理	□ 其他 □ 皮肤护理 □ 切口护理 □ 生活护理 □ 特殊用药护理 □ 其他 □ 心理护理	□ 骨质疏松 □ 深静脉血栓 □ 体位性低血压 □ 其他 □ 皮肤护理 □ 生活护理 □ 特殊用药护理 □ 其他 □ 心理护理	

续表

时间	术后第1日	术后第2日至第3日	术后第4日至第7日	术后第8日至第14日	术后第15日至第20日	术后第21日至出院日
护理措施		□管道护理 □切口护理 □生活护理 □特殊用药护理 □其他 □心理护理				
活动体位	□卧床休息，每1~2h翻身一次 □床上主动/被动活动	□卧床休息，每1~2h翻身一次 □床上主动/被动活动	□垫上主动/被动活动 □限制性室内活动	□室内自由活动	□室内自由活动	□自由活动
健康教育	□入院宣教 □饮食宣教 □用药宣教 □指导家属及陪护体位摆放，定时翻身 □安全宣教:防跌倒坠床、烫伤等意外 □评定宣教:各项目检查宣教:目的和意义 □病情及相关疾病知识宣教 □预防并发症宣教 □做好康复治疗前的准备	□饮食宣教，根据生化检查等，指导加强营养 □用药宣教 □安全宣教:防跌倒坠床、烫伤等意外 □评定宣教:各项初期康复评定的目的与意义 □康复护理宣教:渐进坐位及坐定、呼吸训练，关节活动度宣教 □康复治疗并发症宣教 □检查宣教:介绍病情及相关检验结果	□饮食宣教 □用药宣教 □安全宣教:活动时加强安全保护，防跌倒坠床、牵拉切口 □康复护理宣教:坐起及坐位移动、肌力训练、ADL指导 □幻肢痛宣教 □预防并发症宣教	□饮食宣教 □用药宣教 □安全宣教:防跌倒、体位性低血压 □康复护理宣教:感觉脱敏、平衡训练、辅助具使用、ADL指导 □评定宣教:各项中期康复评定的目的与意义 □康复治疗方案宣教 □并发症预防宣教	□饮食宣教 □用药宣教 □安全宣教 □康复护理宣教:假肢训练、步行训练、ADL指导 □评定宣教:各项末期康复评定的目的与意义 □康复治疗方案宣教 □残肢保护 □假肢保养 □并发症预防宣教 □检验宣教:复查项目异常化验结果的意义	□向患者讲解出院后康复训练方法，向患者交代出院后的注意事项

（二）实施规范

【术后第 1 日】

1. 完成入院宣教等各项基础护理

（1）向患者及家属介绍病区环境（医生办公室、护士站、治疗室、卫生间、床单位、呼叫器）、物品放置及作息时间、探视制度等；介绍病区主任、护士长、主管医生、责任护士及责任治疗师。

（2）测量生命体征（T、P、R、BP）及体重（如条件许可），通知医生接诊。

（3）完成患者病史（现病史、既往史、家族史、过敏史）、体格检查的采集，完成入院常规护理评估。

（4）协助更换病员服，修剪指（趾）甲，做好个人卫生。

（5）指导并协助患者床上完成洗脸、刷牙、进餐、大小便。

（6）指导及协助定时轴向翻身、拍背，指导有效咳嗽，预防压力性损伤、坠积性肺炎等的发生。

2. 常规安全防护教育

（1）对于有发生压力性损伤风险的患者，应采取有效的预防措施；对于入院时已有压力性损伤患者，应详细记录压力性损伤的部位、面积、程度，做好压力性损伤风险因素评估，及时签署高危压力性损伤告知书并做好家属及陪护的宣教工作，同时采取相应的措施。

（2）对于高龄、行动不便、使用特殊药物如安眠药等可能发生跌倒患者，做好跌倒或坠床风险评估，签署高危跌倒告知书，指导患者及陪护人员预防跌倒或坠床的相关知识。

（3）对于高龄、活动受限或感觉异常等患者，及时做好预防烫伤的风险评估和相关措施，如避免使用热水袋局部保暖等。

3. 每 1~2h 巡视患者，观察病情变化。监测患者生命体征，注意是否有发热、肠道有无排气等；询问患者手术切口有无疼痛及疼痛程度；观察手术切口引流管是否通畅，引流液的颜色、性质、量等；观察健侧下肢皮肤颜色、温觉、触觉、肢端动脉搏动情况，有无肿胀。

4. 医嘱相关治疗、处置执行及指导。根据医嘱进行相关治疗或处置，指导各项治疗、处置的配合要点及注意事项。

5. 常规健康指导

（1）对有吸烟、饮酒嗜好的患者，应劝导其戒烟、戒酒。

（2）根据吞咽功能选择进食方式、饮食类型，指导患者合理饮食，宜给予高蛋白、高营养、易消化食物，增加水分和蔬菜水果的摄入，做好误吸的预防指导工作。

（3）告知患者正确的药物用法、剂量、时间及注意事项，以及可能发生的药物不良反应。

（4）指导患者保持合理的残肢功能位：患肢髋、膝关节伸展中立位，小腿截肢的患者避免在膝下垫枕头，大腿截肢患者避免在两腿之间夹枕头。

（5）指导患者晚餐后禁食 8h 以上，次晨空腹采集血标本；指导留取大小便标本；告知各项辅助检查的时间、地点及注意事项。

6. 心理护理　了解患者的心理状态，向患者讲解疾病的相关知识，做好康复训练前的准备工作，增强患者康复的信心，缓解患者的悲观、绝望心理。

【术后第 2 日至第 3 日】

1. 每 1~2h 巡视患者，观察生命体征及病情变化；了解患者饮食、睡眠及用药后反应等情况；询问患者手术切口疼痛情况，去除导致疼痛的各种诱因，并告知医生处理；观察残端皮肤颜色、温度、毛囊、有无破溃/溃疡等；观察引流管固定/引流液情况、肠道有无排气及健侧下肢有无肿胀等。

2. 做好各项基础护理及安全宣教

（1）保持病室安静、光线适宜；提供适宜的病室温度（18~22℃），注意患者保暖；病室经常开窗通风，保持空气新鲜。

（2）按需要给予翻身、拍背、协助排痰，指导有效咳嗽，必要时给予吸痰；加强巡视压力性损伤高危患者，有压力性损伤警报时及时采取有效的预防措施。

（3）做好饮食指导，避免粗糙、干硬的食物，少食多餐，保持正常排便，定时观察患者有无腹胀、肠鸣音是否正常，督促患者养成定时排便的习惯，3d 或以上未排便者及时采取措施协助排便。

（4）指导患者床上完成穿衣、洗脸、刷牙、进餐、大小便。

（5）加强安全措施，防止坠床、跌倒、烫伤等。

3. 做好早期康复护理指导

（1）完成初次康复护理评估，包括全身状态的评估、残肢的评估（皮肤、外形、畸形、长度、周径、感觉、肌力、关节活动度）、日常生活活动能力的评估以及心理评估等。

（2）患者卧位时上肢及健侧下肢自主活动，指导床上渐进坐位及支撑下坐起，注意逐步过渡，及时评估患者心率、血压等情况，做好体位性低血压相关性知识指导。

（3）关节活动度训练：大腿截肢患者容易发生髋关节屈曲、外展、外旋位挛缩，小腿截肢者容易发生膝关节屈曲挛缩。平时针对性对残肢关节被动活动，维持正常关节活动范围，注意防止手法粗暴，避免周围软组织损伤。

（4）呼吸训练：鼓励患者深呼吸（腹式呼吸），促使肺叶扩张；指导有效咳嗽，定时翻身拍背协助痰液排出。

4. 指导并协助完成各项化验及检查,告知患者及家属检查的结果及意义;完成医嘱相关的治疗、处置,做好康复专科治疗,指导各项治疗、处置的配合要点及注意事项。

5. 了解患者的心理状态,向患者介绍同种疾病成功治愈的病例,简要介绍康复的计划、方法、所需的时间和费用等,增强患者治疗的信心,减轻恐惧、焦虑心理。

【术后第 4 日至第 7 日】

1. 每 1~2h 巡视患者并观察病情变化,询问患者残端有无疼痛及疼痛的性质、程度、持续时间、缓解因素等,观察残端皮肤颜色、温度、毛囊、有无破溃 / 窦道等,观察引流管是否通畅以及引流液颜色、气味及量,了解患者饮食、夜间睡眠、用药及治疗后反应等情况。

2. 完成各项基础护理及安全宣教内容

(1) 提供适宜的病室温度(18~22℃),保持病室安静、光线适宜,病室经常开窗通风保持空气新鲜。

(2) 按需要给予翻身、拍背,指导有效咳嗽,必要时给予吸痰;加强巡视压力性损伤高危患者,有压力性损伤警报时采取有效的预防措施。

(3) 做好饮食指导,告知饮食内容,督促养成定时排便的习惯,3d 或以上未排便者及时采取措施协助排便。

(4) 加强安全措施,防止坠床、跌倒、烫伤等。

3. 做好各项康复护理指导

(1) 指导患者循序进行翻身、支撑、坐起及坐位移动训练,注意加强患者保护,避免跌落受伤或牵拉手术切口等。

(2) 鼓励及指导残肢关节主动 / 被动活动,防止关节挛缩;指导循序进行对患肢及健侧下肢肌力训练,避免肌肉萎缩。

(3) 做好患肢痛等疾病相关知识宣教,引导患者注视残端,提高其对肢体截肢的事实认可。

(4) 指导 ADL 训练,如穿衣、个人卫生清洁等,帮助患者提高自理能力。

4. 做好残端卫生　残端皮肤应经常保持清洁和干燥,注意勿擦伤皮肤,预防泡水,防止真菌、细菌感染。

5. 完成医嘱相关的治疗、处置,做好康复专科治疗,指导各项治疗、处置的配合要点及注意事项。

6. 了解患者的心理状态,多与患者沟通,让患者了解截肢后伤残的程度及康复训练的重要性,增强患者康复的信心,减轻焦虑、失望情绪。

【术后第 8 日至第 14 日】

1. 每 1~2h 巡视患者并观察病情变化,询问患者手术切口有无疼痛、幻肢痛及疼痛程度,观察残端皮肤颜色、温度、瘢痕、有无感染 / 溃疡 / 窦道等,了解患者饮食、夜间睡眠、用药及治疗后反应等情况。

2. 做好各项基础护理及安全宣教内容

(1) 保持病室安静、光线适宜,病室经常开窗通风,病室温度适宜。

(2) 做好饮食指导,告知饮食内容,合理搭配膳食,注意加强营养。督促养成每天或隔天定时排便的习惯。

(3) 加强安全宣教措施,防止坠床、跌倒、烫伤等。

3. 完成各项康复护理指导

(1) 完成中期康复护理评估,包括全身状态的评估、心肺功能评估、残肢的评估(皮肤、外形、畸形、长度、周径、感觉、肌力、关节活动度)、平衡功能评估、日常生活活动能力的评估以及心理评估等。

(2) 教会患者及家属以正确的心态面对幻肢痛,从心理上给予安慰,在生活上给予关心和帮助,并结合患者的兴趣,如进行娱乐和学习等方式,引导其转移注意力。

(3) 残肢及躯干训练指导:指导患者通过拍打、按摩残端表面消除残肢痛觉过敏,继续残肢关节活动度及肌力增强训练改善残肢运动功能,为下一阶段安装假肢做准备。指导并教会腹背肌群的肌力训练方法,如桥式运动、仰卧起坐及直腿抬高等,增加躯干稳定性及坐位平衡能力。

(4) 辅助具使用指导:指导患者正确使用轮椅及轮椅转移,以及腋拐辅助下站立、室内平地步行,注意加强患者安全防护,避免出现跌倒意外。

(5) 指导患者完成平地转移、上厕所等日常生活活动。

4. 完成医嘱相关的治疗、处置,做好康复专科治疗,指导各项治疗、处置的配合要点及注意事项。

5. 加强患者心理护理,做好患者及家庭成员的咨询工作,鼓励患者主动参与到康复训练过程中,帮助患者从被动照顾转换为自我护理。

【术后第 15 日至第 20 日】

1. 每 1~2h 巡视患者,观察临床病情变化;了解患者饮食、夜间睡眠、用药及治疗后反应等情况;观察残端皮肤颜色、温度、瘢痕、感觉过敏、有无溃疡 / 窦道等。

2. 做好各项基础护理及安全宣教内容

(1) 病室空气新鲜、温度适宜,保持病室安静、光线适宜。

(2) 做好饮食指导,进食清淡、高营养、易消化食物,合理搭配饮食内容,定时排便。

(3) 加强安全宣教措施,防止跌倒、烫伤、外伤等。

3. 做好各项康复护理指导

（1）出院前完成末期康复护理评估，包括全身状态的评估、心肺功能评估、残肢的评估（皮肤、外形、畸形、长度、周径、感觉、肌力、关节活动度）、临时假肢的评估（接受腔适应程度、假肢悬吊情况、假肢对线、穿戴假肢后残肢情况、残肢负重力线以及残端与接受腔匹配情况）、平衡功能及步态分析、日常生活活动能力的评估以及心理评估等。

（2）残肢管理指导：指导及协助患者使用弹力绷带包扎，促进残肢的皱缩和定型，告知要点及相关注意事项。继续坚持残肢运动功能训练及感觉脱敏，保持残肢局部清洁和干燥，预防泡水或烫伤，避免皮肤擦伤及继发性感染。

（3）临时假肢训练指导：指导患者学会穿/脱临时假肢的方法，以及在监护下使用假肢进行站立平衡、平地迈步及步行练习，注意加强安全防护。训练结束后注意观察残端情况（皮肤破损、颜色及感觉改变），并做好卫生清洁工作。

（4）指导患者完成洗浴、步行或上下台阶等日常生活活动。

4. 完成医嘱相关的治疗、处置，做好康复专科治疗，指导各项治疗、处置的配合要点及注意事项。落实各项异常检验、检查复查结果报告。

5. 心理疏导，引导患者正确对待自身状况，以正确的心态去面对困难和挑战，重新树立自尊、自信，尽快适应家庭和社会生活。

【术后第 21 日至出院日】

1. 定时巡视患者，观察患者病情变化。

2. 完成医嘱相关的治疗、处置，加强康复指导。

3. 出院指导

（1）用药：按照医嘱正确服药，不可自行停药或减量，要注意观察药物的不良反应，如有不适及时到医院就诊。

（2）饮食：制订合理的膳食计划，加强营养，多食高蛋白、高维生素、高热量、低脂肪的食物，注意保持适当的体重，避免超重或肥胖。

（3）休息与活动：保证充足的睡眠，保持心情舒畅，根据自身耐受情况进行适当的体育锻炼，避免下肢冲击性运动，注意劳逸结合。

（4）康复训练指导：帮助制订出院后的康复训练计划，告知患者出院后继续坚持训练，包括残肢脱敏及运动功能训练、佩戴临时假肢步行及上下楼梯训练，以及日常生活活动能力训练等内容，告知训练过程中要点及注意事项，避免跌倒等意外事件的发生。

（5）保持残肢皮肤清洁干燥，如发现残肢肿痛、皮肤溃疡或感染等，应及时到医院就诊。脱卸假肢后残肢宜用弹力绷带从远端向近端包扎，保持每 4h 重新包扎一次。

（6）定期保养假肢包括连接部件和外装饰套等,脱下假肢后需注意观察接受腔的完整性,有无破损和裂缝等,以免损伤残端皮肤。

（7）调整好心态,坚持康复训练,以正确的态度面对截肢现实,从事力所能及的家务活动或工作。

（8）做好定期随访工作,随访内容包括饮食睡眠、残端情况、假肢适配、康复训练、心理状态等。

（9）其他:协助患者办理出院手续,告知复诊时间和地点,定期复诊。

疾病相关评估表详见附表 12 主要关节 ROM 的测量方法、附表 15 Braden 评估量表、附表 37 Barthel 指数评定量表。

（周　亮）

第四节 人工关节置换术的康复护理临床路径

（一）康复护理临床路径表

时间	术后第 1 日	术后第 2 日	术后第 3 日至第 7 日	术后第 8 日至第 13 日	术后第 14 日至出院
护理评估	□ Harris 髋关节功能评估 □ HSS 膝关节功能评估 □ 下肢腿围测量 □ ADL 评定 □ Braden 评分 □ 跌倒风险评估 □ 营养风险筛查 □ 血栓风险评估 □ 疼痛评定 □ 心理社会状况评估	□ 下肢腿围测量 □ 下肢肌力评定 □ 下肢感觉评定 □ ADL 评定 □ Braden 评分 □ 跌倒风险评估 □ 营养风险筛查 □ 血栓风险评估 □ 疼痛评定 □ 心理社会状况评估	□ Harris 髋关节功能评估 □ HSS 膝关节功能评估 □ 下肢腿围测量 □ 下肢肌力评定 □ 下肢感觉评定 □ ADL 评定 □ Braden 评分 □ 跌倒风险评估 □ 营养风险筛查 □ 血栓风险评估 □ 疼痛评定 □ 心理社会状况评估	□ 下肢腿围测量 □ 下肢肌力评定 □ 下肢感觉评定 □ ADL 评定 □ Braden 评分 □ 跌倒风险评估 □ 血栓风险评估 □ 疼痛评定 □ 心理社会状况评估	□ Harris 髋关节功能评估 □ HSS 膝关节功能评估 □ 下肢腿围测量 □ 下肢肌力评定 □ 下肢感觉评定 □ ADL 评定 □ Braden 评分 □ 跌倒风险评估 □ 血栓风险评估 □ 疼痛评定 □ 心理社会状况评估
护理措施	□ 环境介绍 □ 住院须知 □ 责任护士 □ 主管医生 □ 康复治疗师 □ 询问病史、体格检查 □ T、P、R、BP □ 协助更换病员服、个人卫生处置 □ 入院护理评估 □ 医嘱相关治疗、处置执行及指导	□ 每 1~2h 巡视观察 □ 用药后反应 □ 治疗后反应 □ 引流管 □ 引流液 □ 患肢情况 □ 其他 □ 康复护理 □ 呼吸训练 □ 正确体位摆放、翻身动作	□ 每 2h 巡视观察 □ 用药后反应 □ 治疗后反应 □ 其他 □ 康复护理 □ 呼吸训练 □ 正确体位、翻身动作,髋部禁忌动作 □ 渐进坐位训练 □ 卧位、坐位、站立位转换训练	□ 每 2~3h 巡视观察 □ 用药后反应 □ 治疗后反应 □ 其他 □ 康复护理 □ 呼吸训练 □ 正确体位、翻身动作,髋部禁忌动作 □ 卧位、坐位、站立位转换训练 □ 肌力训练:臀部、大腿、小腿肌群	□ 每 2~3h 巡视观察 □ 基础护理 □ 特殊用药护理 □ 其他 □ 出院指导 □ 用药指导 □ 活动指导 □ 康复训练指导 □ 正确体位、翻身动作,体位转换禁忌动作 □ 肌力训练

续表

时间	术后第 1 日	术后第 2 日	术后第 3 日至第 7 日	术后第 8 日至第 13 日	术后第 14 日至出院日
护理措施	□ 心电监护、血氧饱和度监测 □ 氧气吸入 □ 雾化吸入 □ 必要时吸痰 □ 口服药物 □ 静脉输液 □ 采集血液标本、大小便标本等 □ 其他 □ 每 1h 巡视观察 □ 伤口敷料 □ 引流管 □ 引流液 □ 患肢情况 □ 其他 康复护理 □ 呼吸训练 □ 正确体位摆放、翻身动作 □ THA 保持患髋中立位，可穿防旋鞋 □ TKA 置于伸直立	□ 渐进坐位训练 □ 手法按摩 □ 踝泵、股四头肌肌力训练 □ 其他 □ 遵医嘱复查化验项目 □ 血常规 □ 生化 □ 凝血功能 □ 其他 □ 医嘱相关治疗、处置执行及指导 □ 口服药物 □ 静脉输液 □ 氧气吸入 □ 雾化吸入 □ 其他 □ 康复专科治疗 □ 压力治疗 □ 呼吸训练 □ 运动疗法 □ 推拿按摩 □ 针灸治疗 □ 其他	□ 肌力训练 □ 关节活动度训练 □ 部分负重训练 □ 辅助器具康复训练 □ 其他 □ 遵医嘱复查检查结果异常化验项目 □ 血常规 □ 生化 □ 凝血功能 □ 下肢血管 B 超 □ 下肢 X 线 □ 其他 □ 医嘱相关治疗、处置执行及指导 □ 口服药物 □ 其他 □ 康复专科治疗 □ 压力治疗 □ 呼吸训练 □ 运动疗法 □ 推拿按摩 □ 针灸治疗	□ 关节活动度训练 □ 负重训练 □ 步行训练 □ 本体感觉及平衡训练 □ 辅助器具康复训练 □ ADL 训练 □ 其他 □ 医嘱相关治疗、处置执行及指导 □ 康复专科治疗 □ 压力治疗 □ 运动疗法 □ 作业疗法 □ 推拿按摩 □ 针灸治疗 □ 其他 □ 并发症预防 □ 脱位 □ 跌倒 □ 体位性低血压 □ 皮肤压力性损伤 □ 感染 □ 深静脉血栓	□ 关节活动度训练 □ 正确负重及重力转移训练 □ 步行训练 □ 向前上台阶练习、下台阶练习 □ 不稳定平面行走训练 □ 本体感觉及平衡训练 □ 辅助器具康复训练 □ 日常禁忌动作宣教 □ 指导 ADL 训练 □ 告知复诊注意事项 □ 其他 □ 协助办理出院手续 □ 出院后随访

续表

时间	术后第 1 日	术后第 2 日	术后第 3 日至第 7 日	术后第 8 日至第 13 日	术后第 14 日至出院日
护理措施	□ 踝泵、股四头肌力训练 □ 术区冷冻疗法 □ 饮食指导:进食高热量、高蛋白质,补血功能的食物 □ 并发症防护 □ 坠积性肺炎 □ 皮肤压力性损伤 □ 感染 □ 深静脉血栓 □ 神经损伤 □ 假体脱落 □ 骨折 □ 关节挛缩 □ 其他 □ 基础护理 □ 皮肤护理 □ 管道护理 □ 伤口护理 □ 生活护理 □ 特殊用药护理 □ 心理护理	□ 并发症预防 □ 坠积性肺炎 □ 皮肤压力性损伤 □ 感染 □ 深静脉血栓 □ 神经损伤 □ 假体脱落 □ 骨折 □ 关节挛缩 □ 其他 □ 基础护理 □ 皮肤护理 □ 管道护理 □ 伤口护理 □ 生活护理 □ 特殊用药护理 □ 心理护理	□ 其他 □ 并发症预防 □ 坠积性肺炎 □ 皮肤压力性损伤 □ 脱位 □ 跌倒 □ 体位性低血压 □ 感染 □ 深静脉血栓 □ 假体脱落 □ 骨折 □ 关节挛缩 □ 其他 □ 基础护理 □ 皮肤护理 □ 伤口护理 □ 生活护理 □ 特殊用药护理 □ 心理护理	□ 假体脱落 □ 骨折 □ 关节挛缩 □ 其他 □ 基础护理 □ 生活护理 □ 特殊用药护理	

续表

时间		术后第1日	术后第2日	术后第3日至第7日	术后第8日至第13日	术后第14日至出院日
活动体位		□ 卧床休息，协助1~2h翻身 □ 床上主动/被动活动	□ 卧床休息，协助1~2h翻身 □ 床上主动/被动活动	□ 卧床休息，协助1~2h翻身 □ 床上主动/被动活动 □ 病情允许可下室内活动	□ 床上主动/被动活动 □ 辅助器具下室内活动	□ 辅助器具下活动
健康教育		□ 入院宣教 □ 饮食宣教 □ 用药宣教 □ 指导家属及陪护正确体位摆放，定时翻身 □ 安全宣教：防跌倒、坠床、烫伤意外 □ 饮食宣教，根据生化检查指导营养 □ 检查项目目的和意义宣教 □ 疼痛评定方法宣教 □ 并发症预防宣教 □ 评定宣教：各项初期康复评定的目的与意义 □ 康复治疗配合方法宣教	□ 康复护理宣教：呼吸训练、翻身拍背、渐进坐位、手法按摩、关节活动度方法训练及指导 □ 髋膝关节屈曲角度训练，髋部禁忌动作宣教 □ 康复治疗方案宣教 □ 安全宣教：防脱位、跌倒、坠床、烫伤意外 □ 饮食宣教 □ 用药宣教 □ 检查宣教：病情相关意义 □ 验复查结果及意义 □ 并发症预防宣教	□ 康复护理宣教：关节活动度训练、肌力训练、卧位、坐位、站立位转换训练、ADL指导 □ 髋膝关节屈曲角度训练，髋部禁忌动作宣教 □ 康复治疗方案宣教 □ 安全宣教：防脱位、防跌倒、体位性低血压 □ 评定宣教：各项中期康复评定的目的与意义 □ 饮食宣教 □ 用药宣教 □ 检查宣教：病情相关意义 □ 验复查结果及意义 □ 并发症预防宣教	□ 康复护理宣教：关节活动度训练、体位转换训练、负重及步行训练、ADL指导 □ 髋膝关节屈曲角度训练，髋部禁忌动作宣教 □ 康复治疗方案宣教 □ 安全宣教：防脱位、防跌倒、体位性低血压 □ 用药宣教 □ 并发症预防宣教	□ 评定宣教：各项末期康复评定的目的与意义 □ 向患者讲解出院后康复训练方法和对疾病预后的重要意义，交代出院后的注意事项

备注：TKA—膝关节置换术。

（二）实施规范

【术后第 1 日】

1. 入院常规护理

（1）向患者介绍病区环境（医生办公室、护士站、卫生间、床单位、呼叫器、物品放置）、作息时间；病区主任、护士长、主管医生及责任护士；做好入院须知。

（2）测量生命体征、体重（如条件许可），通知医生接诊。

（3）询问患者既往史、家族史、过敏史等；体格检查，全面评估。

（4）协助更换病员服，修剪指（趾）甲、剃胡须，做好个人卫生处置。

（5）指导并协助患者床上完成洗脸、刷牙、进餐、大小便。

（6）指导及协助定时轴向翻身、拍背，指导有效咳嗽，预防压力性损伤、坠积性肺炎的发生。

2. 常规安全防护教育

（1）对于有发生压力性损伤风险患者，采取有效的预防措施；如入院前已合并有压力性损伤，应详细记录压力性损伤的部位、面积、程度，做好压力性损伤风险因素评估，及时签署高危压力性损伤告知书并做好家属及陪护的宣教工作，同时采取相应的措施。

（2）对于高龄、行动不便、使用特殊药物等可能发生跌倒患者，做好跌倒或坠床风险评估，签署高危跌倒告知书，指导患者及陪护人员预防跌倒的相关知识。

（3）对于高龄、活动受限或感觉异常等患者，及时做好预防烫伤的风险评估和相关措施，谨慎使用热水袋以局部保暖等。

3. 常规健康指导

（1）告知吸烟、饮酒嗜好患者，积极戒烟、戒酒。

（2）指导并协助完成各项检验、检查，告知各项检查的时间、地点、相关注意事项及检查的意义和结果，指导患者晚餐后禁食 8h 以上，次晨空腹采集血标本，留取大小便标本。

（3）告知患者正确的药物用法、剂量、时间、注意事项及可能发生的不良反应。如使用抗凝药物时出现口腔、齿龈、皮肤黏膜出血现象，要及时告知医护人员。

（4）了解患者的心理状态，向患者介绍同种疾病成功治愈的病例，增强患者治疗的信心，减轻恐惧、焦虑心理。

4. 完成医嘱相关治疗、处置、康复专科治疗，并做好指导配合要点及注意事项。

5. 每 1h 巡视患者

（1）观察患者生命体征，注意有无发热、手术伤口敷料清洁、干燥，引流管是否通畅，引流液的颜色、性质、量等。

（2）观察患者手术侧肢体肿胀、活动、皮肤颜色、温觉、触觉、足背动脉搏动及末梢血运等情况，测量患肢周径，必要时与健肢对照，观察是否有静脉血栓形成等情况，异常时及时告知医生。

（3）观察患者疼痛的部位、程度、时间、性质和规律，鼓励患者表达疼痛的感受，及时通知医生，遵医嘱适时给予镇痛药。

6. 做好早期康复护理指导

（1）完成初期康复护理评估，包括全身状态、疼痛、运动、感觉及日常生活活动能力等。

（2）指导家属及陪护正确体位摆放：保持患肢于正确体位并高于右心房水平。全髋关节置换术（THA）后患者两腿之间夹梯形垫以保持患髋处于中立外展 15°~30°，限制患肢随意活动和足内旋动作，若患者不能自行保持髋关节正确体位，应穿矫形鞋制动。翻身侧卧时也要保持这样的体位。搬动、排便需要抬臀时，用手托住患侧髋部，防止假体脱位和伤口出血，做好髋部禁忌动作的宣教。全髋关节置换术后患者保持膝部处于伸直位。

（3）早期进行手法按摩、踝泵、股四头肌肌力训练、抗血栓梯度压力带、压力治疗及术区冷冻疗法等都有助于减轻伤口疼痛和肿胀，预防静脉血栓的形成。

（4）呼吸功能康复：鼓励患者深呼吸，促使肺泡扩张；指导有效咳嗽，定时翻身拍背协助痰液排出。

（5）胃肠功能康复：早期介入饮食管理，根据吞咽功能选择进食方式、饮食类型，指导患者以高热量、高蛋白质、易消化及有补血功能的食物，增加水分和蔬菜水果的摄入，做好误吸和便秘预防指导和工作。

7. 做好并发症的观察与护理，加强安全措施，防止假体脱位、跌倒、烫伤等。

【术后第2日】

1. 每 1~2h 巡视患者，观察生命体征及病情变化；观察手术伤口愈合及疼痛情况，引流管固定是否通畅以及引流液颜色、量；观察手术侧肢体肿胀、活动、皮肤颜色、温觉、触觉、足背动脉搏动及末梢血运情况，测量患肢周径变化；了解患者饮食、夜间睡眠、用药及治疗后反应情况。

2. 做好早期康复护理指导

（1）指导家属及陪护正确体位摆放、轴向翻身、呼吸训练、胃肠功能康复。

（2）下肢肿胀康复护理：卧位时下肢抬高 10°~15°，测量下肢腿围；避免术侧肢体受压或损伤，包括静脉输液或采血等；抗血栓梯度压力带、压力治疗等向心性加压治疗及术区冷冻疗法等都有助于减轻伤口疼痛和肿胀，预防静脉血栓的形成。

（3）肌力训练：增加踝泵、股四头肌等长练习，以加强股四头肌、臀肌、腘绳肌力量,并在仰卧位时穿上矫形鞋滑动足跟屈膝,髋屈曲至 45°角,髋关节处于中立位维持 10s。

(4) 渐进坐位训练:在以上肌力训练的基础上,THA 患者逐步过渡到坐位膝关节伸直及髋关节屈曲训练,同时注意髋部禁忌动作,一次坐位时间不要超过 1h,以免引起髋部不适及僵硬;TKA 患者训练时保持膝关节伸直位并高于右心房水平,维持 10s,防止膝关节屈曲挛缩。并逐步过渡到膝关节伸直及髋关节屈曲练习。

(5) 积极进行踝与趾关节的主动屈伸活动。

(6) 鼓励并指导患者床上完成穿衣、洗脸、刷牙、进餐,增加上身活动量和肺活量。

【术后第 3 日至第 7 日】

1. 每 2h 巡视患者,观察生命体征及病情变化;观察手术伤口愈合及疼痛情况;观察术侧肢体肿胀、皮肤颜色、温觉、触觉、足背动脉搏动及末梢血运情况,测量患肢周径变化;了解患者饮食、夜间睡眠、用药及治疗后反应等情况。

2. 做好康复护理指导

(1) 指导家属及陪护正确体位摆放、轴向翻身、呼吸训练、胃肠功能康复。

(2) 下肢肿胀康复护理:下肢抬高,测量下肢腿围;避免术侧肢体受压或损伤;下肢关节活动度及肌力训练、抗血栓梯度压力带、压力治疗等助于减轻伤口疼痛和肿胀,预防静脉血栓的形成。

(3) 肌力及关节活动度训练:增加踝泵、股四头肌等长练习时间、次数;髋膝关节主动 / 被动活动,每天增加 10°~15°,每次 10~15min,每天 4~6 次,但不能超过患者耐受度,避免髋部禁忌动作,利于术后站立和行走中患膝的稳定性,防止膝关节屈曲挛缩。

(4) 卧位、坐位、站立位转换训练:指导患者从卧位坐起,移至床边,注意有无头晕,然后再从患侧离床,扶辅助器具部分负重站立,床边适应,做患侧髋关节后伸、外展或膝关节屈曲练习,避免跌倒、假体脱位。

(5) 积极进行上肢、下肢其他关节主动运动。

(6) 鼓励并指导患者床上完成穿衣、洗脸、刷牙、进餐、下床活动,增加活动量。

(7) 完成中期康复护理评估,包括全身状态、疼痛、运动、感觉及日常生活活动能力等。

【术后第 8 日至第 13 日】

1. 每 2~3h 巡视患者,观察生命体征及术侧肢体肿胀、末梢血运、肢体周径变化;了解患者饮食、夜间睡眠、用药及治疗后反应情况。

2. 做好康复护理指导

（1）下肢肿胀康复护理：下肢抬高，下肢关节活动度及肌力训练，避免术侧肢体受压或损伤，抗血栓梯度压力带、压力治疗等助于减轻伤口疼痛和肿胀，预防静脉血栓的形成。

（2）THA 患者在康复师指导下继续加强髋部伸肌、外展肌和屈肌及股四头肌和腘绳肌等肌群的牵张练习，患侧髋关节后伸、外展、膝关节屈曲练习和患侧肢体部分负重站立，逐步过渡到负重站立。开始步行训练，消除代偿性步态，酌情提高步幅、步速及步行距离。同时避免髋部禁忌动作、假体脱位、跌倒。

（3）TKA 患者尽量开始恢复下肢关节活动度训练，酌情进展，逐步达到主动辅助屈膝≥105°，主动辅助伸膝=0°的目标。同时加强下肢肌肉力量训练，以改善步态平衡、增强独立进行各种日常生活能力。

（4）鼓励并指导患者床上完成穿衣、洗脸、刷牙、进餐，增加上身活动量和提高生活自理能力。

【术后第 14 日至出院日】

1. 定时巡视患者，观察病情变化。

2. 完成医嘱相关的治疗、处置，加强康复指导。

3. 术后第 14 天完成末期康复护理评估，包括全身状态、疼痛、运动、感觉及日常生活活动能力等，并做好康复护理指导。

4. 出院指导

（1）用药：按照医嘱正确服药，不可自行停药或减量，要注意观察药物的不良反应，如有不适及时到医院就诊。

（2）饮食：制订合理的膳食计划，加强营养，多食高蛋白、高维生素、高热量、低脂肪的食物，以增强机体的抵抗力并保持合适的体重。

（3）休息与活动：保持心情舒畅，保证充足的睡眠，建立良好的生活习惯。根据自身耐受情况进行适当的体育锻炼，注意劳逸结合。

（4）康复训练指导：帮助制订出院后的康复训练计划，告知患者出院后继续坚持下肢功能锻炼，包括改善髋膝关节活动范围，预防关节挛缩；进行肌力增强训练，防止失用性肌萎缩。指导患者及家属熟悉并掌握辅助器具性能，使用方法及注意事项；监督患者及家属正确完成康复训练的特定动作，根据患者能力，逐步由肌群渐进性抗阻训练、步行训练、双侧静态、动态平衡训练逐步过渡到单侧动态练习、上下台阶练习、从稳定平面过渡到不稳定平面的练习、由睁眼站立过渡到闭眼单腿站立训练等，告知训练过程中要点及注意事项，防止二次残疾。

（5）THA 日常康复护理指导

1）告知患者日常禁忌动作：术后 8 周内禁忌髋关节屈曲大于 90°，髋关节内收超过中线、内旋超过中立位动作，不做以患肢为中心转身动作，以免引起假体脱位。8 周后经手术医生随访评估后酌情解除。

2）离床训练：单侧 THA 患者离床时，指导其从患侧离床，有助于维持患肢外展位，避免内收内旋。双侧同时行 THA 患者，可选从任一侧离床，应避免双下肢交叉或沿床边转动时内旋下肢。

3）循序渐进原则：肌力训练、关节活动度训练、平衡训练、患肢负重练习时均需要遵循。

4）深静脉血栓预防：抗血栓梯度压力带、定期肌力训练和关节活动度训练等有助于预防。

5）脱拐：由助行器过渡到双拐、单拐或手杖、甚至脱拐的时间，均需根据患者的耐受程度及手术医生、康复医生随访评估后决定。

6）下肢不等长感：一般术后 12 周内，患者自感双下肢不等长，与术前肌肉缩短、关节高度丧失、术后肿胀有关，会随康复进程逐渐消退。

7）家居活动：THA 术后患者需进行必要的家居改造，预防跌倒、减少假体脱位和骨折的风险。清除家庭走道障碍物，如重新整理家具、看管好宠物；把常用的物品放在患者容易拿得到的位置；家里坐椅要适合患者个体的高度；坐厕上放置较硬较厚的坐垫，避免低凳子、跷二郎腿、两腿交叉睡觉、弯腰捡物等使髋关节屈曲大于 90° 的动作。

（6）TKA 术后日常康复护理指导

1）负重训练：患肢站立与行走时间过长、行走距离和频率增加过快均可引起患肢过度水肿和疼痛，不利于患者功能恢复。所以患肢负重及负重的程度根据患者的身体反应和主观耐受程度决定，取决于负重后膝关节肿胀、积液或疼痛的程度。

2）上下楼梯训练：上楼梯动作次序是健侧腿先上，患侧腿后上，最后跟上手杖；下楼梯动作次序是手杖先下，体重移于健侧，然后下患侧腿，最后下健侧腿。

3）适宜运动：可建议患者骑固定式自行车及水中运动，这些运动可减轻运动中患膝的负荷，减少因运动而引起的关节肿胀和疼痛。

4）体育活动：根据医生的评估和患者的能力，患者可重返工作和体育运动，但不建议进行高强度的运动。

5. 告知复诊时间和地点，定期复诊，不适随时复诊。

6. 做好出院后随访。随访内容包括日常康复护理、良好的生活习惯、心理护理等。

疾病相关评估表详见附表 31 人工髋关节置换术 Harris 评分、附表 32 人工髋关节置换疗效评定 Charnley 标准、附表 33 HSS 髋关节评分、附表 34 TKA 术后膝关节功能评估、附表 35 膝关节 AKSS 评分标准。

（陈娅莉）

第五节　手外伤的康复护理临床路径

（一）康复护理临床路径表

时间	住院第 1 日	住院第 2 日至第 3 日	住院第 4 日至第 12 日	住院第 13 日至第 19 日	住院第 20 日至出院日
护理评估	□ ADL 评定 □ 局部状况和手的体位 □ 运动功能评定 □ 感觉功能评定 □ Braden 评分 □ 血栓风险评估 □ 跌倒风险评估 □ 营养风险筛查 □ 疼痛评定 □ 心理社会状况评估	□ ADL 评定 □ 局部状况和手的体位 □ 灵巧性测定 □ 肌力评定 □ 关节活动度评定 □ 感觉功能评定 □ 跌倒风险评估 □ 营养风险筛查 □ 疼痛评定 □ 心理状况评估	□ ADL 评定 □ 局部状况和手的体位 □ 灵巧性测定 □ 肌力评定 □ 关节活动度评定 □ 感觉功能评定 □ 跌倒风险评估 □ 营养风险筛查 □ 疼痛评定 □ 心理状况评估	□ ADL 评定 □ 局部状况和手的体位 □ 灵巧性测定 □ 肌力评定 □ 关节活动度评定 □ 感觉功能评定 □ 跌倒风险评估 □ 营养风险筛查 □ 疼痛评定 □ 心理状况评估	□ ADL 评定 □ 局部状况和手的体位 □ 灵巧性测定 □ 肌力评定 □ 关节活动度评定 □ 感觉功能评定 □ 跌倒风险评估 □ 营养风险筛查 □ 疼痛评定 □ 心理社会状况评估
护理措施	□ 环境介绍 □ 住院须知 □ 主管医生 □ 责任护士 □ T、P、R、BP、体重（病情允许） □ 入院护理评估 □ 询问病史、体格检查 □ 协助更换病员服、个人卫生处置 □ 指导家属及患者正确体位摆放 □ 医嘱相关治疗、处置执行及指导	□ 1~2h 巡视观察 □ 用药后反应 □ 其他 □ 康复护理 □ 功能位摆放 □ 肢体关节活动度训练 □ 肌力增强训练 □ 感觉训练 □ 指导 ADL 训练 □ 完善相关检查 □ 血常规 + 血型 +Rh、尿常规、便常规 □ 肝功能	□ 2h 巡视观察 □ 患肢牵引、制动情况 □ 用药后反应 □ 其他 □ 康复护理 □ 功能位摆放 □ 肢体关节活动度训练 □ 肌力增强训练 □ 感觉训练 □ 指导 ADL 训练 □ 遵医嘱复查结果异常化验项 □ 医嘱相关治疗、处置执行及指导	□ 2h 巡视观察 □ 用药后反应 □ 其他 □ 康复护理 □ 功能位摆放 □ 肢体关节活动度训练 □ 肌力增强训练 □ 感觉训练 □ 辅助器具康复训练 □ 指导 ADL 训练 □ 医嘱相关治疗、处置执行及指导 □ 口服药物 □ 静脉输液	□ 2h 巡视观察 □ 用药后反应 □ 其他 □ 康复护理 □ 功能位摆放 □ 肢体关节活动度训练 □ 肌力增强训练 □ 感觉训练 □ 辅助器具康复训练 □ 指导 ADL 训练 □ 医嘱相关治疗、处置执行及指导 □ 口服药物 □ 静脉输液

续表

时间	住院第 1 日	住院第 2 日至第 3 日	住院第 4 日至第 12 日	住院第 13 日至第 19 日	住院第 20 日至出院日
护理措施	□ 采集血标本、大小便标本 □ 口服药物 □ 静脉输液 □ 氧气吸入 □ 心电监护、血氧饱和度监测 □ 康复专科治疗 □ 1~2h 巡视观察 □ 并发症预防 □ 跌倒或坠床预防 □ 压力性损伤预防 □ 烫伤护理 □ 疼痛护理 □ 特殊用药护理 □ 心理护理 □ 生活护理	□ 肾功能 □ 电解质 □ 血糖 □ 凝血功能 □ 心电图 □ 患手 X 线 □ 胸部 X 线 □ 胸部 CT □ 其他 □ 医嘱相关治疗、处置执行及指导 □ 采集标本 □ 口服药物 □ 静脉输液 □ 氧气吸入 □ 心电、血氧饱和度监测 □ 康复专科治疗 □ 运动训练 □ 作业治疗 □ 针灸治疗 □ 推拿治疗 □ 物理因子疗法 □ 红外线	□ 口服药物 □ 静脉输液 □ 氧气吸入 □ 心电、血氧饱和度监测 □ 康复专科治疗 □ 运动疗法 □ 作业训练 □ 针灸治疗 □ 推拿治疗 □ 物理因子疗法 □ 红外线 □ 蜡疗 □ 微波 □ 频谱治疗 □ 中药治疗 □ 西药治疗 □ 其他 □ 了解各项检查结果，异常及时与医生沟通处理 □ 并发症预防 □ 关节挛缩 □ 异位骨化	□ 氧气吸入 □ 康复专科治疗 □ 运动疗法 □ 作业训练 □ 针灸治疗 □ 推拿治疗 □ 物理因子疗法 □ 红外线 □ 蜡疗 □ 微波 □ 频谱治疗 □ 中药治疗 □ 西药治疗 □ 其他 □ 遵医嘱复查结果异常化验项 □ 并发症预防 □ 关节挛缩 □ 异位骨化 □ 骨质疏松 □ 失用综合征 □ 深静脉血栓 □ 压力性损伤 □ 烫伤预防	□ 测量血压 □ 康复专科治疗 □ 运动疗法 □ 作业训练 □ 针灸治疗 □ 推拿治疗 □ 物理因子疗法 □ 中药治疗 □ 西药治疗 □ 其他 □ 遵医嘱复查结果异常化验项 □ 并发症预防 □ 关节挛缩 □ 异位骨化 □ 骨质疏松 □ 失用综合征 □ 深静脉血栓 □ 压力性损伤 □ 饮食指导 □ 皮肤及管道护理 □ 特殊用药护理 □ 心理护理 □ 生活护理

续表

时间	住院第1日	住院第2日至第3日	住院第4日至第12日	住院第13日至第19日	住院第20日出院日
护理措施		□ 蜡疗 □ 微波 □ 频谱治疗 □ 中药治疗 □ 西药治疗 □ 其他 □ 并发症预防 □ 关节挛缩 □ 异位骨化 □ 骨质疏松 □ 失用综合征 □ 深静脉血栓 □ 应激性溃疡 □ 压力性损伤 □ 烫伤预防 □ 疼痛护理 □ 饮食指导:以清淡易消化,高蛋白食物为主。增加水分及蔬菜水果的摄入 □ 特殊用药护理 □ 心理护理 □ 生活护理	□ 骨质疏松 □ 失用综合征 □ 深静脉血栓 □ 压力性损伤 □ 烫伤预防 □ 疼痛护理 □ 饮食指导:加强营养,增加膳食纤维,避免粗糙、干硬的食物,少食多餐 □ 特殊用药护理 □ 心理护理 □ 生活护理	□ 疼痛护理 □ 饮食指导:患者进食高热量,清淡,易消化,营养丰富的食物合理搭配 □ 特殊用药护理 □ 心理护理 □ 生活护理	□ 出院指导 □ 用药指导 □ 休息与活动指导 □ 饮食指导 □ 康复训练指导 □ 并发症的预防 □ 日常生活注意事项 □ 告知复诊时间和地点 □ 心理护理 □ 协助患者办理出院手续 □ 出院后随访

续表

时间	住院第 1 日	住院第 2 日至第 3 日	住院第 4 日至第 12 日	住院第 13 日至第 19 日	住院第 20 日至出院日
活动体位	□ 手的正确体位 □ 病区内活动	□ 手的正确体位 □ 病区内活动	□ 手的正确体位 □ 病区内活动	□ 手的正确体位 □ 病区内活动	□ 手的正确体位 □ 病区内活动
健康教育	□ 入院宣教 □ 饮食宣教 □ 指导家属及陪护手正确体位摆放 □ 安全宣教:防跌倒或坠床烫伤意外 □ 告知检查目的的与意义 □ 用药宣教 □ 做好康复治疗前的准备	□ 饮食宣教,根据生化检查等,指导加强营养 □ 运动宣教:肢体关节活动度训练 □ 安全宣教:活动时加强安全保护,防跌倒坠床意外 □ 评定宣教:各项初期康复评定的目的与意义 □ 检验宣教:介绍病情及相关检查结果 □ 康复治疗方案宣教	□ 相关疾病知识宣教 □ 康复训练宣教 □ 安全宣教:活动时加强安全保护,防跌倒坠床意外 □ 预防并发症宣教 □ 用药宣教	□ 康复训练宣教 □ 安全宣教 □ 康复治疗方案宣教 □ 检验宣教:复查结果异常化验项目的意义 □ 用药宣教	□ 康复训练宣教 □ 安全宣教 □ 使用佩戴矫形器具及其他辅助器具宣教 □ 评定宣教:各项出院前康复评定项目的与意义 □ 康复实施方案及疗效宣教 □ 并发症预防宣教 □ 用药宣教 □ 相关疾病康复知识宣教 □ 向患者讲解出院后康复训练方法,向患者交代出院后的注意事项

（二）实施规范

【住院第 1 日】

1. 入院常规护理

（1）向患者介绍病区环境（医生办公室、护士站、卫生间、床单位、呼叫器等）、物品放置、作息时间；介绍病区主任、护士长、主管医生及责任护士。

（2）测量生命体征、体重，通知医生接诊。

（3）询问患者既往史、家族史、过敏史等；体格检查，完成入院护理评估。

（4）协助更换病员服，修剪指（趾）甲、剃胡须，做好个人卫生处置。

2. 每 1~2h 巡视，观察病情。观察患手皮肤颜色、温觉、触觉、肢端动脉搏动情况，有无水肿；观察患者疼痛的情况等。

3. 常规安全防护教育

（1）早期患手制动固定在功能位。

（2）对于行动不便、使用特殊药物、高龄等可能发生跌倒患者，及时做好跌倒或坠床风险评估，签署高危跌倒告知书，指导患者及陪护人员预防跌倒的相关知识。

（3）对于高龄、活动受限、感觉异常等患者，及时做好预防烫伤的风险评估和相关措施。

4. 根据医嘱进行相关治疗处置，指导各项治疗、处置的配合要点及注意事项。

5. 常规健康指导

（1）健康指导对有吸烟、饮酒嗜好者，应指导其戒烟、戒酒。

（2）指导患者合理饮食，早期介入饮食管理，给予高钙、高营养食物，增加水分和蔬菜水果的摄入，避免辛辣刺激，保持大便通畅。

（3）指导患者晚餐后禁食 8h 以上，次晨空腹采集血标本，留取大小便标本；告知各项检查的时间、地点及相关注意事项。

（4）指导家属及陪护正确体位摆放，预防压力性损伤、关节挛缩、关节粘连的发生。

（5）用药指导，告知患者正确的药物用法、剂量、时间、注意事项及可能发生的不良反应。

6. 了解患者的心理状态，向患者讲解疾病的相关知识，做好康复训练前的准备工作，增强患者康复的信心，缓解患者的焦虑、恐惧心理。

【住院第 2 日至第 3 日】

1. 每 1~2h 巡视患者，观察患者病情变化及用药后反应，观察患手肿胀、疼痛、创面愈合情况，以及患手制动情况抬高患肢；同时让患者听舒缓音乐或做其他感兴趣的事情，以分散其注意力，减轻疼痛。

2. 完成医嘱相关的治疗、处置、观察用药后反应,指导各项治疗、处置的配合要点及注意事项。

3. 做好早期康复护理评估及指导　早期功能训练包括功能位摆放;运动训练;作业训练;感觉训练(痛觉训练、温度觉训练、定位觉训练、辨别觉训练、织物觉训练、脱敏训练等);患手关节活动度训练;指导 ADL 训练等,早期预防挛缩和关节粘连等各种并发症的发生;给予患者相关物理因子治疗:红外线、蜡疗、微波、超短波、频谱治疗等。

4. 指导并协助完成各项化验及检查,掌握患者阳性检查或化验结果并告知患者及家属检查的意义及结果。

5. 做好生活护理及安全宣教

(1) 指导患者床上主动 / 被动活动,活动不便者卧床期间注意加强制动肢体以外的活动,自由活动者叮嘱病室内活动时注意安全,及时评估患者情况,做好体位性低血压相关性知识指导。

(2) 做好饮食指导,多吃高钙高营养食物及蔬菜水果,避免粗糙、干硬的食物,少食多餐,保持正常排便。

(3) 做好生活护理,指导并协助患者洗脸、刷牙、进食、大小便。

6. 了解患者的心理状态,向患者介绍同种疾病康复治愈成功的例子,增强患者治疗的信心,减轻焦虑、恐惧心理。

【住院第 4 日至第 12 日】

1. 每 2h 巡视患者,了解患者病情及生命体征变化,了解患者饮食及睡眠情况,向患者解释疼痛的原因,并根据疼痛的特点指导患者缓解疼痛的方法。

2. 做好康复护理指导

(1) 完成各项康复评定。

(2) 康复护理指导:包括功能位摆放、运动训练、作业训练、感觉训练(痛觉训练、温度觉训练、定位觉训练)、患手关节活动度训练,预防挛缩和关节粘连等各种并发症的发生;给予患者相关物理因子治疗:红外线、蜡疗、微波、超短波、频谱治疗等。可以鼓励患者热水浴,将患手放在 40~50℃热水中浸泡。防止关节挛缩、压力性损伤的发生。

(3) 指导 ADL 训练,帮助患者提升自理能力。

(4) 护士监督下病区内活动。

3. 做好疾病相关知识宣教,做好相关记录。

4. 完成医嘱相关治疗及处置,指导各项治疗、处置的配合要点及注意事项。

5. 做好生活及安全护理

(1) 饮食指导。

（2）指导患者注意休息，病区内活动时以不感觉疲劳为宜。

（3）卧床患者加强皮肤护理，保持床单位清洁、平整。

（4）病房每日开窗通风，避免交叉感染。

（5）指导并协助患者洗脸、刷牙、进食、大小便等。

6. 加强患者心理护理，多与患者沟通，向患者讲解康复训练的重要性，让患者参与到康复训练过程中，帮助患者从被动照顾转换为自我护理。

【住院第 13 日至第 19 日】

1. 每 2h 巡视患者，观察患者病情变化，及时了解患者疼痛情况变化。

2. 康复护理指导

（1）继续做好康复护理指导，加强各项康复训练：包括运动训练、作业训练、感觉训练（痛觉训练、温度觉训练定位觉训练、辨别觉训练、织物觉训练、脱敏训练等）、患手关节活动度训练、指导 ADL 训练等，早期预防挛缩和关节粘连等各种并发症的发生；给予患者相关物理因子治疗：红外线、蜡疗、微波、超短波、频谱治疗等。

（2）完成各项中期康复评定，根据评定结果进行针对性训练，落实康复计划。

3. 完成医嘱相关治疗及处置，落实患者各项检查检验报告是否完善，及时与医生沟通，遵医嘱复查异常项。

4. 做好生活及安全护理

（1）指导患者搭配合理、营养丰富的食物。

（2）训练时注意劳逸结合，医护人员及陪护监护下进行。

（3）康复护士在 PT 师、OT 师指导下，熟悉并掌握辅助器具性能，使用方法及注意事项，督促保护患者完成特定动作，发现问题及时纠正。做好患者使用矫形器具及其他辅助器具相关知识宣教。

5. 心理疏导，教育患者培养良好的心理素质，正确对待自身疾病，以良好的心态去面对困难和挑战，充分利用残余功能去代偿部分功能，尽最大努力去独立完成各种生活活动。

【住院第 19 日至出院日】

1. 每 2h 巡视患者，观察患者病情变化。

2. 完成医嘱相关的治疗、处置，加强康复指导。

3. 出院指导

（1）用药指导：遵医嘱按时准确服药，不可自行停药或减量，要注意观察药物不良反应，如有不适及时到医院就医。

（2）休息与活动指导：保持心情舒畅避免剧烈劳动，避免过度劳累，注意劳逸结合，保证充足的睡眠，建立良好的生活习惯。

（3）饮食指导：制订合理的膳食计划。

（4）康复训练指导：帮助患者制订出院后的康复训练计划，告知患者出院后继续坚持康复训练。教会家属基本的康复训练方法，如 ADL 指导、关节活动度的训练指导等，让家属参与到整个康复训练过程中，向家属讲解预防并发症的基本知识、安全及意外指导。

（5）并发症预防指导：再次强调预防并发症的重要性，重点是教育患者学会自我护理，避免发生并发症，不适时及时就医。

（6）告知复诊时间和地点，定期复诊。

4. 协助患者办理出院手续。

5. 做好出院后随访工作。随访内容包括饮食指导、心理护理、并发症预防与护理、康复训练指导等。

疾病相关评估表详见附表 12 主要关节 ROM 的测量方法、附表 26 汉密尔顿抑郁量表（HAMD）、附表 27 汉密尔顿焦虑量表（HAMA）、附表 36 视觉模拟评分法疼痛分级、附表 37 Barthel 指数评定量表。

（孙　鹏）

第六节　下腰痛的康复护理临床路径

（一）康复护理临床路径表

时间	住院第1日	住院第2日	住院第3日	住院第4日至第8日	住院第9日至第13日	住院第14日至出院日
护理评估	□ 疼痛评定 □ 腰椎及下肢活动度评定 □ 肌力评定 □ 腱反射 □ 神经功能评定 □ ADL评定 □ 身体状况评定 □ 感觉功能评定 □ Braden评分 □ 血栓风险评估 □ 跌倒风险评估 □ 心理社会状况评估	□ 疼痛评定 □ 腰椎及下肢活动度评定 □ 肌力评定 □ 感觉功能评定 □ 腱反射 □ 神经功能评定 □ ADL评定 □ Braden评分 □ 血栓风险评估 □ 跌倒风险评估 □ 心理状况评估	□ 疼痛评定 □ 腰椎及下肢活动度评定 □ 肌力评定 □ 感觉功能评定 □ 腱反射 □ 神经功能评定 □ ADL评定 □ Braden评分 □ 血栓风险评估 □ 跌倒风险评估 □ 心理状况评估	□ 疼痛评定 □ 腰椎及下肢活动度评定 □ 肌力评定 □ 感觉功能评定 □ 腱反射 □ 神经功能评定 □ ADL评定 □ Braden评分 □ 血栓风险评估 □ 跌倒风险评估 □ 心理状况评估	□ 疼痛评定 □ 腰椎及下肢活动度评定 □ 肌力评定 □ 感觉功能评定 □ 腱反射 □ 神经功能评定 □ ADL评定 □ 跌倒风险评估 □ 心理状况评估	□ 疼痛评定 □ 腰椎及下肢活动度评定 □ 肌力评定 □ 感觉功能评定 □ 腱反射 □ 神经功能评定 □ ADL评定 □ 跌倒风险评估 □ 心理状况评估
护理措施	□ 环境介绍 □ 住院须知 □ 主管医生 □ 责任护士 □ T,P,R,BP,体重(病情允许) □ 入院护理评估 □ 询问病史,体格检查 □ 协助更换病员服 □ 个人卫生处置	□ 2h巡视观察 □ 用药后反应 □ 治疗后反应 □ 其他 □ 康复护理 □ 轴向翻身 □ 踝泵训练 □ 股四头肌训练 □ 床上大小便训练 □ 完善相关检查	□ 2h巡视观察 □ 用药后反应 □ 治疗后反应 □ 其他 □ 康复护理 □ 轴向翻身 □ 踝泵训练 □ 股四头肌训练 □ 辅助器具康复训练	□ 2h巡视观察 □ 用药后反应 □ 治疗后反应 □ 其他 □ 康复护理 □ 轴向翻身 □ 踝泵训练 □ 股四头肌训练 □ 体位转换方法 □ 辅助器具康复	□ 2h巡视观察 □ 用药后反应 □ 治疗后反应 □ 其他 □ 康复护理 □ 体前屈练习 □ 体后伸练习 □ 体侧弯练习 □ 弓步行走练习 □ 后伸腿练习	□ 2h巡视观察 □ 用药后反应 □ 治疗后反应 □ 其他 □ 康复护理 □ 体前屈练习 □ 体后伸练习 □ 体侧弯练习 □ 弓步行走练习 □ 后伸腿练习

续表

时间	住院第1日	住院第2日	住院第3日	住院第4日至第8日	住院第9日至第13日	住院第14日至出院日
护理措施	□ 告知患者卧硬板床休息，指导家属及陪护协助轴向翻身，踝泵训练 □ 医嘱相关治疗、处置执行及指导 □ 采集标本，大小便标本 □ 口服药物 □ 静脉输液 □ 康复专科治疗 □ 其他 □ 皮肤护理 □ 2h巡视观察 □ 跌倒或坠床预防 □ 压力性损伤预防 □ 烫伤预防 □ 并发症预防 □ 特殊用药护理 □ 心理护理 □ 生活护理	□ 血常规+血型+Rh、尿常规、便常规 □ 肝功能 □ 肾功能 □ 电解质 □ 血糖 □ 凝血功能 □ 感染性疾病筛查(乙肝、丙肝、艾滋、梅毒等) □ 心电图 □ 肌电图 □ 心脏超声 □ 泌尿系统超声 □ 双下肢静脉超声 □ 胸部X线 □ 腰椎平片、CT/MRI □ 其他 □ 医嘱相关治疗、处置执行及指导 □ 采集标本	□ 床上大小便训练 □ 医嘱相关治疗、处置执行及指导 □ 采集标本 □ 口服药物 □ 静脉输液 □ 康复专科治疗 □ 了解各项检查结果，异常及时与医生沟通处理 □ 并发症预防 □ 肺部感染 □ 泌尿系统感染 □ 深静脉血栓 □ 体位性低血压 □ 腹胀、便秘 □ 压力性损伤 □ 性功能障碍 □ 失用性肌萎缩 □ 饮食指导:加强营养，避免粗糙、干硬的食物，少食多餐 □ 皮肤护理	□ 床上大小便训练 □ 医嘱相关治疗、处置执行及指导 □ 采集标本 □ 口服药物 □ 静脉输液 □ 康复专科治疗 □ 遵医嘱复查验项 □ 异常复查结果 □ 并发症预防 □ 肺部感染 □ 泌尿系统感染 □ 深静脉血栓 □ 体位性低血压 □ 腹胀、便秘 □ 压力性损伤 □ 性功能障碍 □ 失用性肌萎缩 □ 饮食指导:患者进食高热量、清淡、易消化、搭配合理、营养丰富的食物 □ 皮肤护理	□ 蹬足练习 □ 伸腰练习 □ Mckenzie式背伸肌训练 □ Williams式前屈肌训练 □ 腰背肌训练 □ 辅助器具康复训练 □ 医嘱相关治疗、处置执行及指导 □ 采集标本 □ 口服药物 □ 测量血压 □ 康复专科治疗 □ 其他 □ 遵医嘱复查结果 □ 异常化验项 □ 并发症预防 □ 肺部感染 □ 泌尿系统感染 □ 深静脉血栓 □ 体位性低血压 □ 腹胀、便秘	□ 蹬足练习 □ 伸腰练习 □ Mckenzie式背伸肌训练 □ Williams式屈肌训练 □ 腰背肌训练 □ 辅助器具康复训练 □ 医嘱相关治疗、处置执行及指导 □ 采集标本 □ 口服药物 □ 测量血压 □ 康复专科治疗 □ 其他 □ 遵医嘱复查结果 □ 异常化验项 □ 出院指导 □ 用药指导 □ 休息与活动指导 □ 饮食指导 □ 康复训练指导 □ 并发症的预防

续表

时间	住院第 1 日	住院第 2 日	住院第 3 日	住院第 4 日至 第 8 日	住院第 9 日至 第 13 日	住院第 14 日至 出院日
护理措施		□ 口服药物 □ 静脉输液 □ 康复专科治疗 □ 气压治疗 □ 运动疗法 □ 针灸治疗 □ 手法治疗 □ 腰椎牵引 □ 物理因子疗法 □ 腰围等辅助器 具佩戴 □ 局部封闭 □ 中药治疗 □ 西药治疗 □ 其他 □ 并发症预防 □ 肺部感染 □ 泌尿系统感染 □ 深静脉血栓 □ 体位性低血压 □ 腹胀、便秘 □ 压力性损伤 □ 性功能障碍 □ 失用性肌萎缩 □ 饮食指导：以清淡 易消化、高蛋白食 物为主。增加水分 及蔬菜水果的摄入	□ 特殊用药护理 □ 做好安全措施的 指导 □ 心理护理 □ 生活护理	□ 特殊用药护理 □ 心理护理 □ 生活护理	□ 压力性损伤 □ 性功能障碍 □ 失用性肌萎缩 □ 饮食指导：患者进 食高热量、清淡、 易消化,搭配合理、 营养丰富的食物 □ 皮肤护理 □ 特殊用药护理 □ 心理护理 □ 生活护理	□ 日常生活注意 事项 □ 告知复诊时间 和地点 □ 心理护理 □ 协助患者办理出 院手续 □ 出院后随访

续表

时间	住院第 1 日	住院第 2 日	住院第 3 日	住院第 4 日至第 8 日	住院第 9 日至第 13 日	住院第 14 日至出院日
护理措施		□ 皮肤护理 □ 特殊用药护理 □ 心理护理 □ 生活护理				
活动体位	□ 卧床休息,每 1~2h 轴向翻身一次 □ 床上主动/被动活动	□ 卧床休息,每 1~2h 轴向翻身一次 □ 床上主动/被动活动	□ 卧床休息,每 1~2h 轴向翻身一次 □ 床上主动/被动活动	□ 卧床休息,每 1~2h 轴向翻身一次 □ 床上主动/被动活动	□ 病区内活动 □ 病情允许佩戴腰围可病室内活动	□ 病区内活动 □ 病情允许佩戴腰围可病室内活动
健康教育	□ 入院宣教 □ 饮食宣教 □ 卧床休息,指导家属及陪护轴向翻身;使用佩戴腰围及辅助器具宣教 □ 安全宣教:防跌倒坠床溃伤意外 □ 告知检查的目的与意义 □ 用药宣教 □ 做好康复治疗前的准备	□ 饮食宣教,根据生化检查等,指导加强营养 □ 运动宣教:踝泵肌训练、股四头肌训练、体位变换的辅助方法 □ 安全宣教:活动时加强安全保护,防跌倒坠床溃伤意外 □ 评定宣教:各项中期康复评定的目的与意义 □ 检验宣教:介绍病情及规范留取各项检查告知其相关检查结果 □ 康复治疗方案宣教	□ 相关疾病知识宣教 □ 康复训练宣教:指导轴向翻身、踝泵训练、股四头肌训练 □ 安全宣教:活动时加强安全保护,防跌倒坠床溃伤意外 □ 预防并发症宣教 □ 用药宣教	□ 康复训练宣教:指导轴向翻身、踝泵训练、股四头肌训练 □ 安全宣教:活动时加强安全保护,防跌倒坠床溃伤意外 □ 评定宣教:各项中期康复评定的目的与意义 □ 检验宣教:复查结果异常化验项目的意义 □ 用药宣教	□ 康复训练宣教:指导体位方法,肌力训练,腰背肌训练 □ 安全宣教:活动时加强安全保护,防跌倒坠床溃伤意外 □ 使用佩戴腰围及辅助器具宣教 □ 评定宣教:各项评定的目的 □ 出院前康复方案实施目的与意义 □ 康复疗效宣教 □ 并发症预防宣教 □ 用药宣教 □ 相关疾病康复知识宣教	□ 向患者讲解出院后康复训练方法,向患者交代出院后的注意事项

（二）实施规范

【住院第 1 日】

1. 入院常规护理

（1）向患者介绍病区环境（医生办公室、护士站、卫生间、床单位、呼叫器）、物品放置、作息时间；介绍病区主任、护士长、主管医生及责任护士。

（2）测量生命体征、体重，通知医生接诊。

（3）询问患者既往史、家族史、过敏史等；体格检查，完成入院护理评估。

（4）协助更换病员服，修剪指（趾）甲、剃胡须，做好个人卫生处置。

2. 每 2h 巡视，观察病情。观察双下肢皮肤颜色、温觉、触觉、肢端动脉搏动情况，有无水肿；排尿、排便是否通畅；观察患者疼痛的情况等。

3. 常规安全防护教育

（1）早期腰部制动固定，防止二次损伤。

（2）对于有发生压力性损伤危险的患者，采取有效的预防措施；如有入院前压力性损伤应详细记录部位、面积、程度，做好压力性损伤危险因素评估，及时签署高危压力性损伤告知书并做好家属及陪护的宣教工作，同时采取相应的措施。

（3）对于行动不便、使用特殊药物、高龄等可能发生跌倒患者，及时做好跌倒或坠床风险评估，签署高危跌倒告知书，指导患者及陪护人员预防跌倒的相关知识。

（4）对于高龄、活动受限、感觉异常等患者，及时做好预防烫伤的风险评估和相关措施。

4. 根据医嘱进行相关治疗处置，指导各项治疗、处置的配合要点及注意事项。

5. 常规健康指导

（1）对有吸烟、饮酒嗜好者，应指导其戒烟、戒酒。

（2）早期介入饮食管理，给予高钙、富含粗纤维、高营养食物，增加水分和蔬菜水果的摄入。

（3）指导患者晚餐后禁食 8h 以上，次晨空腹采集血标本，留取大小便标本；告知各项检查的时间、地点及相关注意事项。

（4）指导家属及陪护正确体位摆放，定时轴向翻身，预防压力性损伤的发生。

（5）用药指导，告知患者正确的药物用法、剂量、时间及注意事项及可能发生的不良反应。

6. 了解患者的心理状态，向患者讲解疾病的相关知识，做好康复训练前的准备工作，增强患者康复的信心，缓解患者的焦虑、恐惧心理。

7. 做好生活护理,指导并协助患者洗脸、刷牙、进餐、大小便。

【住院第2日至第3日】

1. 每2h巡视患者,观察患者病情变化及用药后反应,观察了解患者饮食及睡眠情况。掌握患者疼痛的规律和特点,及时倾听患者主诉,去除导致疼痛的各种诱因,并告知医生处理。同时让患者听舒缓音乐或做其他感兴趣的事情,以分散其注意力,减轻疼痛。

2. 做好早期康复护理指导,包括正确体位摆放、腰椎牵引、轴向翻身、体位转换等,早期预防各种并发症的发生。

3. 指导并协助完成各项化验及检查,告知患者及家属检查的意义及结果。完成医嘱相关的治疗、处置,做好康复专科治疗,指导各项治疗、处置的配合要点及注意事项。

4. 做好生活护理及安全宣教

(1) 指导患者卧硬板床,注意保暖,床上主动/被动活动时,病室内活动时注意安全,逐步过渡,及时评估患者情况,做好体位性低血压相关性知识指导。

(2) 室内温度适宜,避免使用热水袋局部保暖,以防烫伤;高热时,指导患者多饮水,给予温水擦浴、物理降温,及时更换潮湿衣物必要时按医嘱使用退热药物。

(3) 做好饮食指导,避免粗糙、干硬的食物,少食多餐,保持正常排便,定时观察患者有无腹胀,肠鸣音是否正常,督促患者养成定时排便的习惯,3d以上未排便者通过腹部按摩,使用润滑剂、缓泻剂、人工排便,必要时灌肠等方式协助排便。

(4) 做好生活护理,指导并协助患者洗脸、刷牙、进食、大小便。

5. 了解患者的心理状态,向患者介绍同种疾病康复治愈成功的例子,增强患者治疗的信心,减轻焦虑、恐惧心理。

【住院第4日至第8日】

1. 每2h巡视患者,了解患者病情及生命体征变化,了解患者饮食及睡眠情况,向患者解释疼痛的原因,并根据疼痛的特点指导患者缓解疼痛的方法。

2. 做好康复护理指导

(1) 完成各项初期康复评定,1周后制订一次短期康复目标。

(2) 指导正确卧姿、协助患者轴向翻身,预防压力性损伤的发生。

(3) 注意是否存在体位性低血压症状,一旦发生头晕、面色苍白、虚脱等,立即予平卧位,抬高双下肢,并通知医生处理。

(4) 通过加强主动/被动活动、使用弹力袜、气压泵治疗仪等方式预防深静脉血栓的形成,若已发生深静脉血栓则注意患肢制动、抬高约10°~15°,勿热敷、按摩等；严密观察患肢周径变化，局部有无红、肿、热等现象及足背动脉搏动的情况；尽量避免选用患肢静脉输液或采血；按医嘱使用抗血栓的药物；注意观察有无出血倾向及肺栓塞临床表现。

（5）指导患者循序渐进地进行踝泵训练、股四头肌训练。

3. 做好疾病相关知识宣教，做好相关记录。

4. 完成医嘱相关治疗及处置，指导各项治疗、处置的配合要点及注意事项。

5. 做好生活及安全护理

（1）饮食指导：加强营养，避免粗糙、干硬的食物，少食多餐。

（2）指导患者注意休息，指导患者室内活动时以不感觉疲劳为宜，指导24h陪护，做好跌倒或坠床的预防。

（3）卧床患者加强皮肤护理，保持床单位清洁、平整，定时翻身或使用软垫保护，防止压力性损伤发生。

（4）病房每日开窗通风，避免交叉感染。

（5）指导并协助患者洗脸、刷牙、进食、大小便等。

6. 加强患者心理护理，多与患者沟通，向患者讲解康复训练的重要性，让患者参与到康复训练过程中，帮助患者从被动照顾转换为自我护理。

【住院第9日至第13日】

1. 定时巡视患者，观察患者病情变化，及时了解患者疼痛情况变化。

2. 继续做好康复护理指导

（1）指导患者循序渐进地进行腰背肌训练、肌力增强训练、Mckenzie式背伸肌训练、Williams式前屈肌训练。在原有基础上加强辅助器具康复训练及步行训练。

（2）完成各项中期康复评定，根据评定结果进行针对性训练，落实康复计划。

3. 完成医嘱相关治疗及处置，落实患者各项检查检验报告是否完善，及时与医生沟通，遵医嘱复查异常项。

4. 做好生活及安全护理

（1）指导患者进食高热量、清淡、易消化、搭配合理、营养丰富的食物。

（2）注意劳逸结合，医护人员及陪护监护下进行站立，做好体位性低血压的预防及护理。

（3）熟悉并掌握腰围及辅助器具性能、使用方法及注意事项，做好相关知识宣教。

5. 心理疏导，教育患者培养良好的心理素质，正确对待自身疾病，以良好的心态去面对困难和挑战，尽最大努力去独立完成各种日常活动。

【住院第 14 日至出院日】

1. 定时巡视患者,观察患者病情变化。

2. 完成医嘱相关的治疗、处置,加强康复指导。

3. 出院指导

(1) 用药指导:遵医嘱服药,若有疼痛持续、夜间难以入睡时,可短期服用非甾体抗炎药,并加以适量口服肌松弛剂,要注意观察药物的不良反应,如有不适及时到医院就医。

(2) 休息与活动指导:保持心情舒畅,急性期卧床休息,卧硬板床,姿势使脊柱放松;保持正确的站姿、坐姿,坐有靠背的椅子,可在腰后垫软枕保持腰的生理前凸;选择舒适、防滑的运动鞋,避免穿高跟鞋,鞋跟不超过 3cm 为宜,尽量避免弯腰,应采取屈髋、屈膝下蹲姿势捡拾地上物体,提取重物时应尽量使物体靠近胸腹部等避免腰部损伤;避免坐矮凳,避免剧烈劳动,避免过度劳累,避免久坐久站,注意保暖,注意劳逸结合,保证充足的睡眠,建立良好的生活习惯。

(3) 饮食指导:饮食应均衡,蛋白质、钙、维生素含量宜高,脂肪、胆固醇宜低。控制体重,劝阻患者戒烟。

(4) 康复训练指导:帮助患者制订出院后的康复训练计划,告知患者出院后继续坚持康复训练。教会家属基本的康复训练方法,如腰背肌训练(五点支撑法、三点支撑法、飞燕式)、肌力增强训练、Mckenzie 式背伸肌训练、Williams 式前屈肌训练,让家属参与到整个康复训练过程中,向家属讲解预防并发症的基本知识、安全及意外指导,防止二次残疾。

(5) 并发症预防指导:再次强调预防并发症的重要性,重点是教育患者学会自我护理,避免发生并发症,不适时及时就医。

(6) 告知复诊时间和地点,定期复诊。

4. 心理护理,改变患者对疼痛的认知,帮助患者学习自我控制和自我处理疼痛的能力。

5. 协助患者办理出院手续。

6. 做好出院后随访工作。随访内容包括饮食指导、心理护理、并发症预防与护理、康复训练指导等。

疾病相关评估表详见附表 26 汉密尔顿抑郁量表(HAMD)、附表 37 Barthel 指数评定量表、附表 38 下腰痛评价表。

(葛 芳)

第七节　肩周炎的康复护理临床路径

（一）康复护理临床路径表

时间	住院第 1 日	住院第 2 日	住院第 3 日	住院第 4 日至第 14 日	住院第 15 日至第 20 日	住院第 21 日至出院日
护理评估	□ 疼痛评定 □ 肩关节的 ROM 测量 □ ADL 评定 □ 肌力评定 □ Rewe 肩功能评定 □ 跌倒风险评估 □ 心理社会状态评估	□ 疼痛评定 □ 肩关节的 ROM 测量 □ ADL 评定 □ 肌力评定 □ Rewe 肩功能评定 □ 跌倒风险评估 □ 心理状态评估	□ 疼痛评定 □ 肩关节的 ROM 测量 □ ADL 评定 □ 简式上肢 Fugl-Meyer 运动功能评定 □ 跌倒风险评估 □ 心理状态评估	□ 疼痛评定 □ 肩关节的 ROM 测量 □ ADL 评定 □ 肌力评定 □ Rewe 肩功能评定 □ 跌倒风险评估 □ 心理状态评估	□ 疼痛评定 □ 肩关节的 ROM 测量 □ ADL 评定 □ 肌力评定 □ Rewe 肩功能评定 □ 跌倒风险评估 □ 心理状态评估	□ 疼痛评定 □ 肩关节的 ROM 测量 □ ADL 评定 □ 肌力评定 □ Rewe 肩功能评定 □ 简式上肢 Fugl-Meyer 运动功能评定 □ 跌倒风险评估 □ 心理社会状态评估
护理措施	□ 环境介绍 □ 住院须知 □ 主管医生 □ 责任护士 □ T,P,R,BP,体重 □ 入院护理评估 □ 询问病史,体格检查 □ 协助更换病员服,个人卫生处置 □ 遵医嘱选择饮食类型	□ 2h 巡视观察 □ 用药后反应 □ 治疗后反应 □ 其他 □ 康复护理 □ 患肩正确的体位摆放指导 □ 保护肩关节 □ 肩关节活动度训练 □ 肌力训练 □ 下垂摆动训练 □ 体操棒训练	□ 2h 巡视观察 □ 用药后反应 □ 治疗后反应 □ 其他 □ 康复护理 □ 患肩正确的体位摆放指导 □ 保护肩关节 □ 肩关节活动度训练 □ 肌力训练 □ 下垂摆动训练	□ 2h 巡视观察 □ 用药后反应 □ 治疗后反应 □ 其他 □ 康复护理 □ 患肩正确的体位摆放指导 □ 保护肩关节 □ 肩关节活动度训练 □ 肌力训练 □ 下垂摆动训练	□ 2h 巡视观察 □ 用药后反应 □ 治疗后反应 □ 其他 □ 康复护理 □ 患肩正确的体位摆放指导 □ 保护肩关节 □ 肩关节活动度训练 □ 肌力训练 □ 下垂摆动训练	□ 2h 巡视观察 □ 用药后反应 □ 治疗后反应 □ 其他 □ 康复护理 □ 患肩正确的体位摆放指导 □ 保护肩关节 □ 肩关节活动度训练 □ 肌力训练 □ 下垂摆动训练

续表

时间	住院第 1 日	住院第 2 日	住院第 3 日	住院第 4 日至第 14 日	住院第 15 日至第 20 日	住院第 21 日至出院日
护理措施	□ 指导患者及陪护患侧肩的体位摆放，以保护肩关节 □ 医嘱相关治疗、处置执行及指导 □ 采集血标本、大小便标本 □ 胸片 □ 心电图 □ 肩关节正侧位片 □ 口服药物 □ 康复专科治疗 □ 其他 □ 皮肤护理 □ 2h 巡视观察 □ 跌倒或坠床预防 □ 压力性损伤预防 □ 烫伤预防 □ 并发症预防 □ 特殊用药护理 □ 心理护理 □ 生活护理	□ 指导患侧 ADL 训练 □ 完善相关检查 □ 血常规、尿常规、大便常规 □ 肝功能 □ 肾功能 □ 风湿 □ 血糖 □ 凝血功能 □ 血脂 □ 肩关节 CT 或 MRI □ 其他 □ 医嘱相关治疗及指导 □ 置执行及指导 □ 采集标本 □ 口服药物 □ 测量血压 □ 康复专科治疗 □ 运动治疗 □ 针灸治疗 □ 推拿治疗 □ 物理治疗法	□ 体操棒训练 □ 指导患侧 ADL 训练 □ 医嘱相关治疗、处置执行及指导 □ 采集标本 □ 口服药物 □ 测量血压 □ 康复专科治疗 □ 其他 □ 了解各项检查、检验结果，异常及时与医生沟通，并对异常项目遵医嘱正确执行治疗护理 □ 并发症预防 □ 便秘 □ 肌萎缩 □ 饮食指导 □ 皮肤护理 □ 特殊用药护理 □ 心理护理 □ 做好安全措施的指导	□ 体操棒训练 □ 指导患侧 ADL 训练 □ 医嘱相关治疗、处置执行及指导 □ 采集标本 □ 口服药物 □ 测量血压 □ 康复专科治疗 □ 遵医嘱复查结果 □ 异常化验项目 □ 并发症预防 □ 便秘 □ 肌萎缩 □ 饮食指导 □ 皮肤护理 □ 特殊用药护理 □ 心理护理 □ 做好安全措施的指导 □ 生活护理	□ 体操棒训练 □ 指导患侧 ADL 训练 □ 医嘱相关治疗、处置执行及指导 □ 采集标本 □ 口服药物 □ 症状无改善，复查肩关节 X 线、CT 或 MRI □ 测量血压 □ 康复专科治疗 □ 其他 □ 遵医嘱复查结果 □ 异常化验项目 □ 并发症预防 □ 便秘 □ 肌萎缩 □ 饮食指导 □ 皮肤护理 □ 特殊用药护理 □ 心理护理 □ 做好安全措施的指导	□ 体操棒训练 □ 指导患侧 ADL 训练 □ 医嘱相关治疗、处置执行及指导 □ 采集标本 □ 口服药物 □ 测量血压 □ 康复专科治疗 □ 遵医嘱复查结果 □ 异常化验项目 □ 出院指导 □ 用药指导 □ 休息与活动指导 □ 饮食指导 □ 康复训练指导 □ 并发症的预防 □ 日常生活注意事项 □ 告知复诊时间和地点 □ 心理护理

续表

时间	住院第1日	住院第2日	住院第3日	住院第4日至第14日	住院第15日至第20日	住院第21日至出院日
护理措施		□ 局部封闭 □ 关节松动术 □ 拔罐治疗 □ 中药治疗 □ 西药治疗 □ 其他 □ 并发症预防： □ 便秘 □ 肌萎缩 □ 饮食指导：以清淡易消化,高蛋白食物为主。增加水分及蔬菜,水果的摄入 □ 皮肤护理 □ 特殊用药护理 □ 心理护理 □ 生活护理	□ 生活护理		□ 生活护理	□ 协助患者办理出院手续 □ 出院后随访
活动体位	□ 卧床休息,仰卧位:患侧肩下放置一薄枕,使肩关节呈水平位;健侧卧位:在胸前放置枕头,将患肢放置上面	□ 卧床休息,仰卧位:患侧肩下放置一薄枕,使肩关节呈水平位;健侧卧位:在胸前放置枕头,将患肢放置上面	□ 卧床休息,患侧肩正确的体位摆放 □ 同一体位下,避免长时间肩关节负荷 □ 疼痛减轻情况下,患侧进行训练	□ 卧床休息,患侧肩正确的体位摆放 □ 同一体位下,避免长时间肩关节负荷 □ 疼痛减轻情况下,患侧进行训练	□ 卧床休息,患侧肩正确的体位摆放 □ 同一体位下,避免长时间肩关节负荷 □ 疼痛减轻情况下,患侧进行训练	□ 卧床休息,患侧肩正确的体位摆放 □ 同一体位下,避免长时间肩关节负荷 □ 疼痛减轻情况下,患侧进行训练

续表

时间	住院第1日	住院第2日	住院第3日	住院第4日至第14日	住院第15日至第20日	住院第21日至出院日
活动体位	□同一体位下,避免长时间肩关节负荷	□同一体位下,避免长时间肩关节负荷,疼痛减轻情下,患侧进行训练	□病室内活动	□病室内活动	□病区内活动	□病区内活动
健康教育	□入院宣教 □饮食宣教 □指导患者及陪护的体位摆放 □安全宣教:防跌倒、坠床、烫伤意外 □告知检查的目的与意义 □用药宣教 □知识相关知识:告知疾病相关知识,了解护理评估情况 □做好康复治疗前的准备	□饮食宣教:根据个体化检查等,指导加强营养 □运动宣教:患侧肩关节活动度训练、体操及下垂摆动、体操棒训练,患侧ADL技能训练方法 □安全宣教:活动时注意安全,防跌倒、坠床意外 □评定宣教:各项评定的目的与意义 □检验宣教:规范各项检验取标本及相关检查结果 □遵医嘱做好针对患者康复治疗目的、作用、注意事项的沟通告知,主动指引患者至康复地点	□强化相关疾病知识宣教 □强化康复训练宣教:患侧肩活动、患侧肩关节活动度训练、体操及下垂摆动、体操棒训练、患侧ADL技能训练、患侧ADL技能训练注意事项 □强化安全宣教:活动时注意安全,防跌倒或坠床意外预防并发症宣教 □用药宣教	□强化康复训练宣教:患侧肩功能锻炼 □强化安全宣教 □评定宣教:阶段性康复评定的目的与意义 □康复治疗方案宣教 □检验宣教:复查结果异常化验项目的意义 □用药宣教	□强化康复训练宣教:患侧肩功能锻炼 □强化安全宣教:各项出院前康复评定的目的与意义 □康复实施方案及疗效宣教 □并发症预防宣教 □用药宣教 □加强相关疾康复知识宣教	□向患者讲解出院后康复训练方法,向患者交代出院后的注意事项

（二）实施规范

【住院第1日】

1. 入院常规护理

（1）向患者介绍病区环境（医生办公室、护士站、卫生间、床单位、呼叫器）、物品放置、作息时间；介绍病区主任、护士长、主管医生、康复治疗师及责任护士。

（2）测量生命体征、体重，通知医生接诊。

（3）询问患者既往史、家族史、过敏史等；体格检查，完成入院护理评估。

（4）协助更换病员服，修剪指（趾）甲、剃胡须，做好个人卫生处置。

2. 每2h巡视，观察病情。观察患者生命体征情况；观察患者疼痛情况等。

3. 常规安全防护教育

（1）对于行动不便、使用特殊药物、高龄等可能发生跌倒患者，及时做好跌倒或坠床风险评估，签署高危跌倒告知书，指导患者及陪护人员预防跌倒的相关知识。

（2）对于高龄、感觉异常等患者，及时做好预防烫伤的风险评估和相关措施。

4. 根据医嘱进行相关治疗处置，指导各项治疗、处置的配合要点及注意事项。

5. 常规健康指导

（1）健康指导对有吸烟、饮酒嗜好者，应指导其戒烟、戒酒。

（2）根据既往史选择饮食类型，指导患者合理饮食。

（3）指导患者晚餐后禁食8h以上，次晨空腹采集血标本，留取大小便标本；告知各项检查的时间、地点及相关注意事项。

（4）指导患者及陪护患侧肩正确的体位摆放，保护肩关节。

（5）用药指导，告知患者正确的药物用法、剂量、时间及注意事项及可能发生的不良反应。

6. 了解患者的心理状态，向患者讲解疾病的相关知识，做好康复训练前的准备工作，增强患者康复的信心，缓解患者的焦虑、恐惧心理。

7. 做好生活护理，指导协助完成日常晨晚间护理。

【住院第2日至第3日】

1. 每2h巡视患者，观察患者病情变化、用药后反应及康复治疗后反应，观察了解患者饮食及睡眠情况。掌握患者疼痛的规律和特点，及时倾听患者主诉，去除导致疼痛的各种诱因，并告知医生处理。同时让患者听舒缓音乐或做其他感兴趣的事情，以分散其注意力，减轻疼痛。

2. 好康复护理指导 包括患侧肩正确的体位摆放、患侧肩关节活动度训练、患侧肌力训练、下垂摆动训练、体操棒训练、患侧 ADL 技能训练等,早期预防并发症的发生。其中肌力训练:患肩固定状态下,进行肩关节内收、外展、内旋、外旋、上举的等长肌力训练,维持和增强肩关节周围肌的肌力。

3. 指导并协助完成各项化验及检查,告知患者及家属检查的意义及结果。完成医嘱相关的治疗、处置,做好康复专科治疗,指导各项治疗、处置的配合要点及注意事项。

4. 做好生活护理及安全宣教

(1) 指导患者病室内活动时注意安全,及时评估患者情况,做好训练时或活动中保护肩关节相关性知识指导。

(2) 注意患侧肩部保暖,避免使用热水袋局部保暖,以防烫伤。

(3) 做好饮食指导,保持正常排便,定时观察患者有无腹胀,肠鸣音是否正常,督促患者养成定时排便的习惯,3d 以上未排便者通过腹部按摩,使用润滑剂、缓泻剂或中医适宜技术促进排便,必要时灌肠等方式协助排便。

(4) 做好生活护理,指导协助完成日常晨晚间护理。

5. 做好用药指导。

6. 了解患者的心理状态,向患者介绍同种疾病康复治愈成功的例子,增强患者治疗的信心,减轻焦虑、恐惧心理。

【住院第 4 日至第 14 日】

1. 每 2h 巡视患者,了解患者病情和肢体功能情况进行观察、生命体征变化及康复治疗后的效果及不良反应,了解患者饮食及睡眠情况,向患者解释疼痛的原因,并根据疼痛的特点指导患者缓解疼痛的方法。

2. 做好康复护理指导

(1) 完成各项初期康复评定,1 周制订一次短期康复目标。

(2) 指导患侧肩正确的体位摆放,维持良好的姿势,减轻对患肩的挤压,做好患侧肩关节活动度训练防止肌萎缩的发生。

(3) 待患者疼痛减轻的情况下,讲解下垂摆动训练、体操棒训练、患侧 ADL 技能训练的方法和注意事项。

3. 做好疾病相关知识宣教,做好相关记录。

4. 完成医嘱相关治疗及处置,指导各项治疗、处置的配合要点及注意事项。

5. 做好生活及安全护理

(1) 饮食指导。

(2) 指导患者康复训练要劳逸结合,注意局部保暖,做好跌倒或坠床的预防。

(3) 保持床单位清洁、平整。

（4）病房每日开窗通风，避免交叉感染。

（5）指导协助完成日常晨晚间护理。

6. 加强患者心理护理，多与患者沟通，向患者讲解康复训练的重要性，提高患者康复训练的依从性。

【住院第 15 日至第 20 日】

1. 定时巡视患者，观察患者病情变化，及时了解患者疼痛情况变化，及康复治疗后的效果。

2. 继续做好康复护理指导，做好宣教指导，完成阶段性的康复评定，根据评定结果进行康复护理方案调整，落实康复计划。

3. 完成医嘱相关治疗及处置，落实患者各项检查检验报告是否完善，及时与医生沟通，遵医嘱复查异常项。

4. 做好生活及安全护理

（1）康复训练注意劳逸结合，在同一体位下避免长时间患侧肩关节负荷，疼痛明显时，要注意患侧肩关节休息，防止再次发生疲劳性损伤。

（2）患侧肩部注意保暖，避免使用热水袋局部保暖，以防烫伤。

（3）指导协助完成日常晨晚间护理。

5. 心理疏导，教育患者正确对待自身疾病，以良好的心态去面对困难和挑战，改变患者对疼痛的认知。

【住院第 21 日至出院日】

1. 定时巡视患者，观察患者病情变化。

2. 完成医嘱相关的治疗、处置，加强康复指导。

3. 出院指导

（1）用药指导：遵医嘱服药，若疼痛持续、夜间难以入睡时，可短期服用非甾体抗炎药，并加以适量口服肌松弛剂，要注意观察药物的不良反应，如有不适及时到医院就医。

（2）休息与活动指导：保持心情舒畅，根据自身疼痛耐受情况进行适当的锻炼，尽量减少患侧手提举重物或过多活动肩关节，注意劳逸结合，避免肩关节受风寒。

（3）饮食指导。

（4）康复训练指导：帮助患者制订出院后的康复训练计划，告知患者出院后继续坚持康复训练。教会患者回家最有效的治疗锻炼方法，如梳头、爬墙练习、揽腰、拉轮练习、屈肘甩手、展翅站立，腹式深呼吸和局部自我按摩等，向患者讲解预防锻炼时安全及意外指导，防止二次受伤。

（5）告知复诊时间和地点，定期复诊。

4. 心理护理，改变患者对疼痛的认知，帮助患者学习自我控制和自我处理疼痛的能力。

5. 协助患者办理出院手续。

6. 做好出院后随访工作。随访内容包括疼痛护理、用药指导、心理护理、康复训练指导等。

疾病相关评估表详见附表 39 简式上肢 Fugl-Meyer 运动功能评定法、附表 41 Rewe 肩功能评定标准。

（葛　芳）

第八节 骨关节炎（大关节）的康复护理临床路径

（一）康复护理临床路径表

时间	住院第 1 日	住院第 2 日至第 3 日	住院第 4 日至第 12 日	住院第 13 日至第 19 日	住院第 20 日至第 25 日	住院第 26 日至出院日
护理评估	□ ADL 评定 □ 肢围和关节周径的测量 □ 肌力评定 □ 关节活动度评定 □ 感觉功能评定 □ 平衡功能评定 □ Holden 步行能力评定 □ Braden 评估 □ 血栓风险评估 □ 跌倒风险评估 □ 营养风险筛查 □ 疼痛评定 □ 心理社会状况评估	□ ADL 评定 □ 肢围和关节周径的测量 □ 肌力评定 □ 关节活动度评定 □ Braden 评分 □ 跌倒风险评估 □ 疼痛评定 □ 心理状况评估	□ ADL 评定 □ 肢围和关节周径的测量 □ 肌力评定 □ 关节活动度评定 □ 感觉功能评定 □ 平衡功能评定 □ Holden 步行能力评定 □ Braden 评分 □ 跌倒风险评估 □ 疼痛评定 □ 心理状况评估	□ ADL 评定 □ 肢围和关节周径的测量 □ 肌力评定 □ 关节活动度评定 □ 感觉功能评定 □ 平衡功能评定 □ Holden 步行能力评定 □ Braden 评分 □ 血栓风险评估 □ 跌倒风险评估 □ 营养风险筛查 □ 疼痛评定 □ 心理状况评估	□ ADL 评定 □ 肢围和关节周径的测量 □ 肌力评定 □ 关节活动度评定 □ 感觉功能评定 □ 平衡功能评定 □ Holden 步行能力评定 □ Braden 评分 □ 跌倒风险评定 □ 疼痛评定 □ 心理状况评估	□ ADL 评定 □ 肢围和关节周径的测量 □ 肌力评定 □ 关节活动度评定 □ 感觉功能评定 □ 平衡功能评定 □ Holden 步行能力评定 □ Braden 评分 □ 血栓风险评估 □ 跌倒风险评估 □ 营养风险筛查 □ 疼痛评定 □ 心理社会状况评估
护理措施	□ 环境介绍 □ 住院须知 □ 主管医生 □ 责任护士 □ 测量 T、P、R、BP、体重（病情允许） □ 协助更换病员服 □ 个人卫生处置 □ 根据医嘱选择合	□ 1~2h 巡视观察 □ 观察肢体血运、感觉等情况 □ 用药后反应 □ 其他 □ 康复护理 □ 功能位摆放 □ 定时翻身 □ 肌力训练	□ 2h 巡视观察 □ 观察肢体血运、感觉等情况 □ 用药后反应 □ 其他 □ 康复护理 □ 功能位摆放 □ 定时翻身 □ 肢体关节活动	□ 2h 巡视观察 □ 观察肢体血运、感觉等情况 □ 用药后反应 □ 其他 □ 康复护理 □ 功能位摆放 □ 肢体关节活动度训练	□ 2h 巡视观察 □ 观察肢体血运、感觉等情况 □ 用药后反应 □ 其他 □ 康复护理 □ 功能位摆放 □ 肢体关节活动度训练	□ 2h 巡视观察 □ 观察肢体血运、感觉等情况 □ 用药后反应 □ 其他 □ 康复护理 □ 功能位摆放 □ 肢体关节活动度训练

续表

时间 护理措施	住院第 1 日	住院第 2 日至 第 3 日	住院第 4 日至 第 12 日	住院第 13 日至 第 19 日	住院第 20 日至 第 25 日	住院第 26 日至 出院日
	□ 适的饮食 □ 医嘱相关治疗执行及指导 □ 用药护理 □ 康复专科治疗 □ 其他 □ 皮肤及管道护理 □ 1~2h 巡视观察病情情况 □ 观察肢体血运、感觉等情况 □ 用药不良反应 □ 其他 □ 跌倒或坠床预防 □ 压力性损伤预防 □ 烫伤预防 □ 并发症预防 □ 心理护理 □ 生活护理	□ 体位转换、移乘辅助方法 □ 起坐动作训练 □ 指导 ADL 训练 □ 晨起采集血、尿、便等标本 □ 联系护工或根据病情情况陪送做检查 □ 心电图 □ 超声 □ 相关关节的 X 线、CT、MRI □ 其他 □ 医嘱相关治疗、处置执行及指导 □ 用药护理 □ 康复专科治疗 □ 气压治疗 □ 运动疗法 □ 关节活动度训练 □ 针灸治疗 □ 推拿治疗	□ 度训练 □ 肌力训练 □ 等长收缩 □ 等张收缩 □ 体位转换、移乘辅助方法 □ 起坐动作训练 □ 关节操体操 □ 脊柱体操 □ 髋关节体操 □ 膝关节体操 □ 踝关节体操 □ 辅助器具康复训练 □ 指导 ADL 训练 □ 医嘱相关治疗、处置执行及指导 □ 用药护理 □ 康复专科治疗 □ 气压治疗 □ 运动疗法 □ 关节活动度训练 □ 针灸治疗	□ 肌力训练 □ 等长收缩 □ 等张收缩 □ 体位转换 □ 关节操训练 □ 脊柱体操 □ 髋关节体操 □ 膝关节体操 □ 踝关节体操 □ 辅助器具康复训练 □ 步行训练 □ 指导 ADL 训练 □ 医嘱相关治疗、处置执行及指导 □ 采集标本、遵医嘱复查查结果异常 □ 常规检验检查 □ 用药护理 □ 康复专科治疗 □ 其他 □ 并发症预防 □ 关节僵硬	□ 肌力训练 □ 体位转换 □ 关节操训练 □ 辅助器具康复训练 □ 步行训练 □ 指导 ADL 训练 □ 医嘱相关治疗、处置执行及指导 □ 用药护理 □ 康复专科治疗 □ 其他 □ 并发症预防 □ 关节僵硬 □ 肌肉萎缩 □ 深静脉血栓 □ 感染 □ 坏死 □ 饮食指导 □ 皮肤护理 □ 心理护理 □ 生活护理	□ 肌力训练 □ 辅助器具康复训练 □ 步行训练 □ 指导 ADL 训练 □ 出院指导 □ 休息与活动指导 □ 饮食指导 □ 用药指导 □ 居家环境改造 □ 居家康复训练指导 □ 并发症的预防 □ 告知复诊时间和地点 □ 心理护理 □ 协助患者办理出院手续 □ 出院后随访

续表

时间	住院第 1 日	住院第 2 日至第 3 日	住院第 4 日至第 12 日	住院第 13 日至第 19 日	住院第 20 日至第 25 日	住院第 26 日至出院日
护理措施		□ 物理因子疗法 □ 其他 □ 了解各项检查结果,异常及时与医生沟通处理 □ 并发症预防 □ 关节僵硬 □ 肌肉萎缩 □ 深静脉血栓 □ 感染 □ 坏死 □ 饮食指导 □ 心理护理 □ 生活护理	□ 推拿治疗 □ 物理因子疗法 □ 其他 □ 了解各项检查结果,异常及时与医生沟通处理 □ 并发症预防 □ 关节僵硬 □ 肌肉萎缩 □ 深静脉血栓 □ 感染 □ 坏死 □ 饮食指导 □ 皮肤护理 □ 心理护理 □ 生活护理	□ 肌肉萎缩 □ 深静脉血栓 □ 感染 □ 坏死 □ 饮食指导 □ 皮肤护理 □ 心理护理 □ 生活护理		
活动体位	卧床休息,做好关节保护,必要时每 1~2h 翻身一次 床上主动/被动活动 病情允许可病室内轮椅活动	卧床休息,做好关节保护,必要时每 1~2h 翻身一次 床上主动/被动活动 病情允许可病室内轮椅活动	□ 床上主动/被动活动 □ 病区内轮椅活动 □ 使用辅助器站立训练	□ 床上主动/被动活动 □ 使用辅助器站立训练 □ 辅助器下行走	□ 床上主动/被动活动 □ 辅助器下行走	□ 辅助下行走或独立行走

续表

时间	住院第 1 日	住院第 2 日至第 3 日	住院第 4 日至第 12 日	住院第 13 日至第 19 日	住院第 20 日至第 25 日	住院第 26 日至出院日
健康教育	□ 入院宣教 □ 饮食宣教 □ 康复护理技能指导:功能位摆放、体位转换、轮椅使用及减压等指导 □ 安全宣教:防跌倒、坠床、烫伤等 □ 告知检查的目的与意义 □ 用药宣教 □ 做好床边康复护理前的宣教 □ 心理健康教育	□ 检验检查结果宣教 □ 饮食宣教,必要时根据检验、检查结果,调整饮食 □ 康复评定宣教:各项初期康复评定的目的与意义 □ 康复治疗方案宣教 □ 康复护理技能指导:功能位摆放、体位转换、轮椅使用及减压等指导 □ 预防并发症宣教 □ 用药宣教 □ 安全宣教	□ 疾病相关知识宣教 □ 康复护理技能指导:功能位摆放、体位转换等指导 □ 康复医疗体操、辅助具使用指导 □ 预防并发症宣教 □ 用药宣教 □ 安全宣教	□ 检验宣教:复查结果异常化验项目的意义 □ 康复评定宣教:各项中期康复评定的目的与意义 □ 康复治疗方案宣教 □ 使用佩戴矫形器具及其他辅助具宣教 □ 康复护理技能指导:在辅助器下站立及行走训练及劳人监护指导 □ 预防并发症宣教 □ 用药宣教 □ 安全宣教 □ 心理健康教育	□ 康复评定宣教:各项出院前康复评定的目的与意义 □ 康复实施方案及疗效宣教 □ 使用佩戴矫形器具及其他辅助具宣教 □ 康复护理技能指导:在辅助器下行走训练及劳人监护指导 □ 预防并发症宣教 □ 用药宣教 □ 安全宣教	□ 向患者讲解出院后康复训练方法,向患者交代出院后复诊及居家注意事项

（二）实施规范

【住院第1日】

1. 入院常规护理

（1）向患者介绍病区环境（医生办公室、护士站、卫生间、床单位、呼叫器）、物品放置、作息时间；介绍病区主任、护士长、主管医生及责任护士。

（2）测量生命体征、体重，通知医生接诊。

（3）询问患者既往史、家族史、过敏史等；体格检查，完成入院护理评估。

（4）协助更换病员服，修剪指（趾）甲、剃胡须，做好个人卫生处置。

2. 每1~2h巡视，观察病情，特别注意观察肢体关节有无疼痛及肿胀，以及双下肢血液循环、感觉、运动及足背动脉情况。

3. 按医嘱进行相关治疗，指导各项治疗、康复护理及注意事项。

4. 健康指导

（1）对有吸烟、饮酒嗜好者，应劝其戒酒。

（2）指导患者多饮水，每天2 000~2 500ml，合理饮食，均衡膳食，少量多餐，增加水分及蔬菜水果的摄入。多进食富含钙的食物，如牛奶、豆类、虾皮，预防骨质疏松。

（3）指导患者晚餐后禁食8h以上，次晨空腹采集血标本，留取大小便标本的方法；告知各项检查的时间、地点及相关注意事项。

（4）合理休息及正确体位：急性期患者常伴有局部红、肿、热、痛等症状，应以卧床休息为主；卧床时指导患者尽量避免睡软床垫，为了减轻疼痛，有时可在关节下方放一小枕，使关节处于放松状态；亚急性期患者仍需卧床休息，但卧床时间应逐渐减少；卧床期间定时翻身，做好皮肤护理，预防压力性损伤、关节僵硬等并发症发生。

（5）做好康复护理技能指导：包括功能位摆放、体位转换、坐轮椅患者教会轮椅正确使用及轮椅减压。

（6）患者如带有导尿管等管道时，应做好妥善固定，保持引流通畅，引流袋勿放置高于膀胱水平，观察引流液的量、颜色、性质等变化。

（7）用药指导，告知患者正确的药物用法、剂量、时间及注意事项及可能发生的不良反应。

（8）了解患者的心理状态，向患者讲解疾病的相关知识，做好康复训练前的准备工作，增强患者康复的信心，缓解患者的焦虑、恐惧心理。

（9）做好生活护理，指导并协助患者洗脸、刷牙、进餐，协助大小便。

5. 安全教育

（1）压力性损伤高危患者，应采取有效的预防措施；如入院前已发生压力性损伤的患者应详细记录压力性损伤的部位、面积、程度，做好压力性损伤危险因素评估,签署高危压力性损伤告知书并做好家属及陪护的宣教工作,同时采取相应的措施。

(2) 对于行动不便、使用特殊药物、高龄等存在高危跌倒风险的患者,及时做好跌倒或坠床风险评估,签署高危跌倒告知书,指导患者及陪护人员预防跌倒的相关知识。

(3) 对于高龄、活动受限、感觉异常等患者,及时做好预防烫伤的风险评估和相关措施。病变关节有感觉异常时,应告知患者如何使用正确使用冰袋或热敷,防止冻伤、烫伤。

【住院第 2 日至第 3 日】

1. 每 1~2h 巡视,骨关节炎急性发作时最主要的治疗是休息。关节炎早期或关节肿胀、疼痛明显时,会应用糖皮质激素类或消炎镇痛类药,这些药物在减轻症状同时易引起胃肠道出血、肝肾功能的损害,护士应注意观察患者用药后反应,指导合理按时用药,不可随意停药。同时掌握患者疼痛的规律和特点,及时倾听患者主诉,去除导致疼痛的各种诱因,并告知医生处理。

2. 指导并协助完成各项检验及检查,告知患者及家属检验检查的意义及结果。

3. 告知患者康复初期评定目的与意义及康复治疗方案,按医嘱予气压、关节主动 / 被动活动、物理因子、运动疗法、中医传统等治疗。

4. 做好早期康复护理指导。包括功能位摆放、体位转换、移乘辅助方法、翻身动作训练、起坐动作训练、指导 ADL 训练。

5. 预防并发症的发生

(1) 关节僵硬或肌肉萎缩:大多是由于关节炎症使患者运动减少而出现局部组织粘连、疼痛导致关节活动受限、肌肉萎缩;因此护士应指导患者受累的关节充分休息,一旦关节炎症状消除,应尽快恢复受累关节的有效活动。

(2) 深静脉血栓:多由于患者长时间卧床或运动减少导致下肢肌肉处于松弛状态,致使血流减慢或淤滞引起;当患肢出现局部肿胀、疼痛等情况需警惕深静脉血栓发生,必要时行超声等检查,发现血栓后,患肢立即抬高制动,勿热敷、按摩;并严密观察有无胸闷、呼吸困难等肺栓塞表现,以及患肢肢围、局部有无红、肿、热、痛及足背动脉搏动情况;尽量避免选用患肢静脉输液或采血;按医嘱使用抗血栓的药物;注意观察用药期间有无出血倾向。因此,卧床期间,关节炎症状消除时在遵循无痛原则情况下应增加关节主动 / 被动活动。

(3) 感染或坏死:观察患者有无发热、局部有无红、肿、热、痛等情况,一旦发生应积极抗炎或对症治疗。

【住院第 4 日至第 12 日】

1. 每 2h 巡视患者,了解患者病情及生命体征变化,了解患者饮食及睡眠情况,向患者解释疼痛的原因,并根据疼痛的特点指导患者缓解疼痛的方法。

2. 做好康复护理指导

(1) 协助患者定时翻身、提高体位摆放的依从性,做好肢体关节活动度训练,防止关节僵硬、肌肉萎缩的发生。

(2) 做好康复护理技能指导:包括功能位摆放、体位转换、移乘辅助方法、翻身动作训练、起坐动作训练、指导 ADL 训练、辅助器具康复训练等。

(3) 由治疗师根据病变关节功能状况,进行循序渐进的肌力训练,初期可采用等长收缩,使肌肉产生最大的张力而对关节的应力最小。待关节炎症消失,采用等张收缩,泳池或水中都可以进行有效的等张收缩;然后逐步过渡到相应的脊柱、髋、膝、踝等关节的康复医疗体操,关节操可以有效地预防关节僵硬、改善关节活动,在做操前,病情允许可对受累关节做按摩或热敷,防止损伤,提高疗效。做操时用力应缓慢,切忌粗暴,尽量达到最大关节活动度,但以不引起关节明显疼痛为度。

(4) 通过主被动训练仪、气压泵治疗仪等方式预防深静脉血栓、改善肌肉萎缩,每天应维持安全有效的关节主被动训练,有助于保持软骨组织健康和关节正常活动范围,并能增加肌腱和肌肉的应力吸收。同时应劳逸结合,每 4~6h 要休息一下,以便软骨能吸收关节液中的水分和营养。

3. 做好生活及安全护理

(1) 饮食指导:加强营养,多进食高钙食物,如牛奶、豆类、虾皮,必要时补充钙剂,超体重者宜控制饮食,减轻体重以利于减轻关节负重。

(2) 卧床患者加强皮肤护理,保持床单位清洁、平整,定时翻身或使用软垫保护,做好受压皮肤的保护,防止压力性损伤发生。

(3) 病房每日开窗通风,避免交叉感染。

(4) 做好病变关节的保护,应佩戴保护套,避免受凉。

(5) 指导并协助患者洗脸、刷牙、进食、大小便等。

(6) 做好患者心理护理,向患者讲解积极合理的治疗和康复训练对该疾病的重要性,教育患者应积极坚持,勇于面对现实。

【住院第 13 日至第 25 日】

1. 定时巡视患者,观察患者病情变化,及时了解患肢关节活动度、肢围、疼痛、血运、感觉等情况,预防并发症发生。

2. 做好康复护理指导

(1) 完成各项康复中期评定,根据评定结果进行针对性训练,落实康复计划。

(2) 继续做好康复护理指导,在原有基础上加强辅助器具康复训练及步行训练,建议行走初期应使用助行器,然后再使用拐杖、直至脱拐。

（3）站立训练时注意劳逸结合，活动时应在医护人员或陪护监护下进行，同时尽量避免使关节处于某一体位长久不动，应适时活动关节，训练遵循循序渐进的原则。

（4）康复护士在 PT 师、OT 师指导下，熟悉并掌握矫形器等辅助器具性能、使用方法及注意事项，做好患者使用佩戴矫形器具及其他辅助器具的相关知识宣教，督促保护患者完成特定动作，发现问题及时纠正。

3. 做好生活及安全护理。

4. 用药护理。

5. 心理疏导，教育患者培养良好的心理素质，坚持积极乐观的心态正确对待自身疾病，坚持积极乐观的心态。

【住院第 26 日至出院日】

1. 定时巡视患者，观察患者病情变化。

2. 完成医嘱相关的治疗，加强康复指导。

3. 出院指导

（1）休息与活动指导：指导患者在日常生活中应重视保护关节，遵循省力原则，常更换姿势，让关节轮流休息，用力时以不引起关节明显疼痛为宜，避免过度劳累，注意劳逸结合，预防关节损害及变形。病变的关节应用护套保护，多晒太阳，天气变化时做好保暖，避免潮湿受凉。

（2）饮食指导：制订合理的膳食计划，均衡膳食，少量多餐，多进食富含钙的食物，如牛奶、豆类、虾皮，预防骨质疏松。

（3）用药指导：指导患者合理、按时服药，不可随便停药，要注意观察药物的不良反应，如有不适及时到医院就医。

（4）康复训练指导：帮助患者制订出院后的康复训练计划，告知患者出院后坚持康复训练。教会家属和患者基本的康复训练方法，如 ADL 训练、关节活动度的训练指导等，部分恢复较好患者可参与选择散步、游泳等运动。

（5）居家环境改造：根据患者实际情况，向家属讲解出院后居家环境改造的意义和方法，做好安全指导，防止二次残疾，提高患者生活质量。

（6）并发症预防指导：再次强调预防并发症的重要性，重点是教育患者学会自我护理，避免发生并发症，不适时及时就医。

（7）告知复诊时间和地点，定期复诊，如出现感染、关节活动度受限等情况及时就诊。

4. 心理护理，增强患者长期保持独立生活能力和回归社会的信心。家属应辅助和督促患者进行各种功能训练，满足其基本生活需要，及时给予鼓励和安慰。

5. 协助患者办理出院手续。

6. 做好出院后随访工作　以电话、微信、上门等方式为主,随访内容包括用药、饮食、康复训练指导、心理、并发症预防等。

疾病相关评估表详见附表 3 Hoffer 步行能力分级、附表 12 主要关节 ROM 的测量方法。

(楼巍敏)

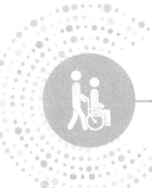

第四章

常见心肺疾病康复护理
临床路径

第一节　原发性高血压病的康复护理临床路径

（一）康复护理临床路径表

时间		住院第 1 日	住院第 2 日至第 3 日	住院第 4 日至第 8 日	住院第 9 日至第 13 日	住院第 14 日至出院日
护理评估		□ ADL 评定 □ 身体健康状态评估 □ 测量 BMI □ 运动功能评定 □ 高血压分级及危险评估 □ 心血管病危险分层评估 □ 心脏负荷试验 □ Braden 评分 □ 血栓风险评估 □ 跌倒风险评估 □ 营养风险筛查 □ 疼痛评定 □ 心理社会状况评估	□ ADL 评定 □ 运动功能评定 □ Braden 评分 □ 血栓风险评估 □ 跌倒风险评估 □ 营养风险筛查 □ 疼痛评定 □ 心理状况评估	□ ADL 评定 □ 运动功能评定 □ 心血管病危险分层评估 □ 心脏负荷试验 □ Braden 评分 □ 血栓风险评估 □ 跌倒风险评估 □ 营养风险筛查 □ 疼痛评定 □ 心理状况评估	□ ADL 评定 □ 运动功能评定 □ 高血压分级及危险评估 □ 心血管病危险分层评估 □ 心脏负荷试验 □ Braden 评分 □ 血栓风险评估 □ 跌倒风险评估 □ 营养风险筛查 □ 疼痛评定 □ 心理状况评估	□ ADL 评定 □ 测量 BMI □ 运动功能评定 □ Braden 评分 □ 血栓风险评估 □ 跌倒风险评估 □ 营养风险筛查 □ 疼痛评定 □ 心理社会状况评估
护理措施		□ 环境介绍 □ 住院须知 □ 主管医生 □ 责任护士 □ T、P、R、BP □ 体重 □ 入院护理评估 □ 询问病史、体格检查	□ 1~2h 巡视观察 □ 用药后反应 □ 其他 □ 康复护理 □ 放松训练 □ 呼吸训练 □ 肠道护理 □ 指导 ADL 训练	□ 1~2h 巡视观察 □ 用药后反应 □ 其他 □ 康复护理 □ 放松训练 □ 呼吸训练 □ 肠道护理 □ 指导 ADL 训练	□ 1~2h 巡视观察 □ 用药后反应 □ 其他 □ 康复护理 □ 放松训练 □ 呼吸训练 □ 肠道护理 □ 指导 ADL 训练	□ 1~2h 巡视观察 □ 用药后反应 □ 其他 □ 康复护理 □ 放松训练 □ 呼吸训练 □ 肠道护理 □ 指导 ADL 训练

续表

时间	住院第 1 日	住院第 2 日至第 3 日	住院第 4 日至第 8 日	住院第 9 日至第 13 日	住院第 14 日至出院日
护理措施	□ 协助更换病员服 □ 做好个人卫生 □ 1~2h 巡视观察、处置执行及指导 □ 口服药物 □ 静脉输液 □ 血压监测（必要时予心电监护） □ 吸氧（必要时） □ 记 24h 出入液量（必要时） □ 其他 □ 并发症预防 □ 跌倒或坠床预防 □ 压力性损伤预防 □ 烫伤预防 □ 饮食指导 □ 生活护理 □ 心理护理	□ 根据病情指导患者有氧康复训练 □ 医嘱相关治疗、处置执行及指导 □ 口服药物 □ 静脉输液 □ 血压监测（必要时予心电监护） □ 吸氧（必要时） □ 记 24h 出入液量（必要时） □ 其他 □ 完善相关检查 □ 采集血、大小便等标本 □ 24h 动态血压 □ 心电图、心脏超声 □ 颈动脉超声 □ 颅脑 MRI □ 胸部 X 线、CT □ 肾脏 CT □ 眼底检查 □ 其他 □ 康复专科治疗 □ 运动疗法 □ 物理因子疗法	□ 根据病情指导患者有氧康复训练 □ 医嘱相关治疗、处置执行及指导 □ 口服药物 □ 静脉输液 □ 血压监测（必要时予心电监护） □ 吸氧（必要时） □ 记 24h 出入液量（必要时） □ 采集标本、完成相关检查 □ 其他 □ 了解相关检查结果，如有异常及时与医生沟通并指导患者 □ 康复专科治疗 □ 运动疗法 □ 物理因子疗法 □ 中医中药治疗 □ 其他 □ 并发症预防 □ 高血压危象	□ 根据病情指导患者有氧康复训练 □ 医嘱相关治疗、处置执行及指导 □ 口服药物 □ 静脉输液 □ 血压监测（必要时予心电监护） □ 吸氧（必要时） □ 记 24h 出入液量（必要时） □ 采集标本、完成相关检查 □ 其他 □ 了解相关检查结果，如有异常及时与医生沟通并指导患者 □ 康复专科治疗 □ 运动疗法 □ 物理因子疗法 □ 中医中药治疗 □ 其他 □ 并发症预防 □ 高血压危象	□ 根据病情指导患者有氧康复训练 □ 医嘱相关治疗、处置执行及指导 □ 口服药物 □ 静脉输液 □ 血压监测 □ 其他 □ 康复专科治疗 □ 运动疗法 □ 物理因子疗法 □ 中医中药治疗 □ 其他 □ 出院指导 □ 出院流程指导 □ 出院后随访

续表

时间	住院第 1 日	住院第 2 日至第 3 日	住院第 4 日至第 8 日	住院第 9 日至第 13 日	住院第 14 日至出院日
护理措施		□ 中医中药治疗 □ 其他 □ 并发症预防 □ 高血压危象 □ 高血压脑病 □ 脑血管意外 □ 心力衰竭 □ 慢性肾衰竭 □ 呼吸道感染 □ 便秘 □ 特殊用药护理 □ 皮肤及管道护理 □ 饮食指导 □ 生活护理 □ 安全护理 □ 心理护理	□ 高血压脑病 □ 脑血管病 □ 心力衰竭 □ 慢性肾衰竭 □ 呼吸道感染 □ 便秘 □ 特殊用药护理 □ 皮肤及管道护理 □ 饮食指导 □ 生活护理 □ 安全护理 □ 心理护理	□ 高血压脑病 □ 脑血管病 □ 心力衰竭 □ 慢性肾衰竭 □ 呼吸道感染 □ 便秘 □ 特殊用药护理 □ 皮肤及管道护理 □ 饮食指导 □ 生活护理 □ 安全护理 □ 心理护理	
活动体位	□ 卧床休息，予头高位或半卧位 □ 协助年老体弱及卧床患者定时更换体位 □ 床上主动/被动活动 □ 病情允许可至室内活动	□ 卧床休息，予头高位或半卧位 □ 协助年老体弱及卧床患者定时更换体位 □ 床上主动/被动活动 □ 病情允许可病区内活动	□ 卧床休息，予头高位或半卧位 □ 协助年老体弱及卧床患者定时更换体位 □ 床上主动/被动活动 □ 病情允许可病区内活动	□ 卧床休息，予头高位或半卧位 □ 协助年老体弱及卧床患者定时更换体位 □ 床上主动/被动活动 □ 病情允许可病区内活动	□ 根据病情指导床上主动活动 □ 病情允许可病区内活动

续表

时间	住院第 1 日	住院第 2 日至第 3 日	住院第 4 日至第 8 日	住院第 9 日至第 13 日	住院第 14 日至出院日
健康教育	□ 入院宣教 □ 预防跌倒或坠床宣教 □ 告知检查的目的与意义 □ 用药宣教 □ 良好生活方式的宣教 □ 低盐低脂饮食宣教 □ 戒烟戒酒宣教 □ 保证良好睡眠宣教 □ 排便宣教 □ 诱因预防宣教 □ 预防并发症宣教 □ 做好康复治疗前的准备 □ 心理自我调节指导	□ 用药宣教 □ 检验宣教:介绍病情及相关检查结果 □ 安全宣教 □ 活动时加强安全保护,预防跌倒 □ 指导患者进行康复训练及注意事项 □ 诱因预防宣教 □ 加强生活方式宣教 □ 预防并发症宣教 □ 心理自我调节指导	□ 用药宣教 □ 相关疾病知识宣教 □ 安全宣教 □ 活动时加强安全保护,预防跌倒 □ 指导患者进行康复训练及注意事项 □ 诱因预防宣教 □ 加强生活方式宣教 □ 预防并发症宣教 □ 心理自我调节指导	□ 用药宣教 □ 相关疾病知识宣教 □ 安全宣教 □ 活动时加强安全保护,预防跌倒 □ 指导患者进行康复训练及注意事项 □ 诱因预防宣教 □ 加强生活方式宣教 □ 预防并发症宣教 □ 心理自我调节指导	□ 出院宣教 □ 用药指导 □ 休息与活动指导 □ 饮食指导 □ 诱因预防宣教 □ 自我监测血压指导 □ 并发症的预防指导 □ 心理自我调节指导 □ 指导定期复查

（二）实施规范

【住院第1日】

1. 入院常规护理

（1）向患者介绍病区环境（医生办公室、护士站、床单位、呼叫铃等）、物品放置、作息时间；介绍病区主任、护士长、主管医生及责任护士。

（2）测量生命体征、体重，通知医生接诊。

（3）询问患者既往史、家族史、过敏史等；了解患者工作生活环境、平时的饮食睡眠情况及排便习惯，完成体格检查，完成入院护理评估。

（4）协助更换病员服，修剪指（趾）甲、剃胡须，做好个人卫生处置。

2. 每1~2h巡视，观察病情，根据医嘱每日测量血压，必要时予心电监护，监测患者血压情况，血压异常时及时通知医生，观察有无头痛、恶心、呕吐、视力模糊等高血压危象表现，一旦出现应迅速救治；准确记录24h出入液量。

3. 指导患者晚餐后禁食8h以上，次晨空腹采集血标本，留取大小便标本；告知各项检查的时间、地点及相关注意事项。

4. 指导患者合理饮食　限制钠盐的摄入，每日不超过6g，减少烹调用盐及含钠高的调味品，如味精、酱油，减少摄入加工食品如咸菜、火腿、腌制品等，建议在烹调时尽可能使用定量盐勺，以起到警示的作用；增加粗纤维食物摄入，减少饱和脂肪和胆固醇摄入；补充适量蛋白质，如蛋类、鱼类；多进含钾丰富的食物如新鲜蔬菜、水果和豆类，肾功能不全者补钾要谨慎。

5. 用药指导，告知患者正确的药物用法、剂量、时间及注意事项及与药物相关的不良反应。

6. 根据医嘱进行相关治疗处置，指导各项治疗、处置的配合要点及注意事项。

7. 病区保持安静，室内温度适宜，定时通风，保持空气清新。

8. 常规安全防护教育

（1）对使用高血压药物、特殊药物、高龄等易发生跌倒的患者，及时做好跌倒或坠床风险评估，签署高危跌倒告知书，指导患者及陪护人员预防跌倒的相关知识。

（2）对病情不稳定患者，指导卧床休息，卧位时采取头高位或半卧位，对体弱及活动耐力差的患者，协助患者定时更换体位；将患者经常使用的物品及呼叫铃放置于触手可及的地方，防止取物时跌倒；病情允许可室内活动，指导患者下床活动，如厕或外出时有人陪伴，如头晕严重现象，应协助患者床上大小便。

（3）体位性低血压的预防和处理：告诉患者体位性低血压的表现，即乏力、头晕、心悸、出汗、恶心、呕吐等，指导患者预防体位性低血压的方法：避免长时间站立，避免姿势快速转变，改变体位时建议遵循"三部曲"即平躺30s、坐起

30s、站立 30s，再行走；如睡前服药，夜间起床如厕时应注意；指导患者在发生体位性低血压时立即采取平卧位，抬高双下肢，以促进下肢血液回流，增加脑部血流量。

9. 健康指导

（1）对有吸烟习惯者指导其戒烟，告知戒烟可降低心血管疾病风险，并帮助制订个性化方式戒烟。

（2）有饮酒嗜好者指导其戒酒，告知减少酒精摄入量能够改善心血管功能，降低高血压的并发症风险。如饮酒则应少量并选择低度酒，避免饮用高度烈性酒。

（3）控制体重：在膳食平衡基础上减少每日总热量摄入，控制高热量食物、高脂肪食物、含糖饮料和酒类等的摄入，适当控制碳水化合物的摄入。

（4）对伴有糖尿病者，血糖控制：HbAlc <7%、空腹血糖 4.4~7.0mmol/L、餐后 2h 血糖或非空腹血糖 <10.0mmol/L。容易发生低血糖、病程长、老年人、合并症或并发症多患者，血糖控制目标可以适当放宽。

（5）确保良好的睡眠，对有睡眠障碍的患者指导有助于睡眠的常识，帮助患者解决影响睡眠的因素。

（6）保持大便通畅，排便时勿用力，避免加重高血压，必要时使用缓泻药辅助排便。

10. 做好生活护理，指导并协助患者洗脸、刷牙、进餐、如厕等，冬季注意保暖。

11. 评估患者心理，对紧张、焦虑的患者，给予积极有效的心理疏导，告知乐观心态对疾病的康复重要作用，经常与患者沟通，安慰、鼓励，使患者消除紧张，减轻焦虑、恐惧心理。

【住院第 2 日至第 3 日】

1. 每 1~2h 巡视患者，了解患者现存的症状及体征、饮食及睡眠情况，根据医嘱每日测量血压，必要时予心电监护，监测患者血压情况，血压异常时及时通知医生；准确记录 24h 出入液量。

2. 指导并协助完成各项化验及检查，告知患者及家属检查的意义，关注结果并报告医生，对患者做好化验结果的宣教。

3. 完成医嘱相关的治疗、处置，指导各项治疗、处置的配合要点及注意事项，做好康复专科治疗。

4. 观察患者病情变化及用药后反应，做好护理记录。

5. 维持舒适的室温及湿度，避免过多探视，保持病室安静。

6. 安全防护宣教

（1）做好降压药物相关性知识指导，注意用药后反应，及时评估患者情况，宣教预防跌倒注意事项。

（2）指导患者识别并发症的先兆：脑血管疾病（如脑出血、脑梗死、短暂性脑缺血）：头痛、恶心、呕吐、感觉或运动障碍等；心脏疾病（如心绞痛、心肌梗死、心力衰竭）：心悸胸闷、气急、水肿等；肾脏疾病（如肾衰竭）：口渴、多尿、水肿等。如出现以上症状，及时救治。

（3）指导患者主动活动训练，病室内活动时注意安全，做好康复训练前的准备工作，对患者的运动功能进行评估，制订安全和有效的康复治疗方案。

7. 健康指导

（1）做好饮食指导：指导患者低钠高钾饮食，丰富粗纤维，多进水果蔬菜。伴有糖尿病者，指导糖尿病饮食。

（2）加强对患者戒烟戒酒宣教，对戒烟者进行监督，避免复吸。

（3）确保良好的睡眠。

（4）保持正常排便，定时观察患者有无腹胀，肠鸣音是否正常，督促患者养成定时排便的习惯，3d 以上未排便者可通过腹部按摩，使用润滑剂、缓泻剂，人工排便，必要时灌肠等方式协助排便。

8. 评估患者的 ADL 能力，指导 ADL 训练，协助患者做好生活护理。

9. 了解患者的心理状态，多安慰鼓励患者，消除患者的担忧，做好疾病及治疗相关知识宣教，增强患者治疗的信心，取得配合治疗及护理工作，促进康复。

【住院第 4 日至第 8 日】

1. 每 1~2h 巡视患者，了解患者现存的症状及体征、饮食及睡眠情况，根据医嘱每日测量血压，必要时予心电监护，监测患者血压情况，血压异常时及时通知医生；准确记录 24h 出入液量。

2. 观察患者病情变化及用药后反应，做好护理记录。

3. 指导并协助完成各项化验及检查，告知患者及家属检查的意义，关注结果并报告医生，对患者做好化验结果的宣教。

4. 完成医嘱相关的治疗、处置，指导各项治疗、处置的配合要点及注意事项，做好康复专科治疗。

5. 保持病区安静整洁，活动环境舒适安全。

6. 安全防护宣教

（1）根据病情指导选择正确的运动方式，以有氧运动为主，无氧运动作为补充，采用中低强度。轻度患者以运动疗法为主，2 级以上的高血压在降压药物的基础上行运动疗法，有氧训练有步行、踏车、体操等，适当增加运动可以改善血压水平。

（2）掌握运动强度：运动过程中常用最大心率来评估运动强度，最大心率是极量运动时所达到心脏跳动的最快频率，按下列公式计算：最大心率（次 /min）=220- 年龄（岁），最大心率的 60%~70% 为目标心率，高危患者运动前必须进行评估。

(3) 运动时注意事项:避免运动时憋气用力,避免疲劳,注意休息。在运动过程中注意观察运动反应:观察心率、心律、血压、呼吸、疲劳感、运动的协调性以及运动后的恢复情况。如轻度运动就出现气喘、疲劳感、面色苍白、头晕,心跳异常、关节异常疼痛、步伐不稳等表现,必须停止运动。高血压合并冠心病患者,运动强度应偏小一些。

(4) 运动前后要指导做好准备活动和结束活动,避免心血管意外和骨关节的损伤。

7. 健康指导

(1) 做好饮食指导,做好家属的相关知识宣教,配制低脂低盐饮食、含丰富粗纤维饮食。避免过饱和饥饿,控制体重。观察患者的病情变化,确保排便通畅,督促患者养成定时排便的习惯。

(2) 督促检查患者戒烟戒酒。

8. 指导患者 ADL 训练,指导做好生活护理。

9. 关注患者的心理状态,多鼓励患者,取得患者的积极配合。

【住院第 9 日至出院前 1 日】

1. 定时巡视患者,观察患者病情变化,及时了解患者睡眠及活动情况。

2. 完成医嘱相关治疗及处置,落实患者各项检查检验是否完善,及时与医生沟通,遵医嘱复查异常项。

3. 做好康复护理指导,对患者进行康复评定,根据评定结果进行针对性训练,落实康复计划。

4. 安全防护宣教

(1) 活动时应在医护人员及陪护监护下进行,注意劳逸结合,做好体位性低血压的预防及护理。

(2) 指导避免竞技性和力量型运动,掌握运动量,关注患者的运动时及运动后的反应,及时调整患者的运动量。

5. 健康宣教

(1) 指导患者进食清淡、易消化、搭配合理、营养丰富的食物。

(2) 指导患者进行血压自我监测,可以由家庭成员协助完成。使用经过国际标准方案认证的上臂式家用自动电子血压计,不推荐腕式血压计、手指血压计、水银柱血压计进行家庭血压监测。电子血压计每年至少 1 次定期校准。对初诊高血压、血压不稳定患者,建议每天早晨和晚上测量血压,每次测 2~3 次,血压控制平稳且达标者,可每周自测 1~2d 血压,早晚各 1 次,最好在早上起床后,服降压药和早餐前,排尿后,固定时间自测坐位血压,做好血压记录。

(3) 督促患者保持良好生活方式,鼓励持之以恒。

6. 指导患者调整心态,学会自我调节,提高情绪控制能力,培养良好的心理素质,正确对待自身疾病,以良好的心态去面对困难和挑战。

【出院日】

1. 定时巡视患者,观察患者病情变化。

2. 完成医嘱相关的治疗、处置,做好康复专科治疗。

3. 出院指导

(1) 用药指导:强调长期药物治疗的重要性,遵医嘱按时准确服药,不可自行停药或减量,要注意观察药物的不良反应,如有不适及时到医院就医。

(2) 指导正确自我监测血压,做好血压记录,就诊时携带,作为医生调整药量或选择用药的依据。

(3) 保持心情舒畅,避免情绪激动,以免诱发血压增高,家属应对患者充分理解和宽容,给予安慰支持。

(4) 饮食指导:制订合理的膳食计划,保证维生素、纤维素、各种营养物质的合理摄入,保持大便通畅。

(5) 运动指导:详细指导患者出院后的康复训练计划,根据自身耐受情况合理安排运动量,坚持有规律的运动,如步行、慢跑、骑车、游泳等有氧活动,可选择自己有兴趣的项目,比如太极拳、太极剑、八锦缎等,每周运动 3~5 次,每次运动 30~60min,掌握自我运动监测,避免剧烈活动,避免过度劳累,注意劳逸结合。

(6) 控制体重:建议超重及肥胖患者减重,体重维持在健康范围内(BMI:18.5~23.9kg/m²),男性腰围 <90cm,女性 <85cm。控制能量摄入,增加体力活动和行为干预,提倡进行有规律的中等强度的有氧运动、减少久坐时间。对特殊人群,如哺乳期妇女和老年人,应视具体情况采用个体化减重措施,减重计划应长期坚持,速度因人而异,不可急于求成。

(7) 保证足够的睡眠,每晚睡足 7~8h。每天花 20min 时间做松弛运动,比如瑜伽、静坐;保持良好的生活习惯。

(8) 告知复诊时间和地点,定期复诊。

(9) 坚持戒烟酒、糖尿病患者要控制血糖。

4. 协助患者办理出院手续,做好出院后随访工作,随访的内容包括患者血压、用药情况,不良反应,嘱咐患者按时服药,指导患者改善生活方式、坚持长期治疗,不随意停药,指导坚持运动。

疾病相关评估表详见附表 42　我国血压水平分类和定义、附表 43　按靶器官损害程度的高血压病分期、附表 44　高血压病人心血管风险水平分层、附表 45　常见降血压药物不良反应、附表 46　高血压分级随访管理内容、附表 47　高血压病人的健康教育内容。

(李学军)

第二节　冠心病的康复护理临床路径

（一）康复护理临床路径表

时间	住院第 1 日	住院第 2 日	住院第 3 日至第 8 日	住院第 9 日至第 13 日	住院第 14 日至出院日
护理评估	□ ADL 评定 □ 健康状态评估 □ 心功能分级评定 □ 自感劳累分级评定 □ Braden 评分 □ 血栓风险评估 □ 跌倒风险评估 □ 营养风险筛查 □ 疼痛评定 □ 行为类型评定 □ 心理社会状况评估	□ ADL 评定 □ 主要心血管病危险因素评定 □ 心功能分级评定 □ 自感劳累分级评定 □ Braden 评分 □ 跌倒风险评估 □ 营养风险筛查 □ 疼痛评定 □ 患者参加心脏康复意愿评估 □ 心理精神状态评估	□ ADL 评定 □ 主要心血管病危险因素评定 □ 心功能分级评定 □ 心电运动试验 □ 低水平运动试验 □ 自感劳累分级评定 □ 超声心动图运动试验 □ CHD 心脏康复运动危险分层 □ Braden 评分 □ 血栓风险评估 □ 跌倒风险评估 □ 营养风险筛查 □ 疼痛评定 □ 心理精神状态评估	□ ADL 评定 □ 主要心血管病危险因素评定 □ 心功能分级评定 □ 心电运动试验 □ 平板运动试验 □ 踏车运动试验 □ 自感劳累分级评定 □ 超声心动图运动试验 □ CHD 心脏康复运动危险分层 □ Braden 评分 □ 血栓风险评估 □ 跌倒风险评估 □ 营养风险筛查 □ 疼痛评定 □ 心理精神状态评估	□ ADL 评定 □ 主要心血管病危险因素评定 □ 心功能分级评定 □ 心电运动试验 □ 6min 步行试验 □ 自感劳累分级评定 □ CHD 心脏康复运动危险分层 □ Braden 评分 □ 血栓风险评估 □ 跌倒风险评估 □ 营养风险筛查 □ 疼痛评定 □ 行为类型评估 □ 心理精神状态评估
护理措施	□ 环境介绍 □ 住院须知 □ 主管医生 □ 责任护士	□ 1~2h 巡视观察 □ 用药后反应 □ 出血倾向 □ 其他	□ 1~2h 巡视观察 □ 用药后反应 □ 出血倾向 □ 其他	□ 1~2h 巡视观察 □ 用药后反应 □ 出血倾向 □ 其他	□ 2h 巡视观察 □ 用药后反应 □ 出血倾向 □ 其他

续表

时间	住院第 1 日	住院第 2 日	住院第 3 日至第 8 日	住院第 9 日至第 13 日	住院第 14 日至出院日
护理措施	□ T、P、R、BP □ 体重 □ 入院护理评估 □ 询问病史、体格检查 □ 协助更换病员服 □ 个人卫生处置 □ 根据病情选择饮食类型 □ 医嘱相关治疗、处置及指导 □ 氧气吸入 □ 12 导联心电图检查 □ 心电、血氧饱和度监测 □ 采集血标本 □ 口服药物 □ 静脉输液 □ 皮下注射 □ 记录液体出入量（必要时） □ 康复专科治疗 □ 其他 □ 1~2h 巡视观察 □ 用药后反应	□ 康复护理（心电监护下） □ 呼吸训练：腹式呼吸 □ 非抗阻肢体远端小关节活动 □ 床头抬高,靠坐 □ 指导 ADL 训练 □ 床上洗脸,刷牙 □ 床上进食 □ 坐位排便 □ 肠道护理,保持大便通畅 □ 完善相关检查 □ 血常规+血型+Rh □ C 反应蛋白 □ 大小便常规 □ 血生化(血糖,血脂,电解质,肝肾功能) □ 凝血功能 □ 心肌损伤标志物 □ 感染性疾病筛查 □ 心电图（静态,动态) □ 心脏彩超 □ 24h 动态血压 □ 腹部超声	□ 康复护理（心电监护下） □ 呼吸训练 □ 渐进抗阻肢体关节活动 □ 床上不靠坐 □ 床边坐位 □ 床边站立,走动 □ 步行:50~100m,2 次/d □ 踏车:25W □ 下一层楼再上来,2 次/d □ 指导 ADL 训练 □ 坐位洗漱 □ 坐位进食 □ 坐便器排便 □ 穿脱衣裤鞋袜 □ 肠道护理,保持大便通畅 □ 医嘱相关治疗、处置执行及指导 □ 氧气吸入 □ 心电、血氧饱和度监测 □ 采集标本及相关检查 □ 凝血功能 □ 心肌损伤标志物 □ 心电图 □ 其他	□ 康复护理（心电监护下） □ 呼吸训练 □ 抗阻肢体关节活动 □ 床边坐位,站立,走动 □ 步行:100~400m,2 次/d □ 踏车:50~75W □ 下二层楼再上来,2 次/d □ 指导 ADL 训练 □ 独立洗漱 □ 独立进食 □ 坐厕 □ 穿脱衣裤鞋袜 □ 洗澡 □ 医疗体操训练 □ 肠道护理,保持大便通畅 □ 医嘱相关治疗、处置执行及指导 □ 氧气吸入 □ 心电、血氧饱和度监测 □ 采集标本及相关检查 □ 凝血功能 □ 心肌损伤标志物 □ 血生化	□ 康复护理 □ 呼吸训练 □ 抗阻肢体关节活动 □ 床边坐位,站立,走动 □ 步行:500m,2 次/d □ 踏车:75~100W □ 下三层楼再上来,2 饮/d □ 指导 ADL 训练 □ 医疗体操训练 □ 肠道护理,保持大便通畅 □ 医嘱相关治疗、处置执行 及指导 □ 采集标本 □ 口服药物 □ 静脉输液 □ 皮下注射 □ 氧气吸入 □ 测量血压、血糖 □ 康复专科治疗 □ 其他 □ 遵医嘱复查结果异常化验项 □ 出院指导

续表

时间	住院第 1 日	住院第 2 日	住院第 3 日至第 8 日	住院第 9 日至第 13 日	住院第 14 日至出院日
护理措施	□ 出血倾向 □ 其他 □ 跌倒或坠床预防 □ 压力性损伤预防 □ 烫伤预防 □ 并发症预防 □ 饮食指导，保持大便通畅 □ 疼痛护理 □ 特殊用药护理 □ 心理护理，保持情绪稳定 □ CHD 危险因素干预 □ 生活护理	□ 胸部 X 线、CT □ 冠状动脉造影 □ 其他 □ 医嘱相关治疗、处置执行及指导 □ 氧气吸入 □ 心电、血氧饱和度监测 □ 采集标本 □ 口服药物 □ 抗血小板药物 □ 硝酸酯类制剂 □ 钙拮抗剂 □ β 受体阻滞剂 □ 血管紧张素转化酶抑制剂（ACEI） □ 调整血脂药物 □ 降糖药物 □ 其他 □ 静脉输液 □ 皮下注射 □ 测量血糖 □ 记录液体出入量（必要时） □ 康复专科治疗	□ 口服药物 □ 静脉输液 □ 皮下注射 □ 测量血糖 □ 记录液体出入量（必要时） □ 康复专科治疗 □ 运动疗法 □ 肌肉力量训练 □ 有氧训练 □ 平衡训练 □ 作业治疗 □ 物理因子治疗 □ 中医中药治疗 □ 其他 □ 了解各项检查结果，异常及时与医生沟通处理 □ 并发症预防 □ 出血倾向 □ 呼吸道感染 □ 体位性低血压 □ 休克 □ 心律失常 □ 心力衰竭 □ 深静脉血栓	□ 心电图 □ 其他 □ 口服药物 □ 静脉输液 □ 皮下注射 □ 测量血糖 □ 康复专科治疗 □ 运动疗法 □ 肌肉力量训练 □ 有氧训练 □ 平衡训练 □ 作业治疗 □ 物理因子治疗 □ 中医中药治疗 □ 其他 □ 遵医嘱完善相关检查，复查结果异常化验项 □ 并发症预防 □ 出血倾向 □ 呼吸道感染 □ 体位性低血压 □ 休克 □ 心律失常 □ 心力衰竭	□ 用药指导 □ 休息与活动指导 □ 饮食指导 □ 康复训练指导 □ 并发症的预防 □ CHD 危险因素干预指导 □ 日常生活注意事项 □ 戒烟、戒酒 □ 指导门诊 II 期康复 □ 告知复诊时间和地点 □ 心理护理 □ 出院流程指导 □ 协助患者办理出院手续

续表

时间	住院第 1 日	住院第 2 日	住院第 3 日至第 8 日	住院第 9 日至第 13 日	住院第 14 日至出院日
护理措施		□ 床边运动疗法 □ 物理因子治疗 □ 中医中药治疗 □ 其他 □ 并发症预防 　□ 出血倾向 　□ 呼吸道感染 　□ 体位性低血压 　□ 休克 　□ 心律失常 　□ 心力衰竭 　□ 深静脉血栓 　□ 便秘 □ 跌倒或坠床预防 □ 压力性损伤预防 □ 烫伤预防 □ 饮食指导 □ 疼痛护理 □ 特殊用药护理 □ 心理护理, 保持情绪稳定 □ CHD 危险因素干预 □ 生活护理	□ 便秘 □ 跌倒或坠床预防 □ 压力性损伤 □ 烫伤预防 □ 饮食指导 □ 疼痛护理 □ 特殊用药护理 □ 心理护理, 保持情绪稳定 □ CHD 危险因素干预 □ 生活护理	□ 深静脉血栓 □ 便秘 □ 跌倒或坠床预防 □ 压力性损伤 □ 烫伤预防 □ 饮食指导 □ 疼痛护理 □ 特殊用药护理 □ 心理用药护理, 保持情绪稳定 □ CHD 危险因素干预 □ 生活护理	

续表

时间	住院第 1 日	住院第 2 日	住院第 3 日至第 8 日	住院第 9 日第 13 日	住院第 14 日至出院日
活动体位	□ 卧床休息 □ 床上主动、被动活动	□ 卧床休息 □ 床上主动、被动活动 □ 床上坐位、ADL 训练	□ 床上主动活动 □ 床旁活动 □ 病室内活动	□ 床上主动活动 □ 床旁活动 □ 病室内活动 □ 病区内活动	□ 床上主动活动 □ 病室内活动 □ 病区内活动
健康教育	□ 入院宣教 □ 饮食宣教 □ 康复训练宣教 □ 安全宣教:注意安全保护,防跌倒哽咽床意外 □ 检验宣教:告知检查的目的与意义 □ 用药宣教 □ 宣教戒烟戒酒 □ 做好康复治疗前准备 □ 肠道护理宣教,保持大便通畅,避免用力排便 □ 心理护理	□ 介绍心肌梗死后康复相关情况,讲解干预知识因素及危险 □ 呼吸训练宣教 □ 康复训练宣教 □ ADL 指导宣教 □ 安全宣教:心电监护下活动,加强安全保护,防跌倒哽咽床意外 □ 预防并发症宣教 □ 初期康复评定宣教 □ 康复治疗方案宣教 □ 检验宣教:介绍病情及相关检查结果 □ 用药宣教 □ 饮食宣教:根据生化检查等,指导加强营养 □ 肠道护理宣教,保持大便通畅 □ 心理护理	□ 介绍冠心病、心肌梗死相关知识 □ 康复训练宣教 □ ADL 指导宣教 □ 安全宣教 □ 并发症预防宣教 □ 中期康复评定方案宣教 □ 康复治疗宣教:复查结果异常化验项目的意义 □ 用药宣教 □ 饮食宣教 □ 肠道护理宣教,保持大便通畅 □ 心理护理	□ 讲解心血管病急诊处理及预防知识 □ 康复训练宣教 □ 医疗体操宣教 □ ADL 指导宣教 □ 安全宣教 □ 并发症预防宣教 □ 评出院前康复定宣教 □ 康复实施方案及疗效宣教 □ 检验宣教 □ 用药宣教 □ 饮食宣教 □ 肠道护理宣教,保持大便通畅 □ 心理护理	□ 向患者讲解出院后门诊 Ⅱ 期康复训练重要性,向患者交代出院后的注意事项,包括心理调整、生活方式、活动自我监测、家庭生活,回归社会等方面建议,控制高血压、高血脂、糖尿病和肥胖等危险因素

（二）实施规范

【住院第 1 日】

1. 入院常规护理

（1）向患者介绍病区环境（医生办公室、护士站、卫生间、床单位、呼叫器）、物品放置、作息时间；介绍病区主任、护士长、主管医生、责任治疗师及责任护士。

（2）测量生命体征及体重，通知医生接诊，遵医嘱予氧气吸入，床边心电图检查，心电、血氧饱和度监测，建立静脉通路。

（3）完成入院护理评估，询问患者现病史、既往史、家族史、过敏史等，有无跌倒史，根据情况为患者佩戴腕带过敏、跌倒标识；完成体格检查。

（4）协助更换病员服，修剪指（趾）甲、剃胡须，做好个人卫生处置。

2. 每 1~2h 巡视观察，严密心电监测，及时发现患者心率及心律的变化；观察患者心前区疼痛部位、性质、持续时间，有无放射痛等；观察患者呼吸情况，注意是否有胸闷、心悸、气急、呼吸困难等心肌缺血和心力衰竭的临床表现；观察排便是否通畅等。

3. 常规安全防护教育

（1）对于有发生压力性损伤危险的患者，采取有效的预防措施；如入院前有压力性损伤应详细记录压力性损伤的部位、面积、程度，做好压力性损伤危险因素评估，及时签署高危压力性损伤告知书并做好家属及陪护的宣教工作，同时采取相应的措施。

（2）对于高龄、行动不便及使用特殊药物可能发生跌倒患者，及时做好跌倒或坠床风险评估，签署高危跌倒告知书，做好患者及陪护人员预防跌倒的相关知识宣教。

（3）对于高龄、活动受限、感觉异常等患者，及时做好预防烫伤的风险评估和相关措施的宣教。

4. 根据医嘱进行相关治疗处置，做好康复专科治疗，指导各项治疗、处置的配合要点及注意事项。

5. 常规健康指导

（1）生活作息规律，避免熬夜及长时间玩手机。

（2）吸烟可以造成动脉壁氧含量不足，促进动脉粥样硬化形成，是冠心病的重要危险因素之一，对吸烟嗜好患者，应指导其戒烟。

（3）保持环境安静，温湿度适宜，注意保暖，限制探视，保证患者充分休息和睡眠。

（4）饮食指导，遵医嘱予流质或半流质食物，以减轻胃扩张，观察患者有无腹胀，肠鸣音是否正常；进食粗纤维食物，增加蔬菜水果的摄入，督促患者定时排便,保持大便通畅,避免用力排便。

(5) 指导患者晚餐后禁食 8h 以上,次晨空腹采集血标本,留取大小便标本;告知各项检查的内容、时间、地点及相关注意事项。

(6) 指导患者床上主动、被动活动肢体关节。

(7) 用药指导,告知患者药物的正确用法、剂量、时间及注意事项,可能发生的不良反应。

(8) 服用抗凝药物期间,应延长穿刺部位的按压时间,防止出血;刷牙时用软毛牙刷,防止齿龈出血。

6. 做好生活护理,指导并协助患者洗脸、刷牙、进餐、大小便等。

7. 了解患者的心理状态,保持患者情绪稳定。向患者讲解疾病的相关知识,做好康复训练前的准备工作,帮助患者树立战胜疾病的信心。

【住院第 2 日】

1. 每 1~2h 巡视观察,严密心电监测,观察患者心率、心律的变化,并及时记录;观察患者的心前区疼痛有无加重;有无发热及胃肠道反应;观察双下肢皮肤的颜色、温觉、触觉、肢端动脉搏动情况,有无水肿。

2. 观察药物疗效及不良反应,使用抗凝药物注意观察有无皮肤黏膜及胃肠道等部位出血倾向的发生。

3. 指导并协助完成各项化验及检查,告知患者及家属各项检查的意义及结果。

4. 完成医嘱相关的治疗、处置,做好康复专科治疗,指导各项治疗、处置的配合要点及注意事项。

5. 完成各项初期康复评定,根据评定结果进行针对性训练,落实康复计划。

6. 做好早期康复护理指导

(1) 床上腹式呼吸训练,指导在吸气时腹部隆起,使膈肌尽量下降,呼气时腹部收缩,把肺内气体尽量排出;膈肌下移可以减少回心血量,减轻心脏负担,注意不可憋气。

(2) 指导有效咳嗽咳痰,促进痰液排出,防止呼吸道感染。

(3) 指导非抗阻腕关节和踝关节的主动或被动运动、床上坐位训练等,观察是否存在体位性低血压症状,同时做好相应的处理。

(4) 指导床上洗漱、进食、坐位排便等 ADL 训练。

(5) 需在心电监护下进行各项康复训练,在确保患者安全的前提下,自感劳累分级法为 10~12 级,进行运动强度 2~3 代谢当量(METs)的活动。

7. 预防并发症,出血倾向、呼吸道感染、体位性低血压等相关知识宣教。

8. 做好安全防护及健康指导

（1）保持病室整洁、安静,温湿度适宜,限制家属探视。

（2）制订戒烟处方,5A 戒烟干预方案:询问吸烟情况、建议戒烟、评估戒烟意愿、提供戒烟帮助和安排随访。

（3）患者床上主动 / 被动活动及病室内活动时注意安全,循序渐进,及时评估患者情况,做好体位性低血压相关性知识指导,防跌倒或坠床意外。

（4）卧床患者加强皮肤护理,保持床单位整洁、干燥,定时翻身,使用软垫保护等,防止压力性损伤的发生。

（5）饮食宣教,早期介入饮食管理,指导低盐、低脂、低糖、高蛋白、高维生素易消化食物,少量多餐,避免饱餐,防止短时间心脏负荷过重。

（6）控制体重,预防肥胖。

（7）指导患者床上坐位排便,心脏负荷和能量消耗低于卧位排便,早餐后 30min 腹部环形按摩,顺时针方向,持续 15~30min,促使肠蠕动,保持大便通畅,排便时勿用力;可用开塞露通便,遵医嘱口服缓泻剂,必要时灌肠,以防便秘。

9. 做好生活护理,指导并协助患者洗脸、刷牙、进食、大小便等。

10. 讲解心肌梗死后康复的相关情况,指导危险因素及干预的相关知识宣教,做好记录。

11. 评估患者的心理状态,强调正面效应,向患者介绍同种疾病康复治愈成功的案例,增强患者康复的信心,缓解患者的焦虑、恐惧心理。

【住院第 3 日至第 13 日】

1. 每 1~2h 巡视观察,监测生命体征变化,注意患者心率、心律的变化;观察患者心前区疼痛情况;了解患者饮食及睡眠情况。

2. 观察患者病情变化及用药后反应,使用抗凝药物注意观察有无皮肤黏膜及胃肠道等部位出血倾向的发生。

3. 根据医嘱正确采集标本及进行相关检查,落实患者各项检查检验报告是否完善,及时与医生沟通,遵医嘱复查异常项。

4. 完成医嘱相关治疗及处置,做好康复专科治疗,指导各项治疗、处置的配合要点及注意事项。

5. 完成各项中期康复评定,每 3~4d 制订一次短期康复目标,根据评定结果进行针对性训练,落实各项康复计划。

6. 做好康复护理指导

（1）指导床上腹式呼吸,有效咳嗽咳痰。

（2）指导渐进抗阻腕关节和踝关节活动;抗阻膝关节和肘关节的活动;抗阻活动可以采用捏气球、皮球或拉皮筋等。

（3）指导床边坐位、站立及走动,注意体位性低血压的症状,一旦发生头晕、面色苍白、虚脱等症状,立即予平卧位,抬高双下肢,并通知医生处理。

(4) 指导患者循序渐进地进行踏车及步行训练,避免高强度动作,有上肢超过心脏平面的活动均为高强度活动,应避免或减少此类活动。

(5) 指导上下楼训练,下楼的运动负荷不大,上楼运动负荷取决于上楼的速度,必须保持非常缓慢的上楼速度,每上一级台阶可稍休息,保证没有任何不适症状。

(6) 独立洗漱、进食、穿脱衣裤、坐厕及洗澡等 ADL 训练,提高自护能力。

(7) 医疗体操训练,指导太极拳、弹力带操等,循序渐进,禁过分用力,避免气喘和疲劳。

(8) 根据心电运动试验调整运动处方,内容包括运动频率、强度、形式、时间和运动量、渐进性原则。

(9) 需在心电监护下进行各项康复训练,确保患者安全下进行活动,运动强度不超过 5 METs,自感劳累分级法为 10~12 级(轻度劳累),运动靶心率为休息心率 +(10~20 次 /min)。

7. 预防并发症宣教,深静脉血栓、心力衰竭等相关知识宣教。

8. 做好安全防护及健康指导

(1) 保持病室安静,提供整洁、舒适的休息环境。

(2) 饮食指导,根据运动强度,估测每天热量摄入,清淡易消化,搭配合理、营养丰富的食物,控制体重。

(3) 运动监护,康复锻炼时密切医学监护,运动前、中、后均需适当的监护,包括患者症状、心率、血压、心电监护及氧饱和度监测。

(4) 指导患者注意休息,室内活动时以不感觉疲劳为宜,需在医护人员及陪护监护下进行步行训练,穿防滑鞋,做好预防跌倒意外措施。

(5) 病房每日开窗通风,避免交叉感染。

(6) 保持大便通畅,避免用力排便。

(7) 了解患者睡眠行为,纠正患者不正确的睡眠习惯,在患者发生失眠的急性期要尽早使用镇静安眠药物,原则为短程、足量、足疗程。

9. 做好生活护理,指导并协助患者洗脸、刷牙、进食、大小便及沐浴等。

10. 落实冠心病、心肌梗死的相关知识宣教,做好相关记录。

11. 加强心理护理,多与患者沟通,向患者讲解康复训练的重要性,增强患者康复的信心,让患者积极参与康复训练过程。

【住院第 14 日至出院日】

1. 定时巡视患者,观察患者病情变化及用药后反应。

2. 完成医嘱相关的治疗、处置,指导各项治疗处置的配合要点及注意事项,加强康复指导。

3. 完成各项出院前康复评定,落实康复实施方案及疗效宣教。

4. 出院指导

(1) 用药指导:遵医嘱按时准确服药,不可自行停药或减量,注意观察药物的不良反应,如有不适及时到医院就诊。

1) 抗血小板药物:包括阿司匹林肠溶片、硫酸氢氯吡格雷等,应饭后服用,观察是否有出血倾向,如皮下瘀斑、斑点,牙龈出血等应及时就诊。

2) 硝酸酯类制剂:包括硝酸甘油、硝酸异山梨酯(消心痛)等,硝酸甘油不要与乙醇、浓茶、咖啡同时服用。

3) 钙拮抗剂:包括硝苯地平(心痛定)、盐酸地尔硫䓬(合心爽)等,注意观察有无头部胀痛的不良反应。

4) β受体阻滞剂:包括普萘洛尔(心得安)、美托洛尔(倍他乐克)等,服药期间应监测脉搏,脉率<50次/min或出现低血压症状时,应及时就诊。

5) 血管紧张素转化酶抑制剂(ACEI):卡托普利(开博通)、贝那普利(洛丁新)等,注意有无干咳等不良反应。

6) 调整血脂药物:包括阿托伐他汀、普伐他汀等,应晚上服用,服药期间需定期复查肝、肾功能。

(2) 休息与活动指导:出院后可做一些简单的家务劳动,根据自身耐受情况进行适当的有氧锻炼,选择散步、打太极拳等活动,避免剧烈活动;注意休息,防止过度劳累,避免情绪激动、排便用力等诱发因数;保证充足的睡眠,建立良好的生活习惯。

(3) 饮食指导:饮食要清淡,避免进食动物性脂肪及胆固醇含量高的食物;忌浓茶及辛辣刺激性食物;避免暴饮暴食,注意少量多餐;进食粗纤维食物,多食新鲜蔬菜水果,多饮水,保持大便通畅,避免用力排便。

(4) 康复训练指导:告知患者出院后继续坚持康复训练,如步行及上下楼训练、ADL训练、运动耐力等有氧训练,讲解预防并发症的基本知识、安全及意外指导。

(5) CHD危险因素干预指导,戒烟、戒酒,控制高血压、高血脂、糖尿病和肥胖等危险因素。

(6) 控制体重,定期测量体重、体重指数(BMI)和腰围。使BMI维持在18.5~23.9kg/m²;腰围控制在男≤90cm、女≤85cm。

(7) 日常生活注意事项,日常活动、家务及娱乐活动的能量消耗宣教。

(8) 指导患者出院后进行门诊Ⅱ期康复,自患者出院开始,至病情完全稳定为止,时间5~6周,主要包括定期的健康教育、主要危险因素的定期评估与干预、CDH患者心脏康复运动的危险分层、个体化运动处方的制订与实施、心理评估与干预等。

（9）定期复诊，告知复诊时间和地点，防止主要脏器发生并发症。

5. 心理护理，保持情绪稳定，避免紧张、激动及焦虑。家属的支持是患者最大的精神支柱，提供家庭支持至关重要。

6. 随身携带保健卡及硝酸甘油片，以备急需。

7. 指导家属学会心肺复苏的基本技术，以备急用。

8. 协助患者办理出院手续。

9. 做好出院后随访工作。随访内容包括心理护理、饮食指导、生活方式、康复训练指导、并发症预防与护理、用药指导等。

疾病相关评估表详见附表 48 心脏功能分级（美国心脏学会）、附表 49 Bruce 方案、附表 50 自主感觉劳累分级表（RPE）、附表 51 冠心病（CHD）心脏康复运动危险分层、附表 52 主要心血管病危险因素的评定。

（付金英）

第三节　慢性充血性心力衰竭的康复护理临床路径

（一）康复护理临床路径表

时间	住院第 1 日	住院第 2 日至第 3 日	住院第 4 日至第 7 日	住院第 8 日至出院前 4 日	出院前 3 日至出院日
护理评估	□ 一般状态评估 □ ADL 评定 □ 呼吸困难评估 □ Braden 评分 □ 血栓风险评估 □ 跌倒风险评估 □ 营养风险筛查 □ 疼痛评定 □ 心理社会状况评估	□ ADL 评定 □ 心脏功能评估 □ 体液及电解质评估 □ Braden 评分 □ 跌倒风险评估 □ 营养风险筛查 □ 疼痛评定 □ 精神和心理障碍评估	□ ADL 评定 □ 运动适应证与禁忌证评估 □ 心肺吸氧运动试验 □ 计时步行距离测定 □ Braden 评分 □ 血栓风险评估 □ 跌倒风险评估 □ 营养风险筛查 □ 疼痛评定 □ 精神和心理障碍评估	□ ADL 评定 □ 体液及电解质评估 □ 心脏功能评估 □ 计时步行距离测定 □ Braden 评分 □ 血栓风险评估 □ 跌倒风险评估 □ 营养风险筛查 □ 疼痛评定 □ 精神和心理障碍评估	□ ADL 评定 □ 心脏功能评估 □ Braden 评分 □ 血栓风险评估 □ 跌倒风险筛查 □ 营养风险筛查 □ 疼痛评定 □ 精神和心理障碍评估 □ 社会参与能力评估
护理措施	□ 环境介绍 □ 住院须知 □ 主管医生 □ 责任护士 □ T、P、R、BP、血氧饱和度 □ 腹围、体重（病情允许） □ 入院护理评估 □ 询问病史、体格检查	□ 每 1h 巡视观察 □ 用药后反应及生命体征 □ 其他 □ 康复护理 □ 体位指导 □ 止血带轮回使用法 □ 指导深呼吸和有效咳嗽 □ 呼吸训练 □ 床上肢主动活动 □ 静态活动指导	□ 1~2h 巡视观察 □ 用药后反应及生命体征 □ 其他 □ 保持病室安静、舒适、空气新鲜 □ 医嘱相关治疗、处置 □ 口服给药 □ 氧气吸入 □ 静脉输液 □ 心电监护	□ 1~2h 巡视观察 □ 用药后反应及生命体征 □ 其他 □ 保持病室安静、舒适、空气新鲜 □ 医嘱相关治疗、处置 □ 口服给药 □ 氧气吸入 □ 采集标本 □ 腹围、体重测量	□ 1~2h 巡视观察 □ 用药后反应及生命体征 □ 其他 □ 医嘱相关治疗、处置 □ 康复护理 □ 呼吸训练 □ ADL 训练 □ 有氧训练 □ 步行训练 □ 上下楼训练

时间	住院第1日	住院第2日至第3日	住院第4日至第7日	住院第8日至出院前4日	出院前3日至出院日
护理措施	□ 协助更换病员服 □ 个人卫生处置 □ 1h巡视观察 □ 进行治疗、处置 □ 采集血标本 □ 12导联心电图 □ 心电监护 □ 氧气吸入 □ 静脉输液 □ 留置导尿（必要时） □ 记录24h出入量 □ 其他 □ 告知预防压力性损伤、跌倒或坠床、烫伤的预防措施 □ 特殊用药护理 □ 协助订餐，合理饮食，次日需空腹抽血，检查的0:00以后禁食禁水 □ 心理护理 □ 生活护理	□ 坐位训练 □ 完善相关检查 □ 采集血标本 □ 血气分析 □ 常规心电图 □ 24h动态心电图 □ 胸部X线、CT □ 腹部超声 □ 心脏超声 □ 血流动力学检查 □ 其他 □ 了解各项化验、检查结果，如有异常及时告知医生 □ 医嘱相关治疗、处置 □ 口服给药 □ 氧气吸入 □ 静脉输液 □ 心电监护 □ 腹围、体重测量 □ 记录24h液体出入量 □ 其他 □ 诱因预防	□ 腹围、体重测量 □ 记录液体摄入与排出量 □ 其他 □ 康复护理 □ 体位指导 □ 呼吸训练 □ ADL训练 □ 床边活动训练 □ 步行训练 □ 诱因预防 □ 感染 □ 心律失常 □ 血容量增加 □ 体力过劳，压力过大 □ 情绪激动 □ 睡眠不佳 □ 环境、气候急剧变化 □ 并发症预防 □ 肺部感染 □ 心律失常 □ 肝肾功能不全 □ 水与电解质紊乱	□ 其他 □ 康复护理 □ 呼吸训练 □ ADL训练 □ 有氧训练 □ 步行训练 □ 上下楼训练 □ 功率踩车训练 □ 传统康复（气功、医疗体操等）训练 □ 诱因预防 □ 并发症预防 □ 肺部感染 □ 心律失常 □ 肝肾功能不全 □ 水与电解质紊乱 □ 特殊用药护理 □ 复查各项异常化验、检查结果 □ 告知自测脉搏方法 □ 保证充足睡眠	□ 功率踩车训练 □ 传统康复（气功、医疗体操等）训练 □ 诱因预防 □ 并发症 □ 出院指导 □ 用药指导 □ 休息与活动指导 □ 饮食指导 □ 诱因的预防指导 □ 家庭氧疗指导 □ 康复训练指导 □ 居家环境指导 □ 告知复诊时间、地点 □ 协助患者办理出院手续 □ 出院后随访

续表

时间	住院第1日	住院第2日至第3日	住院第4日至第7日	住院第8日至出院前4日	出院前3日至出院日
护理措施		□ 感染 □ 心律失常 □ 血容量增加 □ 体力过劳，压力过大 □ 情绪激动 □ 睡眠不佳 □ 环境、气候急剧变化 □ 特殊用药护理 　□ 洋地黄制剂 　□ 利尿剂 　□ 其他 □ 饮食指导：给予低盐清淡易消化饮食，少量多餐，限制钠盐摄入 □ 皮肤护理 □ 心理护理 □ 生活护理 □ 保证充足睡眠	□ 特殊用药护理，告知洋地黄中毒的症状及处置 □ 准确记录液体摄入与排出量 □ 复查各项异常化验、检查结果 □ 安全护理，防止跌倒等意外 □ 保证休息和充足睡眠 □ 饮食护理，避免过饱和用力排便 □ 心理护理		
活动体位	□ 卧床休息 □ 呼吸困难时端坐位、双腿下垂或半卧位	□ 卧床休息，病情允许床边坐位 □ 呼吸困难时端坐位、双腿下垂或半卧位 □ 床上主动/被动活动	□ 床上或床边活动 □ 病室或病区内活动	□ 病室内活动 □ 病区内活动，以不疲劳为度	□ 病室内活动 □ 病区内活动，以不疲劳为度

续表

时间	住院第1日	住院第2日至第3日	住院第4日至第7日	住院第8日至出院前4日	出院前3日至出院日
健康教育	□ 入院宣教 □ 环境宣教 □ 饮食宣教 □ 安全宣教:防跌倒、坠床、烫伤意外 □ 压力性损伤预防宣教 □ 体位宣教 □ 用药宣教 □ 检查的目的、意义及注意事项宣教	□ 饮食宣教,根据生化检查等,指导正确饮食 □ 安全宣教:外出检查时避免受凉,防止跌倒等意外 □ 有效咳嗽排痰宣教 □ 记录出入量宣教 □ 药物宣教 □ 检验宣教:介绍病情及相关检查结果 □ 康复治疗方案宣教 □ 排便宣教	□ 疾病知识宣教 □ 康复训练宣教 □ 安全宣教:活动时加强安全保护,防跌或倒坠床意外 □ 诱因预防宣教 □ 用药宣教	□ 康复训练宣教 □ 安全宣教:活动时加强安全保护,防跌倒意外 □ 诱因预防宣教 □ 用药宣教:洋地黄中毒注意事项宣教 □ 检验宣教:复查结果异常化验项目的意义	□ 安全宣教 □ 诱因预防宣教 □ 用药宣教 □ 相关疾病康复知识宣教 □ 居家环境指导 □ 出院后注意事项宣教

（二）实施规范

【住院第1日】

1. 入院常规护理

（1）接待患者入院并通知医生，根据病情协助患者。

（2）测量生命体征、体重、腹围。

（3）了解患者既往史、家族史、过敏史、发病史等。

（4）评估患者心理，安抚患者，减轻患者紧张、焦虑等不良情绪反应。

（5）向患者介绍病区环境（医生办公室、护士站、卫生间、床单位、呼叫器）、物品放置、作息时间；介绍主管医生及责任护士。

（6）协助更换病员服，修剪指（趾）甲、剃胡须，做好个人卫生处置。

（7）体格检查，完成入院护理评估。

2. 协助患者取半卧位或端坐卧位，两腿下垂，减轻腹部器官对横膈的压力，有助于呼吸；同时可使肺微血管内充血减少，回流至左心室的血液减少，减轻肺充血与心肌负荷；两腿下垂可减少静脉回流，改善肺充血程度。

3. 巡视观察病情。注意是否有呼吸浅快、端坐呼吸、夜间阵发性呼吸困难；是否有咳嗽、咳白色痰液或粉红色泡沫痰；了解是否有恶心、食欲减退、体重增加及身体低部位如下肢、腰骶部水肿情况。

4. 根据医嘱进行吸氧、心电监护等相关治疗处置，指导各项治疗、处置的配合要点及注意事项。

5. 常规安全防护教育

（1）对高龄、行动不便、皮肤水肿等有发生皮肤压力性损伤危险的患者，采取有效的预防措施；签署高危压力性损伤告知书，同时采取有效的预防措施，做好交接班。

（2）做好跌倒或坠床风险评估，签署高危跌倒告知书，指导患者及陪护人员预防跌倒的相关知识。

（3）做好预防烫伤的风险评估和相关措施。

6. 常规健康指导

（1）休息：患者初期应身、心休息，以减少耗氧量，保证充分休息与睡眠。

（2）指导患者合理饮食，予低盐、高蛋白、高维生素食物，少量多餐，对腹胀患者，减少产气食物的摄入，对有水肿患者应限钠，每日食盐量 <2g。

（3）正确留取血标本和痰标本；告知各项检查的时间、地点及相关注意事项。用药指导，告知患者正确的药物用法、剂量、时间及注意事项及可能发生的不良反应。

7. 做好生活护理，指导并协助患者洗脸、刷牙、进餐、大小便。每日称体重和量腹围。

【住院第 2 日至第 3 日】

1. 每 1h 巡视患者,观察患者生命体征及用药后作用及不良反应。准确记录液体出入量。

2. 了解患者饮食及睡眠情况,保持病室空气流通。

3. 协助完成各项检查,告知患者及家属检查的意义及结果。

4. 完成医嘱相关的治疗、处置,指导各项治疗、处置的配合要点及注意事项。

5. 早期康复护理指导　告知患者早期康复的重要性,控制活动量,在监护下进行,注意有无胸痛、心悸、出冷汗等症状。

(1) 正确体位:患者放松,取高坐姿位,双下肢下垂。

(2) 每小时协助患者咳嗽与深呼吸一次。

(3) 床上肢体主动活动,各关节活动 5~10 次。

(4) 呼吸训练:主要练习腹式呼吸,要点是在吸气时腹部隆起,让膈肌尽量下降,呼气时腹部收缩,把肺内气体尽量排出。呼气与吸气之间要均匀,不可憋气,吸气与呼气比为 1：2~3。

(5) 坐位训练:开始时可将床头抬高,把枕头或被子放在背后,这样有依托情况下的坐位耗氧量较低,再逐渐让患者过渡到无依托独立坐位。

(6) 静态活动:安排患者进行一些静态的活动,如阅读书报杂志、听音乐、观赏电视等。

6. 常见的心力衰竭发作诱因预防,主要有呼吸道感染、心律失常、输液或摄盐量过多、情绪激动、睡眠不佳、体力过劳。

7. 排便护理　保持大便通畅,避免用力排便。如有便秘可使用通便剂。

8. 做好生活护理,指导并协助患者洗脸、刷牙、进餐、大小便,每日称体重和测量腹围。

9. 做好心理护理,保证充足睡眠。

【住院第 4 日至第 7 日】

1. 每 1~2h 巡视患者,观察患者生命体征及药物反应。

2. 复查异常检查结果,正确采集标本。

3. 完成医嘱相关的治疗、处置,指导各项治疗、处置的配合要点及注意事项。

4. 康复护理指导

(1) 通过心肺运动测试,排除运动禁忌证后,对病情稳定的患者在坐位训练和静态活动基础上逐步指导患者进行步行训练。开始应在监护下从床边站立开始,预防体位性低血压发生。无问题后,开始床边步行,以便出现疲劳或不适时可上床休息。运动量应该控制在较静息心率增加 20 次/min 左右,同时感觉不大费力,即 Borg 评分 <12 为宜。

(2) 制订日常生活计划,指导 ADL 训练,提高患者自护能力。

5. 并发症观察 慢性充血性心力衰竭常见并发症有肺部感染、心律失常、肝功能不全、肾功能不全、水与电解质紊乱等,密切观察患者有无胸闷、心悸、咳嗽、咳痰等症状,严格记录患者出入液量,如出现乏力、水肿、尿少等及时处理。

6. 特殊药物使用指导

(1) 洋地黄制剂:服药前测量脉搏,脉率或心率 <60 次 /min 或节律不规则应停药;如有漏服,不要补服;如出现头晕、头疼、视物模糊、黄绿视、恶心呕吐等洋地黄中毒症状应立即停药。

(2) 利尿剂:应监测体重,每日在同一时间(最好晨起排尿后早餐前)、同一体重秤测量,准确记录 24h 液体出入量;服用呋塞米等排钾利尿剂时,多进食含钾丰富食物,注意有无腹胀、恶心、乏力等低钾血症症状。

7. 做好安全护理,预防跌倒等发生。

8. 做好生活护理及心理护理。

【住院第 8 日至出院前 4 日】

1. 每 1~2h 巡视患者,观察患者生命体征及药物反应,准确记录出入液量。

2. 复查异常检查结果,正确采集标本。

3. 完成医嘱相关的治疗、处置,指导各项治疗、处置的配合要点及注意事项。

4. 根据患者病情病区内活动,实施安全有效的预防跌倒措施,保证患者安全。

5. 指导患者进行提高活动耐力的训练

(1) 有氧训练:常用训练有步行、上下楼梯训练、功率踩车,掌握运动强度、持续时间和运动频率,训练前、中、后监测心率、血压、心电图及患者症状体征,以患者不疲劳、无不适症状为宜,如出现呼吸困难或胸痛等症状应立即停止。

(2) 传统康复训练:太极拳、气功(以静功为主)、医疗体操等可提高患者心肺功能。

6. 指导患者正确测量脉搏方法。

7. 加强营养支持,保证充足睡眠。

【出院前 3 日至出院日】

1. 定时巡视患者,观察患者病情变化。

2. 完成医嘱相关的治疗、处置,加强心肺功能训练指导。

3. 出院指导

(1) 用药指导:遵医嘱按时服药,注意观察药物的不良反应,如有不适及时到医院就医。

（2）休息与活动指导：根据心功能状态制订运动处方，进行活动指导。心功能Ⅰ级者，可进行一般体力活动，避免剧烈运动；心功能Ⅱ级者，可进行轻体力劳动或一般家务劳动，以不感觉疲劳为宜；心功能Ⅲ级者，以卧床休息为主，鼓励患者完成自己日常生活照护；心功能Ⅳ级者，应绝对卧床休息。

（3）饮食指导：进食低盐、高蛋白、易消化吸收、清淡饮食，忌暴饮暴食、辛辣刺激性食物。戒烟戒酒。控制每日水和盐的摄入，每日摄水量以"量出为入"，盐的摄入量每日 <2g。

（4）疾病预防指导：注意防寒保暖，防止着凉，引起呼吸道感染，感冒流行期间，勿去人多、空气不流通的公共场所，防止交叉感染。

（5）居家环境指导：如果患者有严格的活动限制，卫生间宜安排在休息较近的地方，或以床边便盆椅代替。

（6）告知复诊时间和地点，定期复诊。

4. 协助患者办理出院手续。

5. 做好出院后随访工作。随访内容包括饮食指导、心理护理、药物指导、疾病预防指导、心肺康复训练指导等。

疾病相关评估表详见附表48心脏功能分级（美国心脏学会）。

（娄玲娣）

第四节　慢性阻塞性肺部疾病的康复护理临床路径

（一）康复护理临床路径表

时间		住院第 1 日	住院第 2 日至第 3 日	住院第 4 日至第 7 日	住院第 8 日至出院前 4 日	出院前 3 日至出院日
护理评估		□ 一般状态评估 □ ADL 评定 □ 咳嗽排痰能力评估 □ 呼吸困难分级评估 □ Braden 评分 □ 血栓风险评估 □ 跌倒风险评估 □ 营养风险筛查 □ 疼痛评定 □ 心理社会状况评估	□ ADL 评定 □ COPD 严重程度分级 □ 肺功能评估 □ 呼吸肌肌力评定 □ 计时步行距离测定 □ Braden 评分 □ 跌倒风险评估 □ 营养风险筛查 □ 疼痛评定 □ 心理状况评估	□ ADL 评定 □ 运动负荷试验 □ 耐力运动试验 □ Braden 评分 □ 血栓风险评估 □ 跌倒风险评估 □ 营养风险筛查 □ 疼痛评定 □ 心理状况评估	□ ADL 评定 □ 呼吸肌肌力评定 □ 计时步行距离测定 □ Braden 评分 □ 血栓风险评估 □ 跌倒风险评估 □ 营养风险筛查 □ 疼痛评定 □ 心理状况评估	□ ADL 评定 □ 呼吸功能评估 □ 运动负荷测定 □ 耐力运动测定 □ 心理功能评估 □ 社会参与能力评估 □ Braden 评分 □ 血栓风险评估 □ 跌倒风险评估 □ 营养风险筛查 □ 疼痛评定 □ 心理社会状况评估
护理措施		□ 环境介绍 □ 住院须知 □ 主管医生 □ 责任护士 □ T,P,R,BP,血氧饱和度,体重(病情允许) □ 入院护理评估 □ 询问病史、体格检查	□ 1~2h 巡视观察 □ 用药后反应 □ 其他 □ 康复护理 □ 体位指导 □ 有效咳嗽训练 □ 胸部叩击 □ 排痰护理	□ 1~2h 巡视观察 □ 用药后反应 □ 其他 □ 康复护理 □ 体位指导 □ 有效咳嗽训练 □ 胸部叩击 □ 排痰护理	□ 1~2h 巡视观察 □ 用药后反应 □ 其他 □ 康复护理 □ 体位指导 □ 有效咳嗽训练 □ 胸部叩击 □ 排痰护理	□ 1~2h 巡视观察 □ 用药后反应 □ 其他 □ 康复护理 □ 体位指导 □ 有效咳嗽训练 □ 胸部叩击 □ 排痰护理

续表

时间	住院第 1 日	住院第 2 日至第 3 日	住院第 4 日至第 7 日	住院第 8 日至出院前 4 日	出院前 3 日至出院日
护理措施	□ 协助更换病员服 □ 个人卫生处置 □ 1~2h 巡视观察 □ 保持病室空气流通，每日开窗通风 2 次 □ 指导合理饮食，次日需空腹检查，检查者 0:00 以后禁食禁水 □ 指导戒烟、戒酒 □ 指导预防压力性损伤、跌倒或坠床、烫伤的预防措施 □ 进行治疗、处置 □ 采集血标本、痰标本、大小便标本、痰标本 □ 血气分析 □ 氧气吸入 □ 静脉输液 □ 雾化吸入 □ 必要时吸痰 □ 心电监护、血氧饱和度监测	□ 体位引流 □ 完善相关检查 □ 采集血标本 □ 采集痰标本 □ 血气分析 □ 心电图 □ 胸部 X 线、CT □ 腹部超声 □ 心脏超声 □ 肺功能检查 □ 纤维支气管镜检查 □ 其他 □ 医嘱相关治疗、处置 □ 氧气吸入 □ 雾化吸入 □ 心电、血氧饱和度监测 □ 其他 □ 了解各项化验、检查结果，如有异常及时告知医生 □ 并发症预防 □ 呼吸道感染	□ 体位引流 □ 呼吸功能训练 □ 缩唇呼吸 □ 腹式呼吸 □ 呼吸肌力量锻炼 □ 横膈肌阻力训练 □ 吸气肌阻力训练 □ 呼吸训练器使用 □ ADL 训练 □ 医嘱相关治疗、处置 □ 采集标本 □ 口服药物 □ 静脉输液 □ 氧气吸入 □ 雾化吸入 □ 心电、血氧饱和度监测 □ 必要时吸痰 □ 其他 □ 了解各项检查结果，异常及时与医生沟通处理 □ 并发症预防	□ 呼吸功能训练 □ 呼吸肌力量锻炼 □ 提高耐力训练 □ 有氧训练 □ 作业训练 □ 传统康复训练（太极、八锦缎、呼吸操等） □ ADL 训练 □ 医嘱相关治疗、处置 □ 采集标本 □ 口服药物 □ 静脉输液 □ 氧气吸入 □ 雾化吸入 □ 心电、血氧饱和度监测 □ 必要时吸痰 □ 其他 □ 了解各项检查结果，异常及时与医生沟通处理 □ 并发症预防 □ 呼吸道感染	□ 呼吸功能训练 □ 缩唇呼吸 □ 腹式呼吸 □ 提高耐力训练 □ 有氧训练 □ 作业训练 □ 传统康复（太极、八锦缎、呼吸操等）训练 □ ADL 训练 □ 医嘱相关治疗、处置 □ 采集标本 □ 口服药物 □ 静脉输液 □ 氧气吸入 □ 雾化吸入 □ 心电、血氧饱和度监测 □ 必要时吸痰 □ 其他 □ 复查、了解各项检查结果，每日开窗通风 2 次 □ 保持病室空气流通，每

续表

时间	住院第 1 日	住院第 2 日至第 3 日	住院第 4 日至第 7 日	住院第 8 日至出院前 4 日	出院前 3 日至出院日
护理措施	□ 其他 □ 特殊用药护理 □ 生活护理 □ 心理护理	□ 慢性呼吸衰竭 □ 自发性气胸 □ 慢性肺源性心脏病 □ 肺性脑病 □ 深静脉血栓 □ 应激性溃疡 □ 特殊用药护理 　□ 抗生素药物 　□ 糖皮质激素 　□ 支气管舒张药物 　□ 祛痰剂 　□ 其他 □ 保持病室空气流通，每日开窗通风 2 次 □ 饮食指导:高蛋白、高热量、高维生素食物为主。正餐进食量不足时给予少量多餐饮食 □ 皮肤护理 □ 心理护理 □ 生活护理	□ 呼吸道感染 □ 慢性呼吸衰竭 □ 自发性气胸 □ 慢性肺源性心脏病 □ 肺性脑病 □ 深静脉血栓 □ 应激性溃疡 □ 保持病室空气流通，每日开窗通风 2 次 □ 饮食指导:加强营养，避免粗糙、干硬的食物,少食多餐 □ 皮肤护理 □ 特殊用药护理 □ 心理护理 □ 生活护理	□ 慢性呼吸衰竭 □ 自发性气胸 □ 慢性肺源性心脏病 □ 肺性脑病 □ 深静脉血栓 □ 应激性溃疡 □ 保持病室空气流通，每日开窗通风 2 次 □ 饮食指导:加强营养支持 □ 特殊用药护理 □ 心理护理	□ 出院指导 □ 用药指导 □ 休息与活动指导 □ 家庭氧疗指导 □ 戒烟指导 □ 康复训练指导 □ 饮食指导 □ 并发症的预防指导 □ 定时复诊 □ 协助患者办理出院手续 □ 出院后随访

续表

时间	住院第 1 日	住院第 2 日至第 3 日	住院第 4 日至第 7 日	住院第 8 日至出院前 4 日	出院前 3 日至出院日
活动体位	□ 呼吸困难时卧床休息,取舒适半卧位或端坐卧位 □ 床上主动/被动活动 □ 病情允许可病室内活动,以不疲劳为度	□ 呼吸困难时卧床休息,取舒适半卧位或端坐卧位 □ 床上主动/被动活动 □ 病情允许可病室内活动,以不疲劳为度	□ 病情允许可病区内活动,以不疲劳为度 □ 卧位时定时更换体位,胸部叩击	□ 病区内活动,以不疲劳为度 □ 卧位时定时更换体位,胸部叩击	□ 病区内活动,以不疲劳为度 □ 卧位时定时更换体位,胸部叩击
健康教育	□ 入院宣教 □ 环境宣教 □ 饮食宣教,保持口腔清洁 □ 安全宣教:防跌倒坠床预防意外 □ 压力性损伤预防宣教 □ 氧气吸入注意事项宣教 □ 用药宣教 □ 正确留取痰标本检查的目的、意义及注意事项宣教	□ 饮食宣教,根据生化检查等,指导加强营养。戒烟戒酒 □ 安全宣教:外出检查时避免受凉,防止跌倒等意外 □ 雾化吸入宣教 □ 正确使用气雾剂宣教 □ 有效咳嗽排痰宣教 □ 检验宣教:介绍病情及相关检查结果 □ 康复治疗方案宣教	□ 疾病知识宣教 □ 康复训练宣教:指导呼吸功能训练、呼吸肌力量训练、ADL 训练 □ 安全宣教:活动时加强安全保护,防跌倒坠床意外 □ 预防并发症宣教 □ 用药宣教 □ 保证充足睡眠	□ 康复训练宣教:指导呼吸功能训练、有氧训练、作业训练、ADL 训练 □ 安全宣教:活动时加强安全保护,防跌倒坠床意外 □ 预防并发症宣教 □ 检验宣教:复查结果异常复检项目的意义 □ 用药宣教 □ 保证充足睡眠	□ 康复训练宣教:指导呼吸功能训练、有氧训练、ADL 训练 □ 安全宣教:活动时加强安全保护,防跌倒坠床意外 □ 预防并发症宣教 □ 用药宣教 □ 疾病康复知识宣教 □ 指导家庭氧疗 □ 出院后注意事项宣教

（二）实施规范

【住院第 1 日】

1. 入院常规护理

（1）向患者介绍病区环境（医生办公室、护士站、卫生间、床单位、呼叫器）、物品放置、作息时间；介绍病区主任、护士长、主管医生及责任护士。

（2）测量生命体征、体重，通知医生接诊。

（3）评估患者有无吸烟史和慢性咳嗽、咳痰史；发病是否与寒冷气候变化、职业性质和工作环境中接触职业粉尘和化学物质有关；有无反复的感染史。

（4）体格检查，完成入院护理评估。

（5）协助更换病员服，修剪指（趾）甲、剃胡须，做好个人卫生处置。

2. 每 1~2h 巡视，观察病情。注意是否有呼吸困难、咳嗽咳痰、发热等表现；评估患者咳嗽排痰能力；评估患者呼吸困难分级程度等。

3. 保持和改善呼吸道的通畅

（1）指导患者采取正确体位，协助患者采取坐位或半卧位，有利于肺扩张。

（2）指导患者进行有效咳嗽，具体方法：患者处于舒适和放松的位置，指导患者在咳嗽前先缓慢深吸气，吸气后稍屏气片刻，快速打开声门，用力收腹将气体用力排出，引起咳嗽。一次吸气，可连续咳嗽 3 声，停止咳嗽，并缩唇将余气尽量呼尽。之后平静呼吸片刻，准备再次咳嗽。

（3）呼吸困难伴低氧血症者，遵医嘱给予氧疗。一般采用鼻导管持续低流量吸氧，氧流量 1~2L/min，避免吸入氧浓度过高而引起二氧化碳潴留。

（4）湿化气道：痰多而黏稠、难以咳出的患者需多饮水，遵医嘱予超声雾化吸入。

4. 常规安全防护教育

（1）对于有发生压力性损伤危险的患者，采取有效的预防措施；如有入院前压力性损伤带入，应详细记录压力性损伤的部位、面积、程度，做好压力性损伤危险因素评估，及时签署高危压力性损伤告知书并做好家属及陪护的宣教工作，同时采取相应的措施。

（2）对于行动不便、使用特殊药物、高龄等可能发生跌倒患者，及时做好跌倒或坠床风险评估，签署高危跌倒告知书，指导患者及陪护人员预防跌倒的相关知识。

（3）做好预防烫伤的风险评估和相关措施。

5. 根据医嘱进行相关治疗处置，指导各项治疗、处置的配合要点及注意事项。

6. 健康指导

（1）保持室内空气清新、洁净，注意通风。维持合适的室温（18~22℃）和湿度(50%~60%),以充分发挥呼吸道的自然防御功能。

(2)指导患者合理饮食,给予高热量、高蛋白、高维生素食物,增加水分和蔬菜水果的摄入,对腹胀患者,减少产气食物的摄入,做好口腔护理,保持口腔清洁;指导戒烟戒酒。

(3)正确留取大小便标本和痰标本;告知各项检查的时间、地点及相关注意事项。

(4)用药指导,告知患者正确的药物用法、剂量、时间及注意事项及可能发生的不良反应。

7. 了解患者的心理状态,评估患者有无焦虑、抑郁等不良情绪反应,及其对日常生活和睡眠造成的影响。

8. 做好生活护理,指导并协助患者洗脸、刷牙、进餐、大小便。

【住院第 2 日至第 3 日】

1. 每 1~2h 巡视患者,观察患者咳嗽、咳痰、呼吸困难症状及用药后反应,观察痰液颜色、性状、量,正确采集痰标本。

2. 观察了解患者饮食及睡眠情况;保持病室空气流通,每日通风 2 次。

3. 协助完成各项检查,告知患者及家属检查的意义及结果。

4. 完成医嘱相关的治疗、处置,指导各项治疗、处置的配合要点及注意事项。

(1)雾化吸入指导:患者放松,尽量取坐位或侧卧位,雾化时配合深呼吸,以缓解气道痉挛。雾化过程中,如果感觉出现咳嗽频繁、呼吸急促等症状,及时告知医护人员,雾化后正确咳嗽,以促进痰液排出;结束后漱口,保持口腔清洁。

(2)使用气雾剂指导:常见的气雾剂为沙丁胺醇气雾剂、异丙托溴铵气雾剂等定量雾化吸入器,应用方法:打开盖子,用力摇匀药液;尽量呼尽肺内气体后将气雾剂吸口含在口中,双唇紧密包裹住吸口,用示指和拇指紧按吸入器,使药物喷出,并同时做与喷药同步的缓慢深呼吸,吸气过程最好大于 5s;吸气结束后,需要屏住呼吸 10s,或者在没有不适感觉的时候尽量屏息久一些,然后缓慢呼气;如果需要多吸 1 剂,应该等待至少 1min 后。

5. 保持呼吸道通畅,促进痰液排出

(1)体位引流:依靠重力作用促使各肺叶或肺段气道分泌物引流至大气管,再配合正确的呼吸和咳嗽,将痰液排出体外的方法。体位引流的原则是将病变位置处于高处,使引流支气管的开口方向向下。一个引流部位一般 5~10min,如有多个引流部位,则总时间不宜超过 45min,以防患者疲劳;时间宜在早晨清醒后或饭后 1~2h 进行,不宜在饭后立即进行,以防胃食管反流、恶心或呕吐;引流过程中注意生命体征变化,同时指导患者做深呼吸或有效咳嗽促进痰液排出体外。

(2) 胸部叩击:操作人员五指并拢,掌心空虚呈杯状,当患者呼气时,在肺段相应的胸壁部位有节律的快速叩击(80~100 次 /min),每一部位叩击3~5min。胸部叩击与体位引流相结合可使排痰效果更佳。

6. 指导患者保持口腔清洁,经常漱口,做好口腔护理,预防口腔继发感染。

7. 观察病情,预防并发症发生。

8. 做好心理护理。

【住院第 4 日至第 7 日】

1. 每 1~2h 巡视患者,观察患者病情及用药后反应,了解患者饮食及睡眠情况。保持病室空气新鲜。

2. 根据患者病情指导病室或病区内活动,以不引起疲劳为宜。

3. 遵医嘱进行治疗和处置,观察氧疗和药物疗效及不良反应。

4. 指导呼吸功能训练

(1) 缩唇呼吸:也称吹笛式呼吸,可降低呼吸频率,增加潮气量和增强运动耐力。方法:患者闭嘴经鼻吸气后,将口唇收拢为吹口哨状,让气体缓慢地通过缩窄的口形,徐徐吹出。一般吸气 2s,呼气 4~6s,呼吸频率 <20 次 /min。训练时患者应避免用力呼气使气道过早闭合,呼气的时间不必过长,否则会导致过度换气。呼气流量以能使距离口唇 15~20cm 处的蜡烛火焰倾斜而不熄灭为度。

(2) 腹式呼吸:也称膈肌呼吸,通过增大横膈的活动范围以提高肺的伸缩性来增加通气。方法:患者处于舒适放松姿势,斜躺坐姿位。操作人员将手放置于前肋骨下方的腹直肌上,让患者用鼻缓慢深吸气,患者的肩部及胸廓保持平静,只有腹部鼓起。然后让患者有控制地呼气,将空气缓慢地排出体外。重复上述动作 3~4 次后休息,不要让患者过度换气。让患者将手放置于腹部上,体会腹部的运动,吸气时手上升,呼气时手下降。学会腹式呼吸后,可以让患者在各种体位下(坐、站)及活动下(行走、上楼梯)练习腹式呼吸。

5. 指导 ADL 训练,帮助患者提升自理能力。

6. 加强营养支持,营养状态是决定 COPD 患者预后的重要因子。合理安排膳食可以改善代谢功能,增强机体抵抗力,促进疾病康复。

7. 做好安全护理,预防跌倒等发生。

8. 做好生活护理。

【住院第 8 日至出院前 4 日】

1. 定时巡视患者,观察患者病情变化,提供整洁、舒适的住院环境。

2. 遵医嘱进行治疗和处置,观察氧疗和药物疗效及不良反应。

3. 根据患者病情病区内活动,实施安全有效的预防跌倒措施。

4. 督促患者进行缩唇呼吸、腹式呼吸训练,呼吸训练器训练。

5. 指导患者进行提高活动耐力的训练

(1) 有氧训练:训练方案应结合患者个体情况、兴趣和环境进行选择。步行是一种简单易行又有效的方法。通常先作最简单的6分钟或12分钟行走距离测定,了解患者的活动能力。然后采用亚极量行走和走楼梯练习,改善患者的耐力。开始进行5min活动,休息适应后逐渐增加活动时间。当患者能耐受20min运动后,即可增加运动量。每次运动后心率应增加20%~30%,并在停止运动后5~10min恢复到安静点为宜。

(2) 作业训练:为提高患者全身耐力和改善心肺功能,可有针对性地选择一些作业活动。如训练上肢活动功能的穿衣、洗漱、洗澡、清洁等,功能性训练如写字、打字等,消遣类训练如绘画、弹琴等。

(3) 呼吸操训练:呼吸操能增强膈肌、腹肌和下胸部肌肉的活动度,改善肺通气功能,增强呼吸肌肌力和耐力。主要要点是深吸气后慢慢吐气。步骤:①平静呼吸;②立位吸气,前倾呼气;③单举上臂吸气,双手压腹呼气;④平举上肢吸气,双臂下垂呼气;⑤平伸上肢吸气,双手压腹呼气;⑥抱头吸气,转体呼气;⑦立位上肢上举吸气,蹲位呼气;⑧腹式缩唇呼吸;⑨平静呼吸。

(4) 传统康复训练:太极拳、八锦缎对慢性阻塞性肺疾病有良好治疗作用。

6. 心理支持,引导患者适应慢性病并以积极的心态对待疾病,培养生活兴趣爱好,如听音乐、养花种草等以分散注意力,缓解焦虑、紧张的精神状态。

【出院前3日至出院日】

1. 定时巡视患者,观察患者病情变化。

2. 完成医嘱相关的治疗、处置,加强康复训练指导。

3. 出院指导

(1) 用药指导:遵医嘱按时准确服药,不可自行停药或减量,要注意观察药物的不良反应,如有不适及时到医院就医。

(2) 休息与活动指导:保持心情舒畅,根据自身耐受情况进行适当的体育锻炼和呼吸功能训练,避免过度劳累,注意劳逸结合,保证充足的睡眠,建立良好的生活习惯。

(3) 饮食指导:呼吸功的增加可使热量和蛋白质消耗增加,导致营养不良。膳食计划应保证高热量、高蛋白、高维生素摄入,少食多餐,避免产气食物,进餐后用温开水漱口,保持口腔的清洁。

(4) 康复训练指导:帮助患者制订出院后的康复训练计划,告知患者出院后继续坚持呼吸功能训练和提高活动耐力的训练。

(5) 家庭氧疗指导:指导每天持续低流量吸氧10~15h,以改善患者活动耐力和睡眠。指导患者和家属了解吸氧注意事项,供氧装置周围严禁烟火,氧疗装置定期更换、清洁、消毒。

(6) 疾病预防指导:戒烟是预防慢性阻塞性肺疾病的重要措施,对吸烟者采取多种宣教措施劝导戒烟。避免或减少有害粉尘、烟雾或气体的吸入。防治呼吸道感染对预防慢性阻塞性肺疾病也十分重要,劝导患者勿去人多、空气不流通的公共场所。

(7) 告知复诊时间和地点,定期复诊。

(8) 协助患者办理出院手续。

(9) 做好出院后随访工作:随访内容包括饮食指导、心理护理、家庭氧疗护理、并发症预防与护理、呼吸功能训练指导等。

疾病相关评估表详见附表53呼吸困难分级、附表54肺功能分级。

(娄玲娣)

第五章

常见内分泌与代谢疾病
康复护理临床路径

第一节　糖尿病的康复护理临床路径

（一）康复护理临床路径表

时间	住院第 1 日	住院第 2 日	住院第 3 日至第 8 日	住院第 9 日至第 14 日	住院第 15 日至出院前 1 日	出院日
护理评估	□ ADL 评定 □ 实验室检查评估 □ 糖尿病视网膜病变评估 □ 糖尿病周围神经病变评估 □ 糖尿病足评定 □ 糖尿病肾病评定 □ 糖尿病心脑血管病变评定 □ 运动功能评定 □ 平衡功能评定 □ 膀胱功能评定 □ Braden 评分 □ 跌倒风险评估 □ 营养风险筛查 □ 疼痛评定 □ 心理社会状态评估	□ ADL 评定 □ 实验室检查评估 □ 感觉功能评定 □ 关节活动度评定 □ 肌力评定 □ 膀胱功能评估 □ Braden 评分 □ 跌倒风险评估 □ 营养风险筛查 □ 疼痛评定 □ 心理状态评估	□ ADL 评定 □ 实验室检查评估 □ 糖尿病视网膜病变评估 □ 糖尿病周围神经病变评定 □ 糖尿病足评定 □ 糖尿病肾病评定 □ 糖尿病心脑血管病变评定 □ 运动功能评定 □ 平衡功能评定 □ 膀胱功能评定 □ Braden 评分 □ 血栓风险评估 □ 跌倒风险评估 □ 营养风险筛查 □ 疼痛评定 □ 心理状态评估	□ ADL 评定 □ 实验室检查评估 □ 糖尿病视网膜病变评估 □ 糖尿病周围神经病变评定 □ 糖尿病足评定 □ 糖尿病肾病评定 □ 糖尿病心脑血管病变评定 □ 运动功能评定 □ 平衡功能评定 □ Holden 步行能力评定 □ 膀胱功能评定 □ Braden 评分 □ 血栓风险评估 □ 跌倒风险评估 □ 营养风险筛查 □ 疼痛评定 □ 心理状态评估	□ ADL 评定 □ 实验室检查评估 □ 糖尿病视网膜病变评估 □ 糖尿病周围神经病变评定 □ 糖尿病足评定 □ 糖尿病肾病评定 □ 糖尿病心脑血管病变评定 □ 运动功能评定 □ 平衡功能评定 □ 膀胱功能评定 □ Braden 评分 □ 血栓风险评估 □ 跌倒风险评估 □ 营养风险筛查 □ 疼痛评定 □ 心理状态评估	□ ADL 评定 □ 实验室检查评估 □ 糖尿病视网膜病变评估 □ 糖尿病周围神经病变评定 □ 糖尿病足评定 □ 糖尿病肾病评定 □ 糖尿病心脑血管病变评定 □ 运动功能评定 □ 平衡功能评定 □ 膀胱功能评定 □ Holden 步行能力评定 □ Braden 评分 □ 血栓风险评估 □ 跌倒风险评估 □ 营养风险筛查 □ 疼痛评定 □ 心理社会状态评估

续表

时间	住院第1日	住院第2日	住院第3日至第8日	住院第9日至第14日	住院第15日至出院前1日	出院日
护理措施	□ 介绍病区环境、设施、设备 □ 住院须知 □ 主管医生 □ 责任护士 □ 科主任、护士长 □ 测量T、P、R、BP、身高、体重、血糖及腹围 □ 入院护理评估 □ 询问病史、体格检查 □ 协助更换病员服 □ 个人卫生处置 □ 1~2h巡视观察 □ 指导患者关节活动度训练 □ 医嘱相关治疗、处置执行及指导 □ 告知次日晨起查行化验检查注意事项 □ 静脉输液 □ 口服药物	□ 1~2h巡视观察 □ 用药后反应 □ 其他 □ 康复护理 □ 协助翻身拍背 □ 指导肢体关节活动度训练 □ 起坐动作训练 □ 指导ADL训练 □ 完善相关检查 □ 血常规+血型+Rh、尿常规、便常规 □ 肝功能 □ 肾功能 □ 葡萄糖耐量试验 □ 胰岛素释放试验 □ 电解质 □ 血糖 □ 凝血功能 □ 心电图 □ 心脏超声 □ 肺功能检查	□ 1~2h巡视观察 □ 用药后反应 □ 其他 □ 康复护理 □ 协助翻身拍背 □ 指导肢体关节活动度训练 □ 起坐动作训练 □ 指导ADL训练 □ 排泄护理 □ 医嘱相关治疗、处置执行及指导 □ 采集检验标本 □ 静脉输液 □ 口服药物 □ 皮下注射胰岛素 □ 血糖监测 □ 氧气吸入 □ 其他 □ 了解各项检查结果,异常及时与医生沟通处理 □ 并发症预防	□ 1~2h巡视观察 □ 用药后反应 □ 其他 □ 康复护理 □ 协助翻身拍背 □ 指导肢体关节活动度训练 □ 起坐动作训练 □ 指导ADL训练 □ 排泄护理 □ 医嘱相关治疗、处置执行及指导 □ 采集检验标本 □ 静脉输液 □ 口服药物 □ 皮下注射胰岛素 □ 血糖监测 □ 氧气吸入 □ 其他 □ 遵医嘱复查异常检查项目 □ 并发症预防	□ 1~2h巡视观察 □ 用药后反应 □ 其他 □ 康复护理 □ 协助翻身拍背 □ 指导肢体关节活动度训练 □ 指导ADL训练 □ 步行训练 □ 排泄护理 □ 医嘱相关治疗、处置执行及指导 □ 采集检验标本 □ 静脉输液 □ 口服药物 □ 指导皮下注射胰岛素 □ 血糖自我监测 □ 氧气吸入 □ 其他 □ 遵医嘱复查异常检查项目 □ 并发症预防	□ 康复护理宣教 □ 指导肢体关节活动度训练 □ 指导ADL训练 □ 步行训练 □ 出院带药发放与宣教 □ 教会患者及家属皮下注射胰岛素 □ 血糖自我监测 □ 心理护理 □ 协助物品整理 □ 协助患者办理出院手续 □ 其他 □ 出院指导 □ 用药指导 □ 休息与活动指导 □ 饮食指导 □ 康复训练指导 □ 并发症的预防 □ 日常生活注意事项

续表

时间	住院第 1 日	住院第 2 日	住院第 3 日至第 8 日	住院第 9 日至第 14 日	住院第 15 日至出院前 1 日	出院日
护理措施	□ 皮下注射胰岛素 □ 血糖监测 □ 氧气吸入 □ 康复专科护理 □ 并发症预防 □ 糖尿病足的预防及宣教 □ 低血糖表现及预防治 □ 其他 □ 皮肤护理 □ 管道处理与宣教 □ 跌倒或坠床预防 □ 压力性损伤预防 □ 烫伤预防 □ 心理护理 □ 生活护理 □ 陪护安排	□ 泌尿系统超声 □ 双下肢静脉超声 □ 胸部 X 线 □ 胸部 CT、MRI □ 其他 □ 医嘱相关治疗、处置执行及指导 □ 采集检验标本 □ 静脉输液 □ 口服药物 □ 皮下注射胰岛素 □ 血糖监测 □ 氧气吸入 □ 康复专科治疗 □ 运动疗法 □ 气压治疗 □ 呼吸训练 □ 作业训练 □ 针灸治疗 □ 推拿治疗 □ 物理因子疗法 □ 中药治疗 □ 西药治疗	□ 糖尿病视网膜病变 □ 糖尿病周围神经病变 □ 糖尿病足 □ 糖尿病肾病 □ 糖尿病心脑血管病变 □ 低血糖 □ 糖尿病酮症酸中毒 □ 呼吸道感染 □ 尿路感染 □ 失用综合征 □ 深静脉血栓 □ 便秘 □ 压力性损伤 □ 糖尿病饮食 □ 皮肤及管道护理 □ 特殊用药护理 □ 心理护理 □ 生活护理	□ 糖尿病视网膜病变 □ 糖尿病周围神经病变 □ 糖尿病足 □ 糖尿病肾病 □ 糖尿病心脑血管病变 □ 低血糖 □ 糖尿病酮症酸中毒 □ 呼吸道感染 □ 尿路感染 □ 失用综合征 □ 深静脉血栓 □ 便秘 □ 压力性损伤 □ 糖尿病饮食 □ 皮肤及管道护理 □ 特殊用药护理 □ 心理护理 □ 生活护理	□ 糖尿病视网膜病变 □ 糖尿病周围神经病变 □ 糖尿病足 □ 糖尿病肾病 □ 糖尿病心脑血管病变 □ 低血糖 □ 糖尿病酮症酸中毒 □ 呼吸道感染 □ 尿路感染 □ 失用综合征 □ 深静脉血栓 □ 便秘 □ 压力性损伤 □ 糖尿病饮食 □ 皮肤及管道护理 □ 特殊用药护理 □ 心理护理 □ 生活护理	□ 告知复诊时间和地点 □ 出院后随访

续表

时间	住院第 1 日	住院第 2 日	住院第 3 日至第 8 日	住院第 9 日至第 14 日	住院第 15 日至出院前 1 日	出院日
护理措施		□ 其他 □ 并发症预防 □ 糖尿病视网膜病变 □ 糖尿病周围神经病变 □ 糖尿病足 □ 糖尿病肾病 □ 糖尿病心脑血管病变 □ 低血糖 □ 糖尿病酮症酸中毒 □ 呼吸道感染 □ 尿路感染 □ 失用综合征 □ 深静脉血栓 □ 便秘 □ 压力性损伤 □ 糖尿病饮食 □ 皮肤及管道护理 □ 特殊用药护理 □ 心理护理 □ 生活护理				

时间		住院第1日	住院第2日	住院第3日至第8日	住院第9日至第14日	住院第15日至出院前1日	出院日
活动体位		□ 卧床休息，每1~2h翻身一次 □ 床上主动/被动活动 □ 病情允许可病室内活动	□ 卧床休息，每1~2h翻身一次 □ 床上主动/被动活动 □ 病情允许可病室内活动	□ 卧床休息 □ 床上主动/被动活动 □ 病情允许可病室内活动 □ 病区内步行	□ 卧床休息 □ 床上主动活动 □ 病区内步行	□ 床上主动活动 □ 病区内步行	□ 床上主动活动 □ 病区内步行
健康教育		□ 入院规则宣教 □ 饮食宣教，糖尿病饮食 □ 安全宣教：预防跌倒或坠床、透伤及压力性损伤等意外发生，穿防滑鞋，外出必须请假 □ 告知各项检验检查的目的与意义 □ 用药宣教 □ 做好康复治疗前的准备	□ 饮食宣教，根据各项检查结果，计算每日总热量，合理搭配三大营养素、膳食纤维及维生素，一日三餐定时定量规律饮食 □ 运动宣教：运动最佳时间安排在餐后1h，运动前患者自我评估，及时处理，患者必须随身携带糖尿病卡与糖果饼干等，加强安全保护，防跌倒坠床等意外	□ 相关疾病知识宣教 □ 康复训练宣教：指导糖尿病康复训练时的运动强度、时间、频率及注意事项 □ 安全宣教：加强安全保护，防跌倒坠床意外 □ 饮食指导：计算每日总热量，合理搭配三大营养素、膳食纤维及维生素，一日三餐定时定量规律饮食 □ ADL训练指导 □ 指导自我护理	□ 康复训练宣教：宣教糖尿病康复训练的运动强度、时间、频率及注意事项 □ 安全宣教：加强安全宣教，预防低血糖、跌倒坠床等意外 □ 评定宣教：各项评定的目的与意义 □ 康复治疗方案宣教 □ 检查宣教：复查结果异常化验项目的意义	□ 康复训练宣教：指导运动训练及步行训练 □ 安全宣教：活动时加强安全保护，防跌倒坠床等意义 □ 评定宣教：讲解各项出院前康复评定的目的与意义 □ 康复实施方案及疗效宣教 □ 并发症预防宣教 □ 用药宣教 □ 相关疾病康复知识宣教 □ 告知血糖自我监测的意义	□ 糖尿病基本知识宣教 □ 用药指导：告知口服降糖药物的作用、方法及注意事项 □ 饮食指导：制订每日的总热量，合理搭配三大营养素、膳食纤维及维生素，一日三餐定时定量规律饮食 □ 休息与活动：每日规律性运动，指导后续康复训练，选择增强体质的有氧运动和针对性的功能训练

续表

时间	住院第 1 日	住院第 2 日	住院第 3 日至第 8 日	住院第 9 日至第 14 日	住院第 15 日至出院前 1 日	出院日
健康教育		□ 评定宣教：各项初期康复评定的目的与意义 □ 检查结果宣教：讲解病情及相关检查结果 □ 康复治疗方案宣教与安排	□ 预防并发症宣教 □ 用药宣教 □ 大小便管理	□ 用药宣教		□ 血糖的自我监测 □ 胰岛素的自我注射，告知胰岛素的保存与使用方法 □ 指导指导低血糖的应急处理 □ 心理护理：保持心情愉快，避免精神紧张和情绪激动 □ 安全宣教：注意安全，防止意外发生

（二）实施规范

【住院第1日】

1. 入院常规护理

（1）向患者介绍病区环境（医生办公室、护士站、卫生间、开水间、呼叫器）、设施设备、物品放置要求、作息时间；介绍病区主任、护士长、主管医生及责任护士。

（2）测量生命体征、身高、体重、血糖及腹围，做好患者身份标识，通知医生接诊。

（3）询问患者既往史、家族史、过敏史等；体格检查，完成入院护理评估。

（4）做好各带入管道的妥善处置与宣教。

（5）协助更换病员服，修剪指（趾）甲、剃胡须，做好个人卫生处置。

（6）根据需要联系家政安排陪护，协助办理就餐卡与订餐。

2. 监测患者病情及生命体征变化，根据病情使用心电监护仪。每1~2h巡视，观察患者意识、视力、胸闷及出汗等情况；监测血糖变化。

3. 安全教育

（1）做好压力性损伤危险因素评估，对于有发生压力性损伤危险的患者，采取有效的预防措施；如有入院前压力性损伤应详细记录压力性损伤的部位、面积、程度，及时签署高危压力性损伤告知书并做好患者与陪护的宣教，同时采取相应的护理措施。

（2）对于行动不便、使用特殊药物、高龄等可能发生跌倒患者，及时做好跌倒或坠床风险评估，签署高危跌倒告知书，下床穿防滑鞋，向患者及陪护人员讲解预防跌倒的相关知识。

（3）对于高龄、活动受限、感觉异常等患者禁止使用热水袋，洗脚水温控制在40℃左右，并及时做好预防烫伤的风险评估与宣教，穿适脚鞋。

（4）患者活动范围不离开病区，如需外出应通知医生，经医生同意后，书写请假条方可离院，并按时返回病区。

4. 遵医嘱执行各项治疗处置，协调各项治疗的有序安排。

5. 健康教育

（1）对有吸烟、饮酒嗜好者，应劝其戒烟、戒酒。

（2）指导患者合理饮食，给予糖尿病配餐，每餐应定时定量，避免高热量饮食。体重指数超标的患者同时应给予低脂饮食。告知患者或家属备好糖块及饼干，以备患者在治疗期间发生低血糖时食用。

（3）指导患者0:00之后禁食水，采集血标本，留取大小便标本；告知各项检查的时间、地点及相关注意事项。

（4）做好并发症的预防宣教，指导低血糖的预防与处理。

（5）用药指导,告知患者口服降糖药与胰岛素针剂的用法、剂量、时间、注意事项及可能发生的不良反应。

6. 心理疏导,评估患者的心理状态及对疾病知识的了解程度。指导患者正确面对疾病,调整好心态,树立治疗疾病的信心,积极治疗。

7. 日常生活护理,指导并协助患者洗脸、刷牙、进餐、大小便等。

【住院第 2 日】

1. 监测患者病情及生命体征变化,每 1~2h 巡视,观察患者用药后反应,倾听患者用药后感受,观察患者有无低血糖发生。了解患者饮食及睡眠情况,及时倾听患者主诉与需求,并协同医生处理。

2. 康复护理指导 指导自主肢体关节活动度训练、ADL 训练、大小便护理等,早期预防各种并发症的宣教。

3. 协助患者进餐,及时给予患者糖尿病饮食指导。

4. 协助患者及时完成各项检验与辅助检查项目,及时掌握患者各项检查化验项目结果,异常结果及时与医生沟通。并告知患者及家属各项检查及结果。

5. 遵医嘱执行各项治疗与护理,合理安排患者康复训练与护理治疗衔接,并指导各项治疗护理的配合要点及注意事项。

6. 安全宣教及日常生活护理指导

（1）指导患者与陪护卧床期间使用床栏,床上主动 / 被动活动、床上渐进坐位训练及病室内活动时注意安全,逐步过渡,下床穿防滑鞋,及时评估患者情况,做好体位性低血压相关性知识宣教。

（2）加强康复训练时及途中的安全宣教,必要时途中由医护人员陪同,康复患者的特殊性,医生、护士及治疗师各分管部门加强安全防护。

（3）调节室温维持在 18~22℃,外出时及时增减衣物,避免使用热水袋局部保暖,以防烫伤;指导患者多饮水。

（4）日常生活护理,指导并协助患者洗脸、刷牙、进食及大小便管理。

7. 了解患者的心理状态,向患者介绍同种疾病康复治愈成功的例子,增强患者治疗的信心,减轻焦虑、恐惧心理。

8. 健康教育 对患者进行糖尿病知识讲解;教会患者正确使用胰岛素注射;做好胰岛素皮下泵的护理。

【住院第 3 日至第 8 日】

1. 监测患者病情及生命体征变化,每 1~2h 巡视,观察患者的现存症状及体征,饮食及康复进展情况,掌握患者的阳性化验结果及时报告医生,并协同医生处理。

2. 康复护理指导 完成各项初期康复评定,召开医患评价会,制订康复计划、目标与预后,每 1~2 周制订一次短期康复目标。

(1) 协助康复训练中心做好运动训练的时间安排与相关安全宣教。

(2) 协助做好空气压力泵及中医针灸等治疗,进行安全与注意事项宣教,防止皮肤灼烧及治疗过程中的不适,以便及时处理。

(3) 指导 ADL 训练,协助患者洗脸、刷牙、洗澡、进食及大小便等个人日常生活护理,帮助患者提高日常生活自理能力。

(4) 康复运动训练指导:运动最佳时间安排在餐后 1h,运动前做好患者评估;指导康复训练运动强度、时间、频率及注意事项;运动时出现不适及时处理,患者必须随身携带糖尿病卡与糖果饼干等以防低血糖;加强安全保护,防跌倒坠床等意外。

(5) 做好疾病相关知识与用药安全宣教,使患者掌握胰岛素注射操作与正确应用降糖药物的时间、方法及用药后各种反应。

(6) 高压氧治疗的患者做好相关准备与注意事项宣教。

(7) 糖尿病饮食指导:计算每日总热量、合理搭配三大营养素、膳食纤维及维生素,一日三餐定时定量规律饮食。

(8) 做好并发症的预防指导。

3. 安全防护及日常生活护理指导

(1) 指导患者合理安排作息时间,康复训练时以不感觉疲劳为宜,注意休息,有人 24h 陪护,做好跌倒或坠床的预防。

(2) 卧床患者加强皮肤护理,保持床单位清洁、平整,定时翻身,根据需要使用气垫床,防止压力性损伤发生。

(3) 病房每日开窗通风,必要时使用移动等离子空气消毒仪进行病室消毒,避免交叉感染。

4. 心理疏导,多与患者沟通,向患者介绍血糖及各项指标控制平稳的糖尿病患者案例,鼓励患者之间进行沟通交流,互相介绍糖尿病自我管理期间的感受及方法经验,增强患者康复的信心。

【住院第 9 日至出院前 1 日】

1. 监测患者病情及生命体征变化,每 1~2h 巡视,观察患者肢体的功能恢复情况,评估患者康复治疗进展、血糖、饮食及睡眠状况。

2. 康复中心团队完成各项中期康复评定,根据评定结果进行针对性训练,落实中期康复计划。

3. 康复护士应与医生、治疗师多沟通,了解各项康复训练的进展,做好康复训练的延伸康复护理指导;并在原有康复训练的基础上增加室外步行训练,保障康复训练安全有效。

4. 自我管理宣教,要求患者掌握胰岛素注射操作、测血糖及降糖药物的时间、方法及用药后各种反应的观察,实现自我管理。

5. 做好患者相关知识的宣教。

6. 遵医嘱完成各项康复治疗、药物治疗与护理,落实患者各项检查检验报告是否完善,及时与医生沟通,复查异常项;血糖平稳后进行葡萄糖耐量试验和血浆胰岛素或 C- 肽测定。

7. 糖尿病饮食指导　帮助掌握每日的总热量计算方法、合理搭配三大营养素、膳食纤维及维生素,一日三餐定时定量规律饮食。

8. 糖尿病并发症教育。

9. 安全及日常生活护理指导

(1) 加强患者安全宣教,防止跌倒、烫伤、走失及压力性损伤等不良事件。

(2) 继续指导患者 ADL 训练,包括洗脸、刷牙、洗澡、穿脱衣服、进食及大小便等个人日常生活能力。

10. 心理疏导,鼓励患者主动康复训练,对于康复训练的进步及时给予表扬,建立糖尿病患者自我管理的信心,争取早日回归社会。

【出院日】

1. 监测患者病情及生命体征变化,完善各项康复功能的终期评估及对糖尿病病情控制目标的评估,作为患者出院指导的依据。

2. 遵医嘱完成各项康复治疗、药物治疗与护理,进行相关检查与检验的复查,核查各项收费项目。

3. 出院宣教

(1) 用药指导:告知患者口服降糖药物的作用、方法及注意事项。

(2) 休息与活动指导:协助患者制订作息时间安排,每日规律性运动,指导后续康复训练,选择增强体质的有氧运动和针对性的功能训练。

(3) 糖尿病基本知识宣教及并发症预防宣教;指导低血糖的应急处理。

(4) 饮食指导:制订每日总热量、合理搭配三大营养素、膳食纤维及维生素,一日三餐定时定量规律饮食。

(5) 自我管理:血糖的自我监测;胰岛素的自我注射,告知胰岛素的保存与使用方法。

(6) 心理护理:保持心情愉快,避免精神紧张和情绪激动。

(7) 安全宣教:注意安全,防止意外发生。

(8) 告知复诊时间和地点,定期复诊,如有不适及时就诊。

4. 心理护理,增强患者保持独立生活能力和回归社会的信心;家属的支持是患者最大的精神支柱,提供家庭支持也至关重要。

5. 协助患者办理出院手续及整理物品。

6. 做好出院后随访工作。随访内容包括饮食指导、康复训练指导、用药指导、并发症预防与护理、心理护理等。

　　疾病相关评估表详见附表 55 WHO(1999 年)糖尿病诊断标准、附表 56 糖尿病病损的评定。

（葛秋华）

第二节　骨质疏松症的康复护理临床路径

（一）康复护理临床路径表

时间	住院第 1 日	住院第 2 日至第 3 日	住院第 4 日至第 12 日	住院第 13 日至第 25 日	住院第 26 日至出院日
护理评估	□ ADL 评定 □ 危险因素评估 □ 病史评估 □ 运动功能评定 □ 肌力评定 □ 肌张力评定 □ 肌耐力评定 □ 平衡功能评定 □ 骨折风险因子评估 □ 关节活动度评定 □ 感觉功能评定 □ Braden 评分 □ 跌倒风险评估 □ 营养风险筛查 □ 疼痛评估 □ 心理社会状况评估	□ ADL 评定 □ 运动功能评定 □ 肌力评定 □ 肌耐力评定 □ 肌张力评定 □ 平衡功能评定 □ 骨折风险因子评估 □ 关节活动度评定 □ 感觉功能评定 □ Braden 评分 □ 跌倒风险评估 □ 营养风险筛查 □ 疼痛评估 □ 心理状况评估	□ ADL 评定 □ 危险因素评估 □ 运动功能评定 □ 肌力评定 □ 肌张力评定 □ 平衡功能评定 □ 骨折风险因子评估 □ 关节活动度评定 □ 感觉功能评定 □ Braden 评分 □ 跌倒风险评估 □ 营养风险筛查 □ 疼痛评定 □ 心理状况评估	□ ADL 评定 □ 运动功能评定 □ 肌力评定 □ 肌张力评定 □ 平衡功能评定 □ 骨折风险因子评估 □ 关节活动度评定 □ 感觉功能评定 □ Braden 评分 □ 跌倒风险评估 □ 营养风险筛查 □ 疼痛评定 □ 心理状况评估	□ ADL 评定 □ 危险因素评估 □ 运动功能评定 □ 肌力评定 □ 肌张力评定 □ 平衡功能评定 □ 骨折风险因子评估 □ 关节活动度评定 □ 感觉功能评定 □ Braden 评分 □ 跌倒风险评估 □ 营养风险筛查 □ 疼痛评分 □ 心理社会状况评估
护理措施	□ 环境介绍 □ 住院须知 □ 主管医生 □ 责任护士	□ 1~2h 巡视观察 □ 用药后反应 □ 其他 □ 康复护理	□ 2h 巡视观察 □ 用药后反应 □ 其他 □ 康复护理	□ 2h 巡视观察 □ 用药后反应 □ 其他 □ 康复护理	□ 2h 巡视观察 □ 用药后反应 □ 其他 □ 康复护理

续表

时间	住院第 1 日	住院第 2 日至第 3 日	住院第 4 日至第 12 日	住院第 13 日至第 25 日	住院第 26 日至出院日
护理措施	□ T、P、R、BP、体重 □ 入院护理评估 □ 询问病史、体格检查 □ 协助更换病员服 □ 个人卫生处置 □ 医嘱相关治疗、处置执行及指导 □ 口服药物 □ 静脉输液 □ 氧气吸入 □ 雾化吸入 □ 采集血标本、大小便标本、痰标本 □ 心电监护、血氧饱和度监测 □ 康复专科治疗 □ 其他 □ 皮肤及管道护理 □ 1~2h 巡视观察 □ 跌倒或坠床预防 □ 压力性损伤预防 □ 烫伤预防	□ 体位功能位摆放 □ 肢体关节活动度训练 □ 体位转换、移乘辅助方法 □ 增强肌力训练 □ 平衡能力训练 □ 指导 ADL 训练 □ 完善相关检查 □ 血常规 + 血型 +Rh、尿常规、大便常规 □ 肝功能 □ 肾功能 □ 电解质 □ 血糖 □ 凝血功能 □ 心电图 □ 腹部超声 □ 骨密度测定 □ 胸部 X 线 □ 胸部 CT、MRI □ 其他	□ 体位功能位摆放 □ 肢体关节活动度训练 □ 体位转换、移乘辅助方法 □ 增强肌力训练 □ 平衡能力训练 □ 步行训练 □ 脊柱稳定性训练 □ 移动与移动动作训练 □ 指导 ADL 训练 □ 呼吸训练 □ 医嘱相关治疗、处置执行及指导 □ 采集标本 □ 口服药物 □ 静脉输液 □ 肌内注射 □ 康复专科治疗 □ 气压治疗 □ 运动疗法 □ 平衡训练 □ 有氧训练	□ 体位功能位摆放 □ 肢体关节活动度训练 □ 体位转换、移乘辅助方法 □ 增强肌力训练 □ 平衡能力训练 □ 指导 ADL 训练 □ 复查相关检查 □ 血常规、尿常规、大便常规 □ 肝功能 □ 肾功能 □ 电解质 □ 血糖 □ 凝血功能 □ 骨密度测定 □ 其他 □ 了解相关检查结果，如有异常及时与医生沟通 □ 医嘱相关治疗、处置执行及指导	□ 体位功能位摆放 □ 肢体关节活动度训练 □ 体位转换、移乘辅助方法 □ 增强肌力训练 □ 平衡能力训练 □ 步行训练 □ 脊柱稳定性训练 □ 移动与移动动作训练 □ 指导 ADL 训练 □ 辅助器具康复训练 □ 医嘱相关治疗、处置执行及指导 □ 采集标本 □ 口服药物 □ 静脉输液 □ 肌内注射 □ 康复专科治疗 □ 气压治疗 □ 运动疗法 □ 平衡训练 □ 有氧训练

续表

时间	住院第1日	住院第2日至第3日	住院第4日至第12日	住院第13日至第25日	住院第26日至出院日
护理措施	□ 误吸预防 □ 并发症预防 □ 疼痛护理 □ 特殊用药护理 □ 心理护理 □ 生活护理 □ 戒烟、戒酒宣教	□ 了解相关检查结果，如有异常及时与医生沟通 □ 医嘱相关治疗、处置执行及指导 □ 采集血标本 □ 口服药物 □ 静脉输液 □ 肌内注射 □ 康复专科治疗 □ 运动疗法 □ 平衡训练 □ 有氧训练 □ 大关节松动 □ 小关节松动 □ 作业疗法 □ 针灸治疗 □ 脊柱稳定性训练 □ 姿势训练 □ 气压治疗 □ 物理因子疗法 □ 中药治疗 □ 西药治疗	□ 大关节松动 □ 小关节松动 □ 作业疗法 □ 针灸治疗 □ 脊柱稳定性训练 □ 姿势训练 □ 物理因子疗法 □ 中药治疗 □ 西药治疗 □ 其他 □ 了解各项检查结果，异常及时与医生沟通处理 □ 并发症预防 □ 呼吸道感染 □ 关节挛缩 □ 异位骨化 □ 深静脉血栓 □ 继发性骨折 □ 便秘 □ 压力性损伤	□ 采集血标本 □ 口服药物 □ 静脉输液 □ 肌内注射 □ 康复专科治疗 □ 气压治疗 □ 运动疗法 □ 平衡训练 □ 有氧训练 □ 大关节松动 □ 小关节松动 □ 作业疗法 □ 针灸治疗 □ 脊柱稳定性训练 □ 姿势训练 □ 物理因子疗法 □ 中药治疗 □ 西药治疗 □ 其他 □ 并发症预防 □ 呼吸道感染 □ 关节挛缩 □ 异位骨化	□ 大关节松动 □ 小关节松动 □ 作业疗法 □ 针灸治疗 □ 脊柱稳定性训练 □ 姿势训练 □ 物理因子疗法 □ 中药治疗 □ 西药治疗 □ 其他 □ 并发症预防 □ 呼吸道感染 □ 关节挛缩 □ 异位骨化 □ 深静脉血栓 □ 继发性骨折 □ 便秘 □ 压力性损伤 饮食指导：以清淡、易消化、高蛋白、含钙丰富的食物为主。增加牛奶、豆制品及蔬菜水果的摄入

续表

时间	住院第 1 日	住院第 2 日至第 3 日	住院第 4 日至第 12 日	住院第 13 日至第 25 日	住院第 26 日至出院日
护理措施		□ 其他 □ 并发症预防 □ 呼吸道感染 □ 关节挛缩 □ 异位骨化 □ 深静脉血栓 □ 继发性骨折 □ 便秘 □ 压力性损伤 □ 饮食指导：以清淡易消化、高蛋白,含钙丰富的食物为主。增加牛奶、豆制品及蔬菜水果的摄入 □ 疼痛护理 □ 跌倒或坠床预防 □ 特殊用药护理 □ 心理护理 □ 生活护理	□ 饮食指导：以清淡易消化、高蛋白,含钙丰富的食物为主。增加牛奶、豆制品及蔬菜水果的摄入 □ 疼痛护理 □ 跌倒或坠床预防 □ 皮肤及管道护理 □ 特殊用药护理 □ 心理护理 □ 生活护理 □ 健康教育	□ 深静脉血栓 □ 继发性骨折 □ 便秘 □ 压力性损伤 □ 饮食指导：以清淡易消化、高蛋白,含钙丰富的食物为主。增加牛奶、豆制品及蔬菜水果的摄入 □ 疼痛护理 □ 跌倒或坠床预防 □ 特殊用药护理 □ 心理护理 □ 生活护理 □ 健康教育	□ 皮肤及管道护理 □ 特殊用药护理 □ 心理护理 □ 生活护理 □ 健康教育 □ 出院指导 □ 用药指导 □ 休息与活动指导 □ 饮食指导 □ 康复训练指导 □ 并发症的预防 □ 日常生活注意事项 □ 告知复诊时间和地点 □ 心理护理 □ 健康教育 □ 协助患者办理出院手续 □ 出院后随访
活动体位	□ 病区内活动	□ 病区内活动	□ 病区内活动	□ 病区内活动	□ 病区内活动

续表

时间	住院第1日	住院第2日至第3日	住院第4日至第12日	住院第13日至第25日	住院第26日至出院日
健康教育	□ 入院宣教 □ 饮食宣教 □ 指导家属及陪护正确体位摆放 □ 安全宣教:防跌倒、坠床及烫伤意外 □ 告知检查的目的与意义 □ 用药宣教 □ 做好康复治疗前的准备 □ 相关疾病康复知识宣教	□ 饮食宣教 □ 运动宣教:肢体关节活动度训练及移乘的辅助方法 □ 安全宣教:活动时加强安全保护,防跌倒坠床意外 □ 评定宣教:各项初期康复评定的目的与意义 □ 检验宣教:介绍病情及相关检查结果 □ 康复治疗方案宣教	□ 饮食宣教 □ 相关疾病知识宣教 □ 康复训练宣教:指导平衡训练、站立训练及步行训练等 □ 安全宣教:活动时加强安全保护,防跌倒坠床意外 □ 预防并发症宣教 □ 用药宣教	□ 饮食宣教 □ 康复训练宣教:指导平衡训练、站立训练及步行训练等 □ 安全宣教:活动时加强安全保护,防跌倒坠床意外 □ 评定宣教:各项中期康复评定的目的与意义 □ 康复治疗方案宣教 □ 检验宣教:复查结果 □ 异常化验项目的意义 □ 用药宣教	□ 饮食宣教 □ 康复训练宣教:指导平衡训练、站立训练及步行训练等 □ 安全宣教:活动时加强安全保护,防跌倒坠床意外 □ 使用助行器及其他辅助器具宣教 □ 评定宣教:各项出院前康复评定的目的与意义 □ 康复实施方案及疗效宣教 □ 并发症预防宣教 □ 用药宣教 □ 相关疾病康复知识宣教 □ 向患者讲解出院后康复训练方法,向患者交代出院后的注意事项

（二）实施规范

【住院第 1 日】

1. 入院常规护理

（1）向患者介绍病区环境（医生办公室、护士站、卫生间、床单位、呼叫器）、物品放置、作息时间；介绍病区主任、护士长、主管医生及责任护士。

（2）测量生命体征、体重，通知医生接诊。

（3）询问患者既往史、家族史、过敏史等；体格检查，完成入院护理评估。

（4）协助更换病员服，修剪指（趾）甲、剃胡须，做好个人卫生处置。

2. 每 1~2h 巡视，观察病情、疼痛（腰背部、膝部多见）及其他并发症等。

3. 完成医嘱相关的治疗处置，观察药物的作用及不良反应等。

4. 康复护理评估

（1）不可控危险因素：年龄、性别、种族、遗传、体型、内分泌影响等。

（2）可控危险因素：①营养，评估蛋白质、钙、磷、维生素及微量元素的摄入情况。②活动，评估运动方式、运动强度、运动量、运动时间及运动后呼吸、心率的变化情况；评估接受阳光照射情况。③药物因素。评估是否服用类固醇激素、抗惊厥药物、肝素等，这些药物可影响钙的吸收，尿钙排泄增加，促进骨量丢失。

5. 病史评估 询问老年人有无腰痛病史；骨折情况（骨折时间和部位）；有无其他疾病史。

6. 功能状况评估

（1）疼痛评定：可采用视觉模拟评分法、数字评分法进行评定。

（2）肌力评定：腰背肌力评定及腹肌力评定。

（3）肌耐力评定：背肌耐力评定、腹肌耐力评定、小腿三头肌耐力评定、股四头肌耐力的评定、动态等张评定法。

（4）平衡评定：采用 Berg 平衡量表（Berg balance scale，BBS）来评定坐位和站立位的基本功能。45 分作为老年人跌倒风险的临界值。通过平衡功能评定对跌倒的风险进行预测是骨质疏松症患者的必查项目。

（5）骨折风险因子评估：世界卫生组织（WHO）推荐骨折风险因子评估工具（fracture risk assessment tool，FRAX）来代替单独使用骨密度来诊断和评估患者未来 10 年发生骨折的可能性。输入患者性别、年龄、身高和体重，还有 7 个骨折风险因子（是否有既往低能量骨折史、是否父母有髋部骨折史、是否目前依然吸烟、是否长期服用糖皮质激素类药物、是否有风湿性关节炎、是否有其他继发性骨质疏松因素和是否每日饮酒超过 3 个单位或以上），可自动计算出患者十年内髋部骨质疏松骨折发生的可能性。

7. 健康指导

（1）常规健康指导：①健康指导对有吸烟、饮酒嗜好者，应指导其戒烟、戒酒。②指导患者晚餐后禁食8h以上,次晨空腹采集血标本,留取大小便标本;告知各项检查的时间、地点及相关注意事项。③指导家属及陪护正确体位摆放,预防压力性损伤、关节挛缩的发生。④用药指导,告知患者正确的药物用法、剂量、时间及注意事项及可能发生的不良反应。⑤指导患者合理饮食,适当的运动:多饮食蛋白质及含钙丰富的食物,如牛奶、豆制品、蔬菜和水果。

(2) 对于行动不便、使用特殊药物、高龄等可能发生跌倒患者,及时做好跌倒或坠床风险评估,签署高危跌倒告知书,指导患者及陪护人员预防跌倒的相关知识。

(3) 对于高龄、活动受限、感觉异常等患者,及时做好预防烫伤的风险评估和相关措施。

(4) 指导并协助行动不便、周身骨痛、肌无力、乏力的患者卧床休息。

8. 常规安全防护教育。

9. 了解患者的心理状态,向患者讲解疾病的相关知识,做好康复训练前的准备工作,增强患者康复的信心,缓解患者的焦虑、恐惧心理。

10. 做好生活护理,指导并协助患者洗脸、刷牙、进餐、大小便。

【住院第2日至第3日】

1. 每1~2h巡视患者,观察患者症状缓解情况、病情变化及用药后反应,观察了解患者饮食及睡眠情况。掌握患者疼痛的规律和特点,及时倾听患者主诉,去除导致疼痛的各种诱因,并告知医生处理。同时让患者听舒缓音乐或做其他感兴趣的事情,以分散其注意力,减轻疼痛。

2. 做好早期康复护理指导肢体关节活动度训练、体位转换、移乘辅助方法、指导ADL训练等,早期预防各种并发症的发生。

3. 根据医嘱正确采集血标本,协助患者完成各项化验及检查,告知患者及家属检查的意义及结果。完成医嘱相关的治疗、处置,做好康复专科治疗,指导各项治疗、处置的配合要点及注意事项;掌握患者的阳性检查及化验结果并及时报告医生。

4. 根据患者的症状给予对症治疗处置

(1) 骨折的患者应卧床休息,患处制动,指导正确摆放体位,定时翻身和按摩受压皮肤,预防压力性损伤的发生;给予患者被动的肢体运动,防止下肢血栓的形成。

(2) 对于有疼痛的患者给予适量的非甾体类抗炎药物,如阿司匹林、吲哚美辛等,减轻患者疼痛。

(3) 发生骨折或顽固性疼痛的患者,可遵医嘱应用降钙素制剂。

(4) 补充钙剂和维生素D。

(5) 补充性激素。

（6）应用抑制骨吸收药物。

5. 做好生活护理及安全宣教

（1）对于存在发生跌倒的高危因素患者要做好防跌倒的防护,告知患者及家属,在患者离床时需要通知护士,在护士的帮助下方可离床活动。

（2）调节室温维持在 18~22℃,对于体温过低患者,给予添加衣物和盖被,喝热饮料,避免使用热水袋局部保暖,以防烫伤;高热时,指导患者多饮水,给予温水擦浴、物理降温,及时更换潮湿衣物必要时按医嘱使用退热药物。

（3）做好饮食指导,避免粗糙、干硬的食物,少食多餐,保持正常排便,定时观察患者有无腹胀,肠鸣音是否正常,督促患者养成定时排便的习惯,3d 以上未排便者通过腹部按摩,使用润滑剂、缓泻剂、人工排便,必要时采取灌肠等方式协助排便。

（4）做好生活护理:多饮水预防泌尿系结石发生。

6. 了解患者的心理状态,向患者介绍同种疾病康复治愈成功的例子,增强患者治疗的信心,减轻焦虑、恐惧心理。

【住院第 4 日至第 12 日】

1. 每 2h 巡视患者,了解患者病情及生命体征变化,了解患者饮食及睡眠情况,向患者解释疼痛的原因,并根据疼痛的特点指导患者缓解疼痛的方法。

2. 做好康复护理指导

（1）完成各项初期康复评定,每 1~2 周制订一次短期康复目标。

（2）指导并做好肢体关节活动度训练防止关节挛缩、压力性损伤的发生。

（3）根据医嘱进行治疗、处置。

（4）发生骨折的患者,通过加强主动 / 被动活动、使用弹力袜、气压泵治疗仪等方式预防深静脉血栓的形成,若以发生深静脉血栓则注意患肢制动、抬高10°~15°,勿热敷、按摩等;严密观察患肢周径变化,局部有无红、肿、热等现象及足背动脉搏动的情况;尽量避免选用患肢静脉输液或采血;按医嘱使用抗血栓药物;注意观察有无出血倾向及肺栓塞表现。

（5）指导患者循序渐进地进行康复训练:①肌力、肌耐力增强训练;②改善平衡能力(下肢肌力训练、步行训练、练习太极拳、健足按摩等);③负重运动;④脊柱稳定性训练;⑤有氧运动;⑥姿势训练。

（6）物理因子治疗:消炎止痛(低频及中频电疗、电磁波及磁疗法、按摩疗法等)以及促进骨折愈合(温热疗法、光疗法、超声波疗法、离子导入疗法等)。

（7）指导 ADL 训练,帮助患者提升自理能力。

3. 做好疾病相关知识宣教,做好相关记录。

4. 完成医嘱相关治疗及处置,指导各项治疗、处置的配合要点及注意事项。

5. 做好生活及安全护理

(1) 饮食指导：加强营养，避免粗糙、干硬的食物，少食多餐。

(2) 指导患者注意休息，指导患者室内活动时以不感觉疲劳为宜，指导24h 陪护，做好跌倒或坠床的预防。

(3) 卧床患者加强皮肤护理，保持床单位清洁、平整，定时翻身或使用软垫保护，防止压力性损伤发生。

(4) 指导患者助行器使用的注意事项。

(5) 病房每日开窗通风，避免交叉感染。

(6) 指导并协助患者洗脸、刷牙、进食、大小便等。

6. 加强患者心理护理，多与患者沟通，向患者讲解康复训练的重要性，让患者参与到康复训练过程中，帮助患者从被动照顾转换为自我护理。

【住院第 13 日至第 25 日】

1. 定时巡视患者，观察患者病情变化，及时了解患者疼痛情况变化。

2. 康复护理指导

(1) 继续做好康复护理指导：用药指导、饮食调理、保持正确姿势、指导佩戴腰围上下床方法等。

(2) 完成各项中期康复评定，根据评定结果进行针对性训练，落实康复计划。

3. 完成医嘱相关治疗及处置，落实患者各项检查检验报告是否完善，及时与医生沟通，遵医嘱复查异常项。

4. 做好生活及安全护理

(1) 指导患者进食高热量、清淡、易消化、搭配合理、营养丰富的食物。

(2) 站立训练时注意劳逸结合，医护人员及陪护监护下进行。

(3) 康复护士在 PT 师、OT 师指导下，熟悉并督促保护患者完成特定动作，发现问题及时纠正。

(4) 做好骨质疏松症相关健康教育内容的宣教：骨质疏松症的临床表现、危险因素、易感人群、运动及饮食指导等。

5. 心理疏导，教育患者培养良好的心理素质，正确对待自身疾病，以良好的心态去面对困难和挑战，充分利用残余功能去代偿部分功能，尽最大努力去独立完成各种生活活动。

【住院第 26 日至出院日】

1. 定时巡视患者，观察患者乏力、骨痛的缓解情况，用药后反应等。

2. 执行医嘱复查各项检验指标，检验结果及时报告医生，以便医生调整用药剂量，完成医嘱相关的治疗、处置，加强康复指导。

3. 出院指导

（1）用药指导：遵医嘱按时准确服药，不可自行停药或减量，要注意观察药物的不良反应，如有不适及时到医院就医。

（2）休息与活动指导：保持心情舒畅，根据自身耐受情况进行适当的体育锻炼和呼吸功能训练，避免剧烈劳动，避免过度劳累，注意劳逸结合，保证充足的睡眠，建立良好的生活习惯。

（3）饮食指导：制订合理的膳食计划，保证蛋白质、钙及各种营养物质的合理摄入，少食多餐，进餐后用温开水漱口，保持口腔的清洁。

（4）康复训练指导：帮助患者制订出院后的康复训练计划，告知患者出院后继续坚持康复训练。教会家属基本的康复训练方法，如 ADL 指导、关节活动度的训练指导等，让家属参与到整个康复训练过程中，向家属讲解预防并发症的基本知识、安全及意外指导，防止二次残疾。

（5）并发症预防指导：再次强调预防并发症的重要性，重点是教育患者学会自我护理，避免发生并发症，不适时及时就医。

（6）日常生活注意事项指导：指导家属改造家中条件以适应患者在家中自由通行。

（7）告知复诊时间和地点，定期复诊。

4. 心理护理，增强患者长期保持独立生活能力和回归社会的信心。

5. 做好出院后随访工作。随访内容包括饮食指导、心理护理、用药指导等。

6. 协助患者办理出院手续，出院流程指导。

疾病相关评估表详见附表 2 改良 Ashworth 分级法评定标准、附表 3 Hoffer 步行能力分级、附表 4 Hodden 步行能力评定、附表 26 汉密尔顿抑郁量表（HAMD）、附表 27 汉密尔顿焦虑量表（HAMA）、附表 37 Barthel 指数评定量表、附表 40 Fugl-Mayer 平衡反应测试。

（孙　鹏）

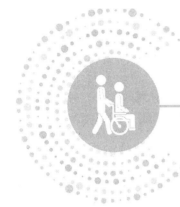

第六章

常见恶性肿瘤康复护理临床路径

第一节 乳腺癌术后康复护理临床路径

（一）康复护理临床路径表

时间	术后第 1 日	术后第 2 日	术后第 3 日	术后第 4 日至第 7 日	术后第 8 日至第 13 日	术后第 14 日至出院日
护理评估	□ 上肢周径测量 □ ADL 评定 □ Braden 评分 □ 血栓风险评估 □ 跌倒风险评估 □ 营养风险筛查 □ 疼痛评定 □ 心理社会状况评估	□ 上肢周径测量 □ 肩关节活动范围评定 □ 上肢肌力评定 □ 上肢感觉评定 □ 呼吸功能评定 □ ADL 评定 □ Braden 评分 □ 血栓风险评估 □ 跌倒风险评估 □ 营养风险筛查 □ 疼痛评定 □ 心理状况评估	□ 上肢周径测量 □ ADL 评定 □ Braden 评分 □ 血栓风险评估 □ 跌倒风险评估 □ 营养风险筛查 □ 疼痛评定 □ 心理状况评估	□ 上肢周径测量 □ 肩关节活动范围评定 □ 上肢肌力评定 □ 上肢感觉评定 □ 呼吸功能评定 □ ADL 评定 □ Braden 评分 □ 血栓风险评估 □ 跌倒风险评估 □ 营养风险筛查 □ 疼痛评定 □ 心理状况评估	□ 上肢周径测量 □ 肩关节活动范围评定 □ 上肢肌力评定 □ 上肢感觉评定 □ 呼吸功能评定 □ ADL 评定 □ Braden 评分 □ 血栓风险评估 □ 跌倒风险评估 □ 营养风险筛查 □ 疼痛评定 □ 心理状况评估	□ 上肢周径测量 □ ADL 评定 □ Braden 评分 □ 血栓风险评估 □ 跌倒风险评估 □ 营养风险筛查 □ 疼痛评定 □ 心理社会状况评估
护理措施	□ 环境介绍 □ 住院须知 □ 主管医生 □ 责任护士 □ 责任治护师 □ T,P,R,BP □ 询问病史、体格检查	□ 1~2h 巡视观察 □ 用药后反应 □ 治疗后反应 □ 其他 □ 康复护理 □ 排痰护理 □ 手法按摩 □ 翻身动作训练	□ 1~2h 巡视观察 □ 用药后反应 □ 治疗后反应 □ 其他 □ 康复护理 □ 排痰护理 □ 手法按摩 □ 翻身动作训练	□ 1~2h 巡视观察 □ 用药后反应 □ 治疗后反应 □ 其他 □ 康复护理 □ 手法按摩 □ 坐起训练 □ 步行训练	□ 1~2h 巡视观察 □ 用药后反应 □ 治疗后反应 □ 其他 □ 康复护理 □ 手法按摩 □ 步行训练 □ 上下楼梯训练	□ 1~2h 巡视观察 □ 用药后反应 □ 治疗后反应 □ 其他 □ 基础护理 □ 舒适护理 □ 生活护理 □ 特殊用药护理

续表

时间	术后第 1 日	术后第 2 日	术后第 3 日	术后第 4 日至第 7 日	术后第 8 日至第 13 日	术后第 14 日至出院日
护理措施	□ 协助更换病员服 □ 个人卫生处置 □ 根据吞咽功能选择进食方式,饮食类型 □ 指导家属及陪护体位摆放,定时翻身 □ 医嘱相关治疗,处置执行及指导 □ 采集血标本、尿标本、便标本、痰标本 □ 口服药物 □ 静脉输液 □ 氧气吸入 □ 雾化吸入 □ 必要时吸痰 □ 心电监护、血氧饱和度监测 □ 其他 □ 1~2h 巡视观察 □ 排痰护理 □ 并发症预防 □ 坠积性肺炎 □ 压力性损伤	□ 渐进坐位训练 □ 呼吸训练 □ ROM 训练 □ 其他 □ 完善相关检查 □ 血常规 □ 尿常规 □ 大便常规 □ 生化 □ 凝血功能 □ 肿瘤标志物 □ 感染性疾病筛查 □ 甲状腺功能 □ 肌钙蛋白 □ B 型尿钠肽 □ 痰培养 □ 其他 □ 医嘱相关治疗及指导,处置执行及指导 □ 口服药物 □ 静脉输液 □ 氧气吸入 □ 雾化吸入 □ 心电监护、血氧饱和度监测 □ 必要时吸痰	□ 渐进坐位训练 □ 坐起动作训练 □ 呼吸训练 □ 肌力训练 □ ROM 训练 □ 其他 □ 完善相关检查 □ 心电图 □ 腹部 B 超 □ 心脏 B 超 □ 胸部 X 线 □ 肺部 CT □ 钼靶 X 线 □ 骨密度 □ PET/CT □ 其他 □ 医嘱相关治疗及指导,处置执行及指导 □ 口服药物 □ 静脉输液 □ 氧气吸入 □ 雾化吸入 □ 心电监护、血氧饱和度监测 □ 必要时吸痰	□ 呼吸训练 □ 肌力训练 □ ROM 训练 □ ADL 训练 □ 其他 □ 医嘱相关治疗,处置执行及指导 □ 口服药物 □ 静脉输液 □ 氧气吸入 □ 雾化吸入 □ 康复专科治疗 □ 压力治疗 □ 呼吸训练 □ 运动疗法 □ 作业疗法 □ 推拿按摩 □ 针灸治疗 □ 其他 □ 并发症预防 □ 坠积性肺炎 □ 跌倒预防 □ 压力性损伤 □ 皮肤烫伤 □ 关节挛缩	□ 呼吸训练 □ 肌力训练 □ ROM 训练 □ ADL 训练 □ 其他 □ 心理护理 □ 遵医嘱复查异常检验、检查结果 □ 医嘱相关治疗,处置执行及指导 □ 采集标本,安排检查 □ 口服药物 □ 静脉输液 □ 康复专科治疗 □ 压力治疗 □ 呼吸训练 □ 运动疗法 □ 作业疗法 □ 推拿按摩 □ 针灸治疗 □ 其他 □ 并发症预防 □ 跌倒预防 □ 皮肤烫伤 □ 皮肤烫伤	□ 其他 □ 出院指导 □ 用药指导 □ 饮食指导 □ 活动指导 □ 康复训练指导 □ 乳房自我检查 □ 义乳或假体宣教 □ 避孕指导 □ 告知复诊注意事项 □ 其他 □ 协助办理出院手续 □ 出院后随访

续表

时间	术后第1日	术后第2日	术后第3日	术后第4日至第7日	术后第8日至第13日	术后第14日至出院日
护理措施	□ 皮肤烫伤 □ 关节挛缩 □ 异位骨化 □ 骨质疏松 □ 深静脉血栓 □ 其他 □ 皮肤护理 □ 管道护理 □ 切口护理 □ 生活护理 □ 特殊用药护理 □ 心理护理	□ 必要时吸痰 □ 康复专科治疗 □ 压力治疗 □ 呼吸训练 □ 运动疗法 □ 推拿按摩 □ 针灸治疗 □ 其他 □ 并发症预防 □ 坠积性肺炎 □ 压力性损伤 □ 皮肤烫伤 □ 关节挛缩 □ 异位骨化 □ 骨质疏松 □ 深静脉血栓 □ 其他 □ 皮肤护理 □ 管道护理 □ 切口护理 □ 生活护理 □ 特殊用药护理 □ 心理护理	□ 康复专科治疗 □ 压力治疗 □ 呼吸训练 □ 运动疗法 □ 推拿按摩 □ 针灸治疗 □ 其他 □ 并发症预防 □ 坠积性肺炎 □ 压力性损伤 □ 皮肤烫伤 □ 关节挛缩 □ 异位骨化 □ 骨质疏松 □ 深静脉血栓 □ 体位性低血压 □ 其他 □ 皮肤护理 □ 管道护理 □ 切口护理 □ 生活护理 □ 特殊用药护理 □ 心理护理	□ 异位骨化 □ 骨质疏松 □ 深静脉血栓 □ 体位性低血压 □ 其他 □ 皮肤护理 □ 管道护理 □ 切口护理 □ 生活护理 □ 特殊用药护理 □ 心理护理	□ 关节挛缩 □ 异位骨化 □ 骨质疏松 □ 深静脉血栓 □ 体位性低血压 □ 其他 □ 生活护理 □ 特殊用药护理 □ 其他	

续表

时间	术后第1日	术后第2日	术后第3日	术后第4日至第7日	术后第8日至第13日	术后第14日至出院日
活动体位	□卧床休息,每1~2h翻身一次 □床上主动/被动活动	□卧床休息,每1~2h翻身一次 □床上主动/被动活动	□卧床休息,每1~2h翻身一次 □床上主动/被动活动	□床上主动/被动活动 □病情允许可病室内活动	□室内自由活动	□自由活动
健康教育	□入院宣教 □饮食宣教 □用药宣教 □指导家属及陪护体位摆放,定时翻身 □安全宣教:防跌倒坠床、烫伤等意外 □评定宣教:各项目检查宣教:目的和意义 □预防并发症宣教 □做好康复治疗前的准备	□饮食宣教,根据生化检查等,指导加强营养 □用药宣教 □安全宣教:防跌倒坠床、烫伤等意外 □评定宣教:各项期康复评定的目的与意义 □康复护理宣教:翻身拍背方法,渐进坐位指导,手法按摩指导,关节活动度训练,呼吸训练, □康复治疗方案宣教 □预防并发症宣教 □检验宣教:介绍相关检验结果	□饮食宣教 □用药宣教 □安全宣教:活动时加强安全保护,防跌倒或坠床、牵拉切口 □康复护理宣教:卧位坐起(单手支撑),关节活动度训练,ADL指导 □病情及相关疾病知识宣教 □预防并发症宣教 □检查宣教:病情及相关检查结果	□饮食宣教 □用药宣教 □安全宣教:防跌倒,体位性低血压 □康复护理宣教:关节活动度训练,肌力训练,平衡步行指导,ADL指导 □评定宣教:各项中期康复评定的目的与意义 □康复治疗方案宣教 □并发症预防宣教	□饮食宣教 □用药宣教 □安全宣教 □康复护理宣教:关节活动度训练,肌力训练,ADL指导 □评定宣教:各项末期康复评定的目的与意义 □康复治疗方案宣教 □并发症预防宣教 □检验宣教:复查总结并查异常化验项目结果的意义	□向患者讲解出院后康复训练方法,向患者交代出院后的注意事项

（二）实施规范

【术后第 1 日】

1. 完成各项基础护理

（1）向患者及家属介绍病区环境（医生办公室、康复治疗室、护士站、卫生间、床单位、设备带、呼叫器）、物品放置及作息时间、探视制度；介绍病区主任、护士长、主管医生、责任治疗师及责任护士。

（2）测量生命体征（T、P、R、BP）及体重（如条件许可），通知医生接诊。

（3）询问患者现病史、既往史、家族史、过敏史等；体格检查，完成入院常规护理评估。

（4）协助更换病员服，修剪指（趾）甲，做好个人卫生处置。

（5）指导并协助患者床上完成洗脸、刷牙、进餐、大小便。

（6）指导及协助定时轴向翻身、拍背，指导有效咳嗽，预防压力性损伤、坠积性肺炎的发生。

2. 常规安全防护教育

（1）对于有发生压力性损伤风险的患者，采取有效的预防措施；如入院前已合并有压力性损伤，应详细记录压力性损伤的部位、面积、程度，做好压力性损伤风险因素评估，及时签署高危压力性损伤告知书并做好家属及陪护的宣教工作，同时采取相应的措施。

（2）对于高龄、行动不便、使用特殊药物等可能发生跌倒患者，做好跌倒或坠床风险评估，签署高危跌倒告知书，指导患者及陪护人员预防跌倒的相关知识。

（3）对于高龄、活动受限或感觉异常等患者，及时做好预防烫伤的风险评估和相关措施，例如避免使用热水袋局部保暖等。

3. 每 1~2h 巡视患者，观察病情。观察患者生命体征，注意是否有发热、肠道有无通气等；观察手术切口引流管是否通畅，引流液的颜色、性质、量等；观察患者手术切口有无疼痛及疼痛程度；观察术侧上肢及双下肢皮肤颜色、温觉、触觉、肢端动脉搏动情况，有无水肿。

4. 医嘱相关治疗、处置执行及指导。根据医嘱进行相关治疗或处置，指导各项治疗、处置的配合要点及注意事项。

5. 常规健康指导

（1）对有吸烟、饮酒嗜好者，应劝导其戒烟、戒酒。

（2）根据吞咽功能选择进食方式、饮食类型，指导患者合理饮食，早期介入饮食管理，给予高蛋白、高营养、易消化食物，增加水分和蔬菜水果的摄入，做好误吸的预防指导工作。

（3）告知患者正确的药物用法、剂量、时间及注意事项，以及可能发生的不良反应。

（4）指导家属及陪护正确体位摆放：术侧肩、肘关节内收位制动，远端可主动握拳、伸指，避免腋窝皮瓣滑动影响愈合。

（5）指导患者晚餐后禁食 8h 以上，次晨空腹采集血标本；指导留取大小便标本；告知各项辅助检查的时间、地点及注意事项。

6. 了解患者的心理状态，向患者讲解疾病的相关知识，做好康复训练前的准备工作，增强患者康复的信心，缓解患者的恐惧、焦虑心理。

【术后第 2 日】

1. 每 1~2h 巡视患者，观察生命体征及病情变化；了解患者饮食、睡眠及用药后反应等情况；观察患者手术切口疼痛情况，去除导致疼痛的各种诱因，并告知医生处理。观察引流管固定 / 引流液情况、肠道有无通气及肢体有无肿胀等。

2. 做好各项基础护理及安全宣教

（1）提供适宜的病室温度（18~22℃），嘱患者注意保暖；保持病室安静、光线适宜；病室经常开窗通风，保持空气新鲜。

（2）按需要给予翻身、拍背、协助排痰，指导有效咳嗽，必要时给予吸痰；加强巡视压力性损伤高危患者，有压力性损伤高危风险时，及时采取有效的预防措施。

（3）做好饮食指导，避免粗糙、干硬的食物，少食多餐，保持正常排便，定时观察患者有无腹胀、肠鸣音是否正常，督促患者养成定时排便的习惯，3d 或以上未排便者及时采取措施协助排便。

（4）指导并协助患者床上完成穿衣、洗脸、刷牙、进餐、大小便。

（5）加强安全措施，防止坠床、跌倒、烫伤等。

3. 做好早期康复护理指导

（1）完成初次康复护理评估，包括全身状态、疼痛、淋巴水肿、运动、感觉及日常生活活动能力等。

（2）患者卧位时下肢及健侧上肢自主活动，床上渐进坐位训练时注意逐步过渡，及时评估患者心率、血压等情况，做好体位性低血压相关知识指导。

（3）术侧上肢关节活动度训练：肩关节继续内收位制动，肘关节、腕关节、掌指关节及指间关节主动屈伸，可结合趣味性游戏如"石头、剪刀、布"。

（4）术侧上肢淋巴水肿防治：上肢下方垫软枕抬高 10°~15°，肘关节轻度屈曲；肘关节屈伸、握拳伸指等主动运动；手法按摩或压力治疗仪等对术侧上肢从远端向近端加压；避免术侧上肢测血压、静脉穿刺或输液，避免受压、烫伤、抓伤等。

（5）呼吸功能康复：鼓励患者深呼吸（腹式呼吸），促使肺叶扩张；指导有效咳嗽，定时翻身拍背协助痰液排出。

4. 指导并协助完成各项化验及检查，告知患者及家属检查的意义及结果;完成医嘱相关的治疗、处置,做好康复专科治疗,指导各项治疗、处置的配合要点及注意事项。

5. 了解患者的心理状态,向患者介绍同种疾病成功治愈的病例,增强患者治疗的信心,减轻恐惧、焦虑心理。

【术后第3日】

1. 每1~2h巡视患者,观察生命体征及病情变化;观察患者手术切口愈合及疼痛情况,引流管固定是否通畅以及引流液颜色、气味及总量;观察患者有无腹胀、肠道有无排气;了解患者饮食、夜间睡眠、用药及治疗后反应等情况;观察肢体有无肿胀等。

2. 完成各项基础护理及安全宣教内容

(1) 提供适宜的病室温度(18~22℃),保持病室安静、光线适宜,病室经常开窗通风保持空气新鲜。

(2) 按需要给予翻身、拍背、协助排痰,指导有效咳嗽,必要时给予吸痰;加强巡视压力性损伤高危患者,有压力性损伤警报时及时采取有效的预防措施。

(3) 做好饮食指导,告知饮食内容,督促养成定时排便的习惯,3d或以上未排便者及时采取措施协助排便。

(4) 指导并协助患者床上完成穿衣、洗脸、刷牙、进餐、大小便。

(5) 加强安全措施,防止坠床、跌倒、烫伤等。

3. 做好各项康复护理指导

(1) 患者卧位时下肢及健侧上肢自主活动,指导患者单手支撑下从床上坐起,注意加强患者保护,避免跌落受伤或手术切口受到牵拉等。

(2) 术侧上肢关节活动度训练:肩关节内收位,被动运动外展及前屈均不能超过40°,鼓励上肢其他关节主动运动,参与完成简单的日常活动如进食、系纽扣等。

(3) 术侧上肢肿胀康复护理:上肢周径测量;上肢保持抬高10°~15°,肘关节轻度屈曲;上肢除肩关节外尽可能多的主动运动;手法按摩或压力治疗仪等向心性加压;避免术侧上肢受压或损伤,包括测血压、静脉穿刺或输液、烫伤等。

(4) 呼吸功能康复:鼓励多做缩唇呼吸(腹式呼吸),吸呼比1:2或2:5;指导有效咳嗽,协助排痰。

4. 指导并协助完成各项化验及检查,告知患者及家属检查的意义及结果;完成医嘱相关的治疗、处置,做好康复专科治疗,指导各项治疗、处置的配合要点及注意事项。

5. 了解患者的心理状态,增强患者治疗的信心,减轻恐惧、焦虑心理。

【术后第4日至第7日】

1. 每1~2h巡视患者,观察生命体征及病情变化;观察患者手术切口愈合及疼痛情况,引流管是否通畅以及引流液(性)质和量;了解患者饮食、夜间睡眠、用药及治疗后反应等情况;观察术侧上肢及下肢有无肿胀等。

2. 做好各项基础护理及安全宣教内容

(1) 病室经常开窗通风,病室温度适宜,保持病室安静、光线适宜。

(2) 做好饮食指导,告知饮食内容,避免粗糙、干硬、难以消化的食物,督促养成每天或隔天定时排便的习惯。

(3) 指导患者完成穿衣、进餐、洗脸、刷牙、如厕等日常生活活动。

(4) 加强安全宣教措施,防止坠床、跌倒、烫伤等。

3. 完成各项康复护理指导

(1) 术后第 7 天完成中期康复护理评估,包括全身状态、疼痛、淋巴水肿、运动、感觉及日常生活活动能力等。

(2) 上肢关节活动度训练:肩关节主动 / 被动活动,可借助桌、床、墙等进行锻炼,每天增加 10°~15°,但不能超过耐受度。鼓励上肢其他关节主动运动,可完成简单的日常活动如梳头、刷牙、洗脸等。

(3) 上肢肿胀康复护理:卧位下上肢抬高 10°~15°,每日测量上肢肢围;上肢关节活动度及肌力训练;弹力绷带或压力治疗仪等向心性加压;避免术侧上肢受压或损伤,包括测血压、静脉输液或采血、烫伤等。

(4) 呼吸功能康复:鼓励缩唇呼吸(腹式呼吸),可通过吹纸条、吹口哨或呼吸训练器练习。

(5) 指导患者循序渐进完成体位转换,包括翻身、支撑、坐起、步行,避免跌倒或牵拉手术切口。

4. 完成医嘱相关的治疗、处置,做好康复专科治疗,指导各项治疗、处置的配合要点及注意事项。

5. 加强患者心理护理,多与患者沟通,向患者讲解康复训练的重要性,让患者主动参与到康复训练过程中,帮助患者从被动照顾转换为自我护理。

【术后第 8 日至第 13 日】

1. 每 1~2h 巡视患者,观察临床病情变化;了解患者饮食、夜间睡眠、用药及治疗后反应等情况;观察疼痛及术侧上肢肿胀情况等。

2. 做好各项基础护理及安全宣教内容

(1) 病室空气新鲜、温度适宜,保持病室安静、光线适宜。

(2) 做好饮食指导,进食清淡、高营养、易消化食物,合理搭配饮食内容,定时排便。

(3) 加强安全宣教措施,防止跌倒、烫伤、外伤等。

3. 做好各项康复护理指导

(1) 术后第 13 天完成末期康复护理评估,包括全身状态、疼痛、淋巴水肿、运动、感觉及日常生活活动能力等。

（2）上肢肿胀康复护理：卧位下上肢抬高 10°~15°，指导上肢关节活动度及各关节肌力训练，压力治疗仪或佩戴压力手套 / 袖等向心性加压，避免术侧上肢受压或损伤，监测上肢肢围。

（3）上肢运动功能训练：继续循序改善肩关节活动范围，预防关节挛缩；进行肌力增强训练，防止失用性肌萎缩。

（4）指导患者独立完成穿衣、洗浴、上厕所、上下楼梯等日常生活活动，提高日常生活自理能力。

4. 完成医嘱相关的治疗、处置，做好康复专科治疗，指导各项治疗、处置的配合要点及注意事项。落实各项异常检验、检查复查结果报告。

5. 心理疏导，引导患者正确对待自身疾病，培养良好的心理素质，以正确的心态去面对困难和挑战，尽快适应家庭和社会生活。

【术后第 14 日至出院日】

1. 定时巡视患者，观察患者病情变化。

2. 完成医嘱相关的治疗、处置，加强康复指导。

3. 出院指导

（1）用药：按照医嘱正确服药，不可自行停药或减量，要注意观察药物的不良反应，如有不适及时到医院就诊。

（2）饮食：制订合理的膳食计划，加强营养，多食高蛋白、高维生素、高热量、低脂肪的食物，以增强机体的抵抗力。

（3）休息与活动：保持心情舒畅，保证充足的睡眠，建立良好的生活习惯。根据自身耐受情况进行适当的体育锻炼，避免用患侧上肢搬动、提取重物，注意劳逸结合。

（4）康复训练指导：帮助制订出院后的康复训练计划，告知患者出院后继续坚持患肢的功能锻炼，包括改善淋巴水肿及肩关节活动功能，使上肢及肩关节的活动范围逐渐恢复正常。指导患者及家属基本的康复训练方法，如手法按摩（改善淋巴水肿）、呼吸训练、关节活动度训练及肌力训练等，告知训练过程中要点及注意事项，防止二次残疾。

（5）乳房自我检查：教会患者乳房自我检查（视诊、触诊）的方法。20 岁以上女性应每月自查乳房 1 次，时间在月经干净后 5~7d；绝经后妇女在每月固定时间定期到医院体检。40 岁以上的妇女、乳腺癌术后患者每年定期行钼靶 X 线检查，可以早期发现乳腺癌或乳腺癌复发征象。患者的姐妹和女儿属于罹患乳腺癌的高危人群，需要高度警惕。

（6）义乳或假体：提供患者改善自我形象的方法如义乳或假体，并向患者介绍假体的作用和使用。出院时暂佩戴无重量的义乳，切口愈合后可佩戴有重量的义乳,避免衣着过度紧身。告知乳腺癌根治后 3 个月可行乳房再造术,但有肿瘤转移或乳腺炎者,严禁假体植入。

(7) 避孕:术后五年内应避免妊娠,以免促使乳腺癌复发。向患者及家属介绍各种避孕方法适应证、禁忌证及注意事项。

(8) 随访:随访内容包括饮食睡眠、乳房自检、义乳或假体宣教、康复训练指导、心理状态等,做好定期随访工作。

4. 协助患者办理出院手续,告知复诊时间和地点,定期复诊。

(周　亮)

第二节 肺癌的康复护理临床路径

（一）康复护理临床路径表

时间	住院第1日	住院第2日至手术前1日	手术当日	术后第1日至第3日	术后第4日至出院日
护理评估	□ 身体状况评估 □ ADL 评定 □ 肩关节活动范围评估 □ 系统评估 □ Braden 评分 □ 跌倒风险评估 □ 营养风险筛查 □ 疼痛评定 □ 特殊人群评估 □ 心理社会状况评估	□ ADL 评定 □ 系统评估 □ Braden 评分 □ 跌倒风险评估 □ 营养风险筛查 □ 疼痛评定 □ 心理状况评估	□ ADL 评定 □ 肩关节活动范围评估 □ 系统评估 □ 导管评估 □ Braden 评分 □ 跌倒风险评估 □ 营养风险筛查 □ 疼痛评定 □ 心理状况评估	□ ADL 评定 □ 肩关节活动范围评估 □ 系统评估 □ 导管评估 □ Braden 评分 □ 跌倒风险评估 □ 营养风险筛查 □ 疼痛评定 □ 心理状况评估	□ ADL 评定 □ 肩关节活动范围评估 □ 系统评估 □ Braden 评分 □ 跌倒风险评估 □ 营养风险筛查 □ 疼痛评定 □ 心理社会状况评估
护理措施	□ 环境介绍 □ 住院须知 □ 主管医生 □ 责任护士 □ T,P,R,BP,体重 □ 入院护理评估 □ 询问病史、体格检查 □ 协助更换病员服 □ 个人卫生处置 □ 医嘱相关治疗、处置 □ 执行及指导	□ 1~2h 巡视观察 □ 用药后反应 □ 其他 □ 康复护理 □ 完善相关检查 □ 备血 □ 心电图 □ 心脏超声 □ 肺功能检查 □ 胸部 CT □ ECT	□ 术后回病房 □ 30min~1h 巡视观察 □ T,P,R,BP □ 胸腔闭式引流 □ 切口敷料 □ 用药后反应 □ 医嘱相关治疗、处置 □ 执行及指导 □ 氧气吸入 □ 心电、血氧饱和监测 □ 静脉输液	□ 1~2h 巡视观察 □ 用药后反应 □ 其他 □ 康复护理 □ 指导 ADL 训练 □ 排痰护理 □ 膀胱护理 □ 肠道护理 □ 医嘱相关治疗、处置 □ 执行及指导 □ 胸腔闭式引流	□ 2h 巡视观察 □ 切口敷料 □ 用药后反应 □ 其他 □ 康复护理 □ 指导病区内适当活动 □ 呼吸功能训练 □ 肩关节活动度训练 □ 医嘱相关治疗、处置 □ 执行及指导 □ 康复专科治疗

续表

时间	住院第 1 日	住院第 2 日至手术前 1 日	手术当日	术后第 1 日至第 3 日	术后第 4 日至出院日
护理措施	□ 采集血标本、大小便标本、痰标本 □ 口服药物 □ 其他 □ 1~2h 巡视观察 □ 跌倒或坠床预防 □ 压力性损伤预防 □ 特殊用药护理 □ 心理护理 □ 生活护理	□ 其他 □ 医嘱相关治疗、处置执行及指导 □ 采集标本 □ 药物过敏试验 □ 肠道准备 □ 其他 □ 相关手术准备及指导 □ 饮食指导 □ 做完各种空腹检查后可进食普食或半流食 □ 术前 1 日晚 20:00 后禁食，0:00 后禁水 □ 特殊用药护理 □ 心理护理 □ 生活护理	□ 雾化吸入 □ 留置导尿 □ 口腔护理 □ 必要时吸痰 □ 其他 □ 康复护理 □ 床上活动 □ 咳嗽训练 □ 呼吸功能训练 □ 了解各项检查结果，异常及时与医生沟通处理 □ 并发症预防 □ 出血 □ 肺不张与肺部感染 □ 急性肺水肿 □ 饮食指导：术后 6h 内禁食，禁水后遵医嘱合理饮食 □ 皮肤及管道护理 □ 预防深静脉血栓形成 □ 特殊用药护理 □ 心理护理 □ 生活护理	□ 口服药物 □ 静脉输液 □ 氧气吸入 □ 雾化吸入 □ 其他 □ 康复护理指导 □ 指导床上活动 □ 指导呼吸训练 □ 指导患者术侧肢体功能锻炼 □ 遵医嘱复查结果异常化验项 □ 饮食指导：普食 □ 皮肤及管道护理 □ 预防深静脉血栓形成 □ 特殊用药护理 □ 心理护理 □ 生活护理	□ 其他 □ 饮食指导：普食

续表

时间	住院第 1 日	住院第 2 日至手术前 1 日	手术当日	术后第 1 日至第 3 日	术后第 4 日至出院日
活动体位	□ 病情允许可病区内活动	□ 病情允许可病区内活动	□ 术后去枕头平卧 6h □ 半卧位 □ 床上主被动活动	□ 病室内活动	□ 病区内活动
健康教育	□ 入院宣教 □ 饮食宣教 □ 安全宣教:防跌倒坠床 □ 告知检查的目的与意义 □ 用药宣教 □ 术前康复护理指导 □ 指导呼吸功能锻炼的方法:有效咳嗽和腹式呼吸 □ 指导床上活动 □ 了解吸烟的危害	□ 饮食宣教,根据生化检查等,指导加强营养 □ 运动宣教 □ 安全宣教:活动时加强安全保护,防跌倒坠床意外 □ 检验宣教:介绍病情及相关检查结果 □ 康复治疗方案宣教	□ 相关疾病知识宣教 □ 安全宣教:活动时加强安全保护,防跌倒坠床意外 □ 预防并发症宣教 □ 用药宣教	□ 安全宣教:活动时加强安全保护,防跌倒坠床意外 □ 康复治疗方案宣教 □ 检验宣教:复查结果异常化验项目的意义 □ 用药宣教	□ 并发症预防宣教 □ 用药宣教 □ 相关疾病康复知识宣教 □ 出院指导 □ 办理出院流程指导

（二）实施规范

【住院第 1 日】

1. 入院常规护理

（1）向患者介绍病区环境（医生办公室、护士站、卫生间、床单位、呼叫器）、物品放置、作息时间；介绍病区主任、护士长、主管医生及责任护士。

（2）测量生命体征、体重，通知医生接诊。

（3）询问患者既往史、家族史、过敏史等；体格检查，完成入院护理评估及系统评估。

（4）协助更换病员服，修剪指（趾）甲、剃胡须，做好个人卫生处置。

2. 每 1~2h 巡视，观察病情。

3. 常规安全防护教育

（1）对于行动不便、使用特殊药物、高龄等可能发生跌倒患者，及时做好跌倒或坠床风险评估，签署高危跌倒告知书，指导患者及陪护人员预防跌倒的相关知识。

（2）对于高龄、活动受限、感觉异常等患者，及时做好预防烫伤的风险评估和相关措施。

4. 完成医嘱相关治疗及处置，落实患者各项检查检验报告是否完善，及时与医生沟通，遵医嘱复查异常项。

5. 做好生活及安全护理

（1）指导患者进食高热量、清淡、易消化、搭配合理、营养丰富的食物。

（2）病区应安静、清洁舒适、每日通风 1~2 次，温度 18~22℃，湿度 50%~60%。

6. 心理疏导，教育患者培养良好的心理素质，正确对待自身疾病，以良好的心态去面对困难和挑战；向患者和家属说明手术的必要性；动员家庭给予患者心理支持。

【住院第 2 日至手术前 1 日】

1. 每 1~2h 巡视患者，观察患者病情及生命体征的变化，观察了解患者饮食及睡眠情况。

2. 指导并协助完成各项化验及检查，告知患者及家属检查的意义及结果。完成医嘱相关的治疗、处置，做好胸外科常规治疗，指导各项治疗、处置的配合要点及注意事项。

3. 根据医嘱进行备血、治疗、处置，注意观察用药后反应，必要时输血治疗。

4. 做好生活护理及安全宣教

（1）做好饮食指导，避免粗糙、干硬的食物，少食多餐，保持正常排便，定时观察患者有无腹胀、肠鸣音是否正常，督促患者养成定时排便的习惯。术前 1

日晚 20:00 后禁食,0:00 后禁水。

(2) 做好生活护理。

(3) 介绍吸烟的危害,鼓励患者戒烟。

(4) 开窗通风 1~2 次,防止交叉感染。

5. 了解患者的心理状态,增强患者治疗的信心,减轻焦虑、恐惧心理。

6. 做好早期康复护理评估　充分了解患者既往史、现病史、手术方案;查看患者肺功能测定检查单的各项检查指标是否达标,查看患者新功能测定检查单的各项检查指标是否达标。

7. 指导患者书写康复日志　记录康复活动量、时长、康复时间、伴随症状等。

8. 呼吸训练

(1) 缩唇呼吸:闭嘴经鼻吸气,然后通过缩唇(吹口哨样),缓慢地经口将肺内气体呼出,同时收缩腹部,吸气和呼气比为 1:2 或 1:3。

(2) 膈式呼吸或腹式呼吸:取立位、平卧位或半卧位,双手分别放于前胸部和上腹部,用鼻子缓慢吸气时,膈肌最大程度下降,腹肌松弛,腹部凸起,手感到腹部向上抬起;呼吸时用口呼出,腹肌收缩,膈肌松弛,膈肌随腹腔内压增加而上抬,推动肺部气体排出,手感到腹部下降。

(3) 缩唇呼吸和腹式呼吸,每日训练 3~4 次,重复 8~10 次。

9. 康复宣教　危险因素的教育和管理、精神和心理支持、手术相关问题、术后如何进行自我管理。

【手术当日】

送手术前:

1. 术晨为患者测量体温、脉搏、呼吸、血压;如有发热、血压过高、女性月经来潮等情况均应及时报告医生,以确定是否延期手术。

2. 修剪指(趾)甲、剃胡须,女性患者勿化妆及涂染指(趾)甲等。长发患者头发扎起来,协助患者取下义齿、项链、耳钉、发夹等物品,并交给家属妥善保管。

3. 皮肤准备,更换清洁病员服。

4. 术前遵医嘱留置胃管、导尿管。

5. 遵医嘱术前用药。

6. 嘱患者带病历、影像学资料、术中用物等,护士护送患者入手术室。

术后回病房:

1. 每 30min~1h 巡视患者

(1) 注意患者的意识、生命体征及血氧饱和度的变化。体温 <35℃应给予保暖,体温 >38℃应通知医生,遵医嘱降温。

(2) 观察胸腔闭式引流液的颜色、性状、量及水柱波动等情况,保持引流管固定可靠、通畅,勿打折、受压、扭曲及脱出。

(3) 观察切口敷料的情况,保持敷料整洁,如有渗出或污染时,及时通知医生予以更换。

(4) 评估患者疼痛情况,采取相应护理措施。

(5) 妥善固定留置导尿管,并观察尿液的颜色、性状、量,留置导尿期间,会阴护理每日 2 次,防止泌尿系感染。尽早拔除留置导尿管。

(6) 观察用药后反应。

(7) 术后 6h 内给予去枕平卧位,头偏向一侧。6h 后开始翻身,床头可缓慢摇起,四肢活动和放松。患者术后易出现麻醉后遗反应(头晕、恶心、呕吐等不适),建议患者及家属根据患者术后自身情况注意休息,适当锻炼,避免过度疼痛与疲劳。

2. 并发症的观察和护理　出血、肺不张与肺部感染、急性肺水肿等观察,及时通知医生,按医嘱处理。

3. 注意呼吸道的管理

(1) 指导并协助患者深呼吸和有效咳嗽,麻醉清醒后立即鼓励并协助其深呼吸和咳嗽,每 1~2h 一次。咳嗽前先进行叩背。

(2) 做好胸腔闭式引流的护理。

(3) 术后呼吸功能训练:麻醉清醒后,每隔 2h 左右深呼吸 15 次。

(4) 给予氧气吸入和雾化吸入。

4. 术后患者疼痛的程度在个体差异,协助患者取舒适卧位,尽量分散其注意力,必要时遵医嘱予镇静止痛药物治疗。

5. 预防压力性损伤。

6. 做好心理护理,协助做好生活护理。

7. 术后 6h 可试饮少量水,无呛咳、无恶心、无腹胀,可遵医嘱进合理的饮食,不宜过饱,少量多餐,避免增加心肺负担。

【术后第 1 日至第 3 日】

1. 每 1~2h 巡视患者

(1) 了解患者病情及生命体征变化,了解患者饮食及睡眠情况,向患者解释疼痛的原因,并根据疼痛的特点指导患者缓解疼痛的方法。

(2) 予合适体位:肺段切除术或楔形切除术者,选择健侧卧位;肺叶切除者,在呼吸功能尚可的条件下,选择健侧卧位,如呼吸功能较差,则采用平卧位;全肺切除术者,避免过度侧卧,可采取 1/4 侧卧位。

(3) 妥善固定胸腔引流管,注意观察引流液的颜色、性状、量和水柱波动等情况。

(4) 注意观察切口敷料有无渗血、脱落。

（5）评估患者疼痛情况，采取相应护理措施。

（6）观察用药反应。

2. 呼吸道管理

（1）指导并协助患者深呼吸和有效咳嗽，麻醉清醒后立即鼓励并协助其深呼吸和咳嗽，每1~2h一次。咳嗽前先进行叩背。

（2）术后呼吸功能训练：麻醉清醒后，每隔2h左右深呼吸15次，直到48~72h胸腔引流管拔除为止。以后逐步进行呼吸训练，包括吹气训练和腹式呼吸训练。

（3）做好氧气吸入、雾化吸入的护理。

3. 胸腔闭式引流的护理

（1）每日更换水封瓶。

（2）保持胸闭引流的密闭性：由于胸腔内是负压，为了防止引流液倒流而发生逆行感染，嘱患者活动时不要将引流瓶提得太高，更不能跨床。

（3）保持胸闭引流的通畅性：观察水柱波动情况；定时挤压引流管，保证引流管通畅。

（4）观察引流管是否有漏气情况。

（5）预防感染：一切均应坚持无菌操作，换瓶拔出接管时要用消毒纱布包好，保持引流管、接管及引流瓶清洁；水封瓶应位于胸部以下，不可倒转，维持引流系统密闭，接头牢固固定，以预防胸腔内感染。

（6）拔管指征：胸腔闭式引流术后48~72h，观察引流液少于50ml，无气体逸出，胸部X线摄片呈肺膨胀或无漏气，患者无呼吸困难或气促时，可考虑拔管。拔管时指导患者深吸一口气，吸气末迅速拔管，用凡士林纱布封住伤口，包扎固定。拔管后注意观察患者有无胸闷、呼吸困难症状，切口漏气、渗液、出血和皮下血肿等。

4. 疼痛的康复护理

（1）向患者及家属解释疼痛的原因、持续时间和治疗护理措施，解除患者的顾虑，稳定其情绪。

（2）协助患者采取舒适卧位，并定时调整，协助患者进行呼吸训练和有效咳嗽。

（3）避免外界不良刺激，为患者提供舒适的休息、睡眠环境。

（4）妥善固定胸腔闭式引流管，防止牵拉引起疼痛，患者有明显刺激疼痛时，应及时调整其位置。

（5）做各项治疗护理操作时，动作要轻柔，避免牵拉伤口引起疼痛。

（6）鼓励患者描述疼痛的部位、性质、程度、范围和自我耐受力，观察患者疼痛情况，正确评估疼痛，必要时遵医嘱应用镇静或止痛药物。

（7）采用短波、红外线照射伤口减轻疼痛。

（8）教会并指导患者及家属正确使用分散注意力的方法来降低患者对疼痛的敏感性。

5. 做好康复护理指导

（1）完成各项初期康复评定，制订术后康复目标。

（2）通过加强主被动活动、使用弹力袜、气压泵治疗仪等方式预防深静脉血栓的形成，若以发生深静脉血栓则注意患肢制动、抬高约 10°~15°，勿热敷、按摩等；严密观察患肢周径变化，局部有无红、肿、热等现象及足背动脉搏动的情况；按医嘱使用抗血栓的药物；注意观察有无出血倾向及肺栓塞表现。

（3）指导患者循序渐进地进行肌力增强训练、翻身、支撑、起坐、坐位移动训练。

（4）指导 ADL 训练，帮助患者提升自理能力。

（5）用低能量激光或超激光疗法，每天 1 次，可促进伤口愈合，减少渗出。

（6）排痰

1）使用排痰机：1~2 次 /d，20min/ 次。

2）加强呼吸功能训练：指导患者采用缩唇法、深呼吸等方法锻炼肺功能，鼓励患者进行上肢主被动活动或给予简易呼吸器训练，以利于胸部被动活动，促进痰液排出，防止呼吸道感染的发生。

3）呼气时的振动法：在呼气时治疗者使自己的上肢紧张产生颤动，并由手传导至患者胸部，使气道内分泌物离开气道壁并移动的方法。

4）叩打法：协助患者取坐位，五指并拢，呈扣匙状，以脊柱为中线，避开脊柱及刀口，自下而上，由外而内拍击背部 3~5 次，用力要适度，通过振动作用，使痰液排出。

5）体位疗法：可采取下述三种体位预防，即术侧在上的侧卧位、术侧在上的半俯卧位和术侧在上的半仰卧位。每日尽可能地采取上述体位，至少一种体位各 20min。在术后不适减轻后，可在腰下垫枕头，呈轻度头低位，使积液向肺尖部移动。可配合进行下胸式呼吸和腹式呼吸。

（7）术侧肢体功能锻炼：促进手臂和肩关节的运动，预防术侧肩关节挛缩和肌肉失用性萎缩。

1）被动运动：患者麻醉清醒后，护士可协助患者进行躯干和四肢的轻度被动运动，每 4h 一次。

2）主动和辅助运动：一般在术后 3~4d 内，以主动或主动加辅助运动为原则，在观察切口部位的同时逐渐增加关节活动度。如鼓励患者用术侧手臂端茶杯、吃饭、梳头，术侧手越过头顶触摸对侧的耳朵，每日数次。可在床尾栏上系一根身子，让患者用术侧手臂拉着绳子，自己练习坐起、躺下和下床，可增强术侧肩、臂、背肌的力量。

3）主动运动：用体操棒做高度超过肩部水平的各个方向的活动，或做高过头的上肢套圈练习等，还可做手持重物，开始0.5kg，以后渐增至2~3kg，2次/d。每天练习后以出现轻微的呼吸短促为度，逐渐增加运动的频度和强度。

（8）指导患者进行床上运动

1）踝泵运动：仰卧位，大腿放松，然后缓慢的尽最大角度地做踝关节跖屈动作，也就是向上勾起脚尖，让脚尖朝向自己，维持10s左右，之后再向下做踝关节背伸动作，让脚尖向下，保持10s左右，循环反复地屈伸踝关节。每组10次，每天三组。

2）上肢交替屈曲运动：仰卧位，上肢屈曲90°，复位；另一侧上肢屈曲90°，复位。左右交替进行。每组10次，每天三组。

3）上肢同时屈曲运动：仰卧位，双手放在身体两侧，两腿伸直。双上肢同时屈曲90°，复位。每组10次，每天三组。

4）下肢屈髋屈膝运动：仰卧位，双手放在身体两侧，两腿伸直。下肢沿着床面缓慢的屈髋屈膝，要求足紧贴床面，足跟尽可能接近臀部，复位。左右交替进行。每组10次，每天三组。角度由小到大，不引起腹部疼痛为原则。

（9）床边坐起：患者翻身后，将双下肢移至床下（以减轻腹部压力，减少切口疼痛），双上肢相互协作撑起上半身，直至坐起，起身后及时询问患者头晕、疼痛等症状，长时间卧床容易产生体位性低血压（患者第一次坐起，切勿急着站立），前提是在心电监护下进行。

（10）床边站立、行走：床边站立无头晕、无下肢乏力的症状，便可独自开始原地踏步训练，无不适情况可在室内步行50~100m。步行时需有家属陪伴，扶握栏杆及床沿。

（11）步行训练：嘱患者缓慢坐起，静坐15~20min后如无不适，再缓慢下地站起。站起后扶床原地站立或踏步十分钟后无特殊不适症状后再由治疗师根据患者血压、心率、呼吸、血氧饱和度等情况考虑是否再继续步行训练。术后第2天起每天早、中、晚各一次，每次10~15min或者每次步行距离200~300m。

（12）站立平衡训练：单侧下肢站立10s，交换另一侧单腿站立10s。每次交替2~3组。在10s站稳以后，单腿站立时间逐渐延长，直至单腿站立半分钟无摇晃。需有人陪护，预防跌倒。

（13）运动强度：疼痛可耐受（VAS小于4分），患者自主感觉劳累分级（RPE评分12分）为限。

（14）指导患者记录康复日志。

6. 做好疾病相关知识宣教，做好相关记录。

7. 完成医嘱相关治疗及处置，指导各项治疗、处置的配合要点及注意事项。

8. 做好生活及安全护理

(1) 饮食指导:手术后需要摄入含有充足热量、蛋白质和丰富维生素的流质、半流质饮食,以保证手术引起的营养物质消耗,如稀粥、牛奶、蛋汤、蛋羹、龙须面、菜泥粥、小馄饨等。手术后第 1d,在肠道功能未完全恢复前,不宜多饮水,食物必须制成半流质状,易咀嚼和吞咽,如米粥、碎烂面条、馄饨、肉末等易消化吸收,少食多餐,每日 5~6 餐,以不引起腹胀为宜。避免油腻、辛辣等刺激性及不易消化的食物。

(2) 指导患者注意休息,指导患者室内活动时以不感觉疲劳为宜,指导 24h 陪护,做好跌倒或坠床的预防。

(3) 卧床患者加强皮肤护理,保持床单位清洁、平整,定时翻身或使用软垫保护,防止压力性损伤发生。

(4) 病房每日开窗通风 1~2 次,避免交叉感染。

(5) 指导并协助患者洗脸、刷牙、进食、大小便等。

(6) 保持会阴部清洁干燥,减少并发症的发生。

9. 加强患者心理护理,多与患者沟通,帮助患者树立康复的信心;请肺癌术后效果好的患者现身说法;动员家庭、社会力量给予患者心理支持。

【术后第 4 日至出院日】

1. 定时巡视患者,观察患者病情变化。

2. 完成医嘱相关的治疗、处置,加强康复指导。

3. 做好出院后随访工作。随访内容包括饮食指导、心理护理、并发症预防与护理、康复训练指导等。

4. 定时巡视患者,观察患者病情变化。

5. 完成医嘱相关的治疗、处置,加强康复指导。

6. 心理护理,增强患者战胜疾病的信心。家属的支持是其最大的精神支柱,提供家庭支持也至关重要,让家属多陪伴,勤照料。

7. 出院指导

(1) 用药指导:遵医嘱按时准确服药,不可自行停药或减量,要注意观察药物的不良反应,如有不适及时到医院就医。

(2) 休息与活动指导:保持心情舒畅,避免剧烈劳动,避免过度劳累,注意劳逸结合,保证充足的睡眠,建立良好的生活习惯。术后及出院回家数周内,坚持腹式呼吸、深呼吸及有效咳嗽,或练习吹气球等活动,促进肺复张。对患侧肩关节进行屈曲、伸展、内收、外展等运动,可预防术侧肩关节运动功能障碍。术后半年不得从事重体力劳动。术后一个月内若要上下楼梯,一般以 2 层楼为一档,休息片刻后再继续上楼梯。术后前 3 个月可步行,快步健身走。术后半年恢复正常活动,游泳、跑步等有氧运动均可。指导记录康复日志。

(3) 饮食指导:鼓励患者加强营养,饮食应为高热量、高蛋白、高维生素、易消化食物,不吃或少吃刺激性食物。应注意营养平衡,多吃新鲜蔬菜和水果,还可选用能增强机体免疫力的食品。根据其症状表现的不同,有针对性地选用有止咳、退热、顺气、宽胸、止痛作用的食品,以减轻痛苦,增强治疗信心。少食多餐,进餐后用温开水漱口,保持口腔的清洁。

(4) 术后疼痛:必要时按照医嘱予止痛药物的使用。

(5) 并发症预防指导:再次强调预防并发症的重要性,重点是教育患者学会自我护理,避免发生并发症,不适时及时就医。

(6) 日常生活注意事项指导。

(7) 告知复诊时间和地点,定期复诊,术后 8~9d 手术切口部位拆线,拔出引流管部位 2~3 周后拆线。

(8) 术后应尽可能配合完成化疗、放疗、免疫治疗等治疗方案的各个疗程,以提高疗效。在治疗过程中应注意血象变化,定期复查血细胞和肝功能等。放疗期间应注意皮肤保护,减轻放疗损害。

8. 协助患者办理出院手续。

9. 做好出院后随访工作。随访内容包括饮食指导、心理护理、并发症预防与护理、康复训练指导等。

疾病相关评估表详见附表 36　视觉模拟评分法疼痛分级、附表 50　自主感觉劳累分级表(RPE)。

(朱雪琼)

第二节 结肠、直肠癌的康复护理临床路径

（一）康复护理临床路径表

时间	住院第 1 日	住院第 2 日至 手术前 1 日	手术当日	术后第 1 日至 第 3 日	术后第 4 日至 出院日
护理评估	□ 基本资料评估 □ 系统评估 □ 排便功能评估 □ ADL 评定 □ Braden 评分 □ 跌倒风险评估 □ 营养风险筛查 □ 疼痛评定 □ 血栓风险评估 □ 特殊人群评估 □ 心理社会状况评估	□ ADL 评定 □ 系统评估 □ Braden 评分 □ 跌倒风险评估 □ 营养风险筛查 □ 疼痛评定 □ 心理状况评估	□ ADL 评定 □ 血栓风险评估 □ 系统评估 □ 造口评估 □ 排便功能评估 □ 导管评估 □ Braden 评分 □ 跌倒风险评估 □ 营养风险筛查 □ 疼痛评定 □ 血栓风险评估 □ 心理状况评估	□ ADL 评定 □ 系统评估 □ 造口评估 □ 排便功能评估 □ 导管评估 □ Braden 评分 □ 跌倒风险评估 □ 营养风险筛查 □ 疼痛评定 □ 血栓风险评估 □ 心理状况评估	□ ADL 评定 □ 系统评估 □ 造口评估 □ 排便功能评估 □ Braden 评分 □ 跌倒风险评估 □ 营养风险筛查 □ 疼痛评定 □ 血栓风险评估 □ 心理社会状况评估
护理措施	□ 环境介绍 □ 住院须知 □ 主管医生 □ 责任护士 □ T、P、R、BP、体重 □ 入院护理评估 □ 询问病史、体格检查 □ 协助更换病员服 □ 个人卫生处置	□ 1~2h 巡视观察 □ 腹痛 □ 排便 □ 用药后反应 □ 其他 □ 康复护理 □ 完善相关检查 □ 备血 □ 心电图 □ 腹部超声	送手术前 □ T、P、R、BP □ 修剪（勿染）指（趾）甲 □ 剃胡须等 □ 术前宣教 □ 皮肤准备 □ 更换病员服 □ 留置胃管 □ 术前用药 □ 检查术前准备情况	□ 1~2h 巡视观察 □ 切口敷料 □ 引流管 □ 腹痛，腹胀 □ 排气、排便 □ 用药后反应 □ 腹壁造口 □ 用药后反应 □ 并发症 □ 其他	□ 1~2h 巡视观察 □ 切口敷料 □ 用药后反应 □ 其他 □ 康复护理 □ 指导病区内适当活动 □ 盆底肌训练 □ 肠道功能康复 □ 医嘱相关治疗、处置执 行及指导

续表

时间	住院第 1 日	住院第 2 日至手术前 1 日	手术当日	术后第 1 日至第 3 日	术后第 4 日至出院日
护理措施	□ 医嘱相关治疗、处置执行及指导 □ 采集血标本、痰标本、大小便标本 □ 口服药物 □ 1~2h 巡视观察 □ 饮食指导 □ 半流质 □ 次日晨需空腹化验，0:00 后禁食、禁水 □ 跌倒或坠床预防 □ 压力性损伤预防 □ 特殊用药护理 □ 心理护理 □ 生活护理 □ 戒烟的宣教	□ 肠 CT □ 胸部 X 线 □ 其他 □ 医嘱相关治疗、处置执行及指导 □ 口服药物 □ 静脉输液 □ 备血 □ 静脉输血 □ 肠道准备 □ 药物过敏试验 □ 必要时用镇静催眠药 □ 其他 □ 相关手术准备及指导 □ 练习深呼吸、咳嗽咳痰 □ 其他 □ 饮食指导 □ 做完各空腹检查后可进食半流质 □ 术前 1 日晚 20:00 后禁食、0:00 后禁水 □ 特殊用药护理 □ 心理护理 □ 生活护理	□ 携带病历、影像资料、术中用物等 □ 平车护送入手术室 □ 术后护送回病房 □ 30min~1h 巡视观察 □ T、P、R、BP □ 切口敷料 □ 引流管 □ 用药后反应 □ 并发症：出血、吻合口瘘、切口感染、肠粘连 □ 医嘱相关治疗、处置 □ 心电监护 □ 血氧饱和度 □ 胃肠减压 □ 氧气吸入 □ 口腔护理 □ 雾化吸入 □ 留置导尿 □ 深静脉置管 □ 静脉输液 □ 静脉注射 □ 引流管 □ 肠造口	□ 康复护理 □ ADL 训练 □ 排痰护理 □ 膀胱护理 □ 肠道护理 □ 康复护理指导 □ 指导床上活动 □ 指导呼吸锻炼 □ 指导盆底肌训练 □ 医嘱相关治疗、处置执行及指导 □ 口服药物 □ 静脉输液 □ 静脉注射 □ 氧气吸入 □ 雾化吸入 □ 引流管 □ 肠造口 □ 其他 □ 遵医嘱查看结果异常化验项 □ 饮食指导：	□ 康复专科治疗 □ 其他 □ 饮食指导：半流质

续表

时间	住院第 1 日	住院第 2 日至 手术前 1 日	手术当日	术后第 1 日至 第 3 日	术后第 4 日至 出院日
护理措施			□ 其他 □ 康复护理 □ 呼吸功能锻炼 □ 排痰护理 □ 膀胱护理 □ 肠道功能康复 □ 了解各项检查结果,异常及时与医生沟通处理 □ 并发症预防 □ 出血 □ 吻合口瘘 □ 切口感染 □ 肠粘连 □ 深静脉血栓 □ 饮食指导:禁食、禁水 □ 造口评估 □ 造口袋护理 □ 管道护理 □ 特殊用药管理 □ 呼吸道护理 □ 疼痛护理 □ 皮肤护理 □ 生活护理 □ 心理护理	□ 术后 1 日～术后 2 日胃管拔除后进不 胀气流食 □ 术后 3 日无不适可 遵医嘱改半流质 □ 并发症预防 □ 出血 □ 吻合口瘘 □ 切口感染 □ 肠粘连 □ 深静脉血栓 □ 皮肤及管道护理 □ 特殊用药护理 □ 心理护理 □ 生活护理	

续表

时间	住院第 1 日	住院第 2 日至 手术前 1 日	手术当日	术后第 1 日至 第 3 日	术后第 4 日至 出院日
活动体位	□ 病情允许可病区内活动	□ 病情允许可病区内活动	□ 术后去枕头平卧 6h □ 半卧位 □ 床上主被动活动	□ 床上活动 □ 遵医嘱取合适卧位 □ 遵医嘱离床活动,注意保护伤口 □ 病区内活动,注意保护伤口,防止牵拉	□ 病区内活动,注意保护伤口,防止牵拉
健康教育	□ 入院宣教 □ 饮食宣教 □ 安全宣教:防跌倒坠床 □ 告知检查的目的与意义 □ 用药宣教 □ 术前康复护理指导 □ 指导呼吸功能锻炼的方法:有效咳嗽和腹式呼吸 □ 指导床上活动 □ 了解吸烟的危害	□ 饮食宣教,根据生化检查等,指导加强营养 □ 活动宣教 □ 安全宣教:活动时加强安全保护,防跌倒或坠床意外 □ 检验宣教:介绍病情及相关检查结果 □ 康复治疗方案宣教	□ 相关疾病知识宣教 □ 安全宣教:活动时加强安全保护,防跌倒或坠床意外 □ 预防并发症宣教 □ 用药宣教	□ 安全宣教:活动时加强安全保护,防跌倒或坠床意外 □ 康复治疗方案宣教 □ 宣教腹壁造口护理及造口袋更换 □ 检验宣教:复查结果异常化验项目的意义 □ 盆底肌训练指导 □ 用药宣教	□ 进行治疗、处置 □ 并发症预防宣教 □ 用药宣教 □ 宣教腹壁造口护理及造口袋更换 □ 相关疾病康复知识宣教 □ 盆底肌训练指导 □ 出院指导 □ 办理出院流程指导 □ 复查

（二）实施规范

【住院第1日】

1. 入院常规护理

（1）向患者介绍病区环境（医生办公室、护士站、卫生间、床单位、呼叫器）、物品放置、作息时间；介绍病区主任、护士长、主管医生及责任护士。

（2）测量生命体征、体重，通知医生接诊。

（3）询问患者既往史、家族史、过敏史等；体格检查，完成入院护理评估及系统评估。

（4）协助更换病员服，修剪指（趾）甲、剃胡须，做好个人卫生处置。

2. 每1~2h巡视，观察病情，听取患者主诉，评估便血情况，及时通知医生。

3. 常规安全防护教育

（1）对于行动不便、使用特殊药物、高龄等可能发生跌倒患者，及时做好跌倒或坠床风险评估，签署高危跌倒告知书，指导患者及陪护人员预防跌倒的相关知识。

（2）对于高龄、活动受限、感觉异常等患者，及时做好预防烫伤的风险评估和相关措施。

4. 完成医嘱相关治疗及处置，落实患者各项检查检验报告是否完善，及时与医生沟通，遵医嘱复查异常项。

5. 做好生活及安全护理

（1）指导患者进食高热量、高蛋白及富含维生素的半流质食物。

（2）病区应安静、清洁舒适、每日通风1~2次，温度18~22℃，湿度50%~60%。

6. 心理疏导，了解患者的心理状态，向患者讲解疾病的相关知识，增强患者治疗信心，减轻焦虑、恐惧心理。

【住院第2日至手术前1日】

1. 每1~2h巡视患者

（1）80%~90%患者有便血情况，听取患者主诉，评估便血情况，及时通知医生。

（2）了解患者的心理状态、向患者讲解疾病的相关知识，增强患者治疗信心，减轻焦虑、恐惧心理。

2. 指导并协助完成各项化验及检查，告知患者及家属检查的意义及结果。

3. 根据医嘱进行治疗、处置，注意观察用药后反应，必要时输血治疗。指导患者正确口服排泄药复方聚乙二醇电解质散，观察排泄情况。

4. 做好早期康复护理评估　充分了解患者既往史、现病史、手术方案；查看患者肺功能测定检查单的各项检查指标是否达标，查看患者心功能测定检查单的各项检查指标是否达标。

5. 指导患者书写康复日志 记录康复活动量、时长、康复时间、伴随症状等。

6. 做好生活护理及安全宣教

（1）指导患者病室内活动时注意安全，及时评估患者情况，活动以不引起疲劳为宜。

（2）对有吸烟、饮酒嗜好者，指导戒烟、戒酒。

（3）做好饮食指导，避免粗糙、干硬的食物，少食多餐，保持正常排便，定时观察患者有无腹胀，肠鸣音是否正常，督促患者养成定时排便的习惯，3d 以上未排便者通过腹部按摩，使用润滑剂、缓泻剂、人工排便，必要时灌肠等方式协助排便。

（4）做好生活护理，指导并协助患者洗脸、刷牙、进食、大小便。

7. 了解患者的心理状态，向患者介绍同种疾病手术治愈成功的例子，增强患者治疗的信心，减轻焦虑、恐惧心理。

【手术当日】

送手术前：

1. 术晨为患者测量体温、脉搏、呼吸、血压；如有发热、血压过高、女性月经来潮等情况均应及时报告医生，以确定是否延期手术。

2. 修剪指（趾）甲、剃胡须，女性患者勿化妆及涂染指（趾）甲等。长发患者头发扎起来，协助患者取下义齿、项链、耳钉、发夹等物品，并交给家属妥善保管。

3. 皮肤准备（上平双乳头连线，下至大腿上 1/3，两侧至腋后线，包括肛周20cm 范围；做好脐部清洁）后，更换清洁病员服。

4. 术前遵医嘱留置胃管、导尿管。

5. 遵医嘱术前用药。

6. 嘱患者带病历、影像学资料、术中用物等，护士护送患者入手术室。

术后回病房：

1. 每 30min~1h 巡视患者

（1）注意患者的意识、生命体征及血氧饱和度的变化。体温 <35℃应给予保暖，体温 >38℃应通知医生，遵医嘱降温。

（2）观察切口敷料的情况，保持敷料干洁，如有渗出或污染时，及时通知医生予以更换。

（3）观察引流液的颜色、性状、量，保持引流管固定可靠、通畅，勿打折、受压、扭曲及脱出。

（4）评估患者疼痛情况，采取相应护理措施。

（5）观察用药后反应。

2. 术后 6h 内给予去枕平卧位,头偏向一侧。6h 后开始翻身,床头可缓慢摇起。患者术后易出现麻醉后遗反应(头晕、恶心、呕吐等不适),建议患者及家属根据患者术后自身情况注意休息,适当活动,避免过度疼痛与疲劳。

3. 胃肠减压管、留置尿管的护理。

4. 并发症的观察和护理 出血、吻合口瘘、切口感染、肠粘连等。

5. 肠造口的护理 保持肠造口及周围皮肤干燥清洁,避免粪便刺激;造口周围皮肤发生糜烂、湿疹、感染、过敏时需及时对症处理。

6. 注意呼吸道的管理,指导患者深呼吸和有效咳嗽。

7. 术后患者疼痛的程度有个体差异,协助患者取舒适卧位,尽量分散其注意力,必要时遵医嘱予镇静止痛药物治疗。

8. 预防压力性损伤。

9. 做好心理护理,协助做好生活护理。

【术后第 1 日至第 3 日】

1. 每 1~2h 巡视患者

（1）了解患者病情及生命体征变化,了解患者饮食及睡眠情况。

（2）观察切口敷料的情况,保持敷料整洁。如有渗出及污染时,及时通知医生予以更换。

（3）注意引流液的颜色、性状、量,保持引流管固定可靠、通畅,勿打折、受压、扭曲及脱出。

（4）观察肠蠕动恢复情况,即有无排气、排便。

（5）观察用药后反应。

2. 加强呼吸道的管理,指导患者深呼吸和有效咳嗽。

3. 术后疼痛的护理 做好疼痛评定,必要时按医嘱使用止痛药,观察用药效果。

4. 预防压力性损伤。

5. 肠造口的护理 观察肠造口黏膜情况,保持造瘘口周围皮肤的清洁,合理安排饮食;及时更换造口袋。

6. 指导患者及家属观看更换造口袋过程,鼓励患者观看和触摸造口,使患者尽早接受肠造口。

7. 并发症的观察和护理。

8. 做好康复护理指导

（1）完成各项康复评定,制订术后康复目标。

（2）通过加强主被动活动、使用弹力袜、气压泵治疗仪等方式预防深静脉血栓的形成,若已发生深静脉血栓则注意患肢制动、抬高 10°~15°,勿热敷、按摩等;严密观察患肢周径变化,局部有无红、肿、热等现象及足背动脉搏动的情况;按医嘱使用抗血栓的药物;注意观察有无出血倾向及肺栓塞表现。

(3) 加强呼吸功能训练:指导患者采用缩唇法、深呼吸等方法锻炼肺功能,鼓励患者进行上肢主被动活动或给予简易呼吸器训练,以利于胸部被动活动,促进痰液排出,防止呼吸道感染发生。

(4) 做好膀胱护理:避免长期留置尿管,以免形成膀胱挛缩;早期拔除留置导尿管,指导患者自行排尿。

(5) 指导患者进行床上运动

1) 踝泵运动:仰卧位,大腿放松,然后缓慢尽最大角度地做踝关节跖屈动作,也就是向上勾起脚尖,让脚尖朝向自己,维持 10s 左右,之后再向下做踝关节背伸动作,让脚尖向下,保持 10s 左右,循环反复地屈伸踝关节。每组 10 次,每天 3 组。

2) 上肢交替屈曲运动:仰卧位,上肢屈曲 90°,复位;另一侧上肢屈曲 90°,复位。左右交替进行。每组 10 次,每天 3 组。

3) 上肢同时屈曲运动:仰卧位,双手放在身体两侧,两腿伸直。双上肢同时屈曲 90°,复位。每组 10 次,每天 3 组。

4) 下肢屈髋屈膝运动:仰卧位,双手放在身体两侧,两腿伸直。下肢沿着床面缓慢的屈髋、屈膝,要求足紧贴床面,足跟尽可能接近臀部,复位。左右交替进行。每组 10 次,每天 3 组。角度由小到大,不引起腹部疼痛为原则。

5) 桥式运动:仰卧位,双腿屈曲,双足紧贴床面,足跟尽可能接近臀部。慢慢地抬起臀部,维持一段 10~15s 后慢慢放下,回到起始位。每组 10 次,每次 5~10min,可根据情况循序渐进,每天 3 组。

6) 盆底肌肉训练:也叫 Kegel 运动,患者平卧位,在不收缩下肢、腹部及臀部肌肉的情况下自主收缩盆底肌肉(会阴及肛门括约肌),每次收缩维持 5~10s,放松 2~3s,重复做 10~20 次,每日 3 组。

7) 阻力呼吸器训练:仰卧位,呼气、吸气各 5 个 / 组,共 3 组,根据患者能力调整阻力级别。

8) 保护性咳嗽:咳嗽时用毛巾包裹腹部,并双手按压保护腹部伤口部位。

9) 保护性翻身:翻身时躯干呈一直线,避免躯干的扭转影响伤口。

(6) 床边坐起:患者翻身后,将双下肢移至床下(以减轻腹部压力,减少切口疼痛),双上肢相互协作撑起上半身,直至坐起,起身后及时询问患者头晕、疼痛等症状,长时间卧床容易产生体位性低血压(患者第一次坐起,切勿急着站立),前提是在心电监护下进行。

(7) 床边站立、行走:床边站立无头晕、无下肢乏力的症状,便可独自开始原地踏步训练,无不适情况可在室内步行 50~100m。步行时需有家属陪伴,扶握栏杆及床沿。

（8）步行训练：嘱患者缓慢坐起，静坐 15~20min 后如无不适，再缓慢下地站起。站起后扶床原地站立或踏步十分钟后无特殊不适症状，再由治疗师根据患者血压、心率、呼吸、血氧饱和度等情况考虑是否再继续步行训练。术后第 2 天起每天早、中、晚各一次，每次 10~15min 或者每次步行距离200~300m。

（9）站立平衡训练：单侧下肢站立 10s，交换另一侧单腿站立 10s。每次交替 2~3 组。在 10s 站稳以后，单腿站立时间逐渐延长，直至单腿立半分钟无摇晃。需要有陪护，预防跌倒的发生。

（10）运动强度：疼痛可耐受（VAS 小于 4 分），患者自主感觉劳累分级（RPE评分 12 分）为限。

（11）指导患者记录康复日志。

9. 做好疾病相关知识宣教，做好相关记录。

10. 完成医嘱相关治疗及处置，指导各项治疗、处置的配合要点及注意事项。

11. 做好生活及安全护理

（1）饮食指导：术后 48~72h 排气后，无腹痛、腹胀等不适即可拔除胃管，根据医嘱指导患者正确进食，1 周内从不胀气流质、流质过渡到半流质，2 周左右可以进普食。注意补充高热量、高维生素、高蛋白质及易消化的营养丰富饮食。

（2）加强皮肤护理，保持床单位清洁、平整，定时翻身或使用软垫保护，防止压力性损伤发生。

（3）病房每日开窗通风，避免交叉感染。

（4）指导并协助患者洗脸、刷牙、进食、大小便等。

（5）保持会阴部清洁干燥，减少并发症的发生。

12. 加强患者心理护理，多与患者沟通。

【术后第 4 日至出院日】

1. 定时巡视患者观察患者病情变化，做好护理记录。

（1）观察患者病情变化。

（2）观察切口敷料的情况，保持敷料整洁。如有渗出或污染时，及时通知医生予以更换。

（3）观察肠蠕动恢复情况，即有无排气排便。

（4）观察用药后反应。

2. 完成医嘱相关的治疗、处置。

3. 加强康复指导　病区走廊步行训练，3~5 次 /d，10~20min/ 次或者每次步行距离 300~400m,视患者情况再做调整;纠正步态,患者因为术后切口疼痛而导致疼痛步态,需治疗师给患者以指导;进行桥式运动、盆底训练;记录康复日志。

4. 规律排便 指导患者通过饮食疗法或刺激肠蠕动,来养成定时排便的习惯;指导患者进行自我观察,观察进食不同食物后大约什么时间能排便;沿着结肠走行自右下→右上→左上→左下按顺时针方向按摩腹部,刺激肠蠕动,建立排便条件反射。

5. 出院指导

(1) 用药指导:遵医嘱按时准确服药,不可自行停药或减量,要注意观察药物的不良反应,如有不适及时到医院就医。

(2) 休息与活动指导:肠造口不会影响患者正常工作和社交,根据自身耐受情况进行适当的体育锻炼和呼吸功能训练,避免剧烈劳动,避免过度劳累,注意劳逸结合,保证充足的睡眠,建立良好的生活习惯;避免提重物等,增加负压引起造口周围疝的产生;切口拆线、结痂脱落后可以淋浴,但勿用力擦洗切口处。

(3) 饮食指导:进食易于消化的食物,避免辛辣刺激性食物,忌食山楂、柿子以及年糕、元宵等黏食,以预防肠粘连的发生,多吃新鲜蔬菜水果,多饮水。少进食易产气食物、少进食易产生异味的食物,必要时控制粗纤维食物。

(4) 康复训练指导:帮助患者制订出院后的康复训练计划。根据 6min 运动试验结果给予运动处方 30min/ 次,150min/ 周,有氧运动,以步行为主,进一步可选择慢跑、骑车。

(5) 并发症预防指导:再次强调预防并发症的重要性,重点是教育患者学会自我护理,避免发生并发症,不适时及时就医。

(6) 提高自我能力指导

1) 肠造口用品的正确使用:根据肠造口大小选择合适的造口袋;清理粪便时把袋子沿的浮动环扣打开,将袋子拿去清理即可;选择肠造口灌洗装置清洗肠道,养成定时排便习惯;可使用防漏药膏、防臭粉等提高防漏、防臭效果。

2) 术后 1~2 周即需探查扩张造口,每 1~2 周一次,持续 2~3 个月,使造口直径保持在 2.5cm 左右。

3) 肠造口术后的生活指导:注意饮食、活动、穿衣等。

4) 预防造口常见并发症:观察有无出现造口出血、皮炎、造口回缩、皮肤黏膜分离、造口脱垂、造口旁疝等问题,及时就诊。

6. 告知复诊时间和地点,定期复诊。行化学治疗、放射治疗患者,定期检查血常规,出现白细胞和血小板计数明显减少时,遵医嘱及时暂停化学治疗、放射治疗。

7. 做好心理康复护理,使患者在手术后能较快调整好自己的心态,积极配合治疗,同时家属的支持是患者最大的精神支柱,提供有效的家庭支持也至关重要。

8. 做好出院后随访工作。随访内容包括饮食指导、心理护理、并发症预防与护理、康复训练指导等。

(朱雪琼)

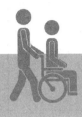

附表 1　Brunnstrom 6 阶段评定表

阶段	运动特点	上肢	手	下肢
I	无随意运动	无任何运动	无任何运动	无任何运动
II	引出联合反应	仅出现共同运动模式	仅有极细微的屈曲	仅有极少的随意运动、共同运动
III	随意出现的共同运动	可随意发起共同运动	可有勾状抓握,但不能伸指	在坐和站立位上,有髋、膝、踝的共同性屈曲
IV	共同运动模式打破,开始出现分离运动	出现脱离共同运动的活动:肩 0°,肘屈 90° 的条件下,前臂可旋前、旋后;肘伸直的情况下,肩可前屈 90°;手臂可触腰骶部	能侧捏及松开拇指,手指有半随意的小范围伸展	在坐位上,可屈膝 90° 以上,足可向后滑动;在足跟不离地的情况下踝能背屈
V	肌张力逐渐恢复,有分离精细运动	出现相对独立于共同运动的活动:肘伸直时肩外展 90°;肘伸直,肩前屈 30°~90° 时,前臂可旋前、旋后;肘伸直,前臂中立位,上肢可举过头	可作圆柱状和球状抓握,手指同时伸展,但不能单独伸展	健腿站,病腿可先屈膝,后伸髋;伸膝下,踝可背屈
VI	运动接近正常水平	运动协调近于正常,手指指鼻无明显辨距不良,但速度比健侧慢(<5s)	所有抓握均能完成,但速度和准确性比健侧差	在站立位可使髋外展到抬起该侧骨盆所能达到的范围;坐位下伸直膝可内外旋下肢,合并足内外翻

附表2 改良 Ashworth 分级法评定标准

等级	肌张力	标准
0	肌张力不增加	被动活动患侧肢体在整个 ROM 内均无阻力
1	肌张力稍增加	被动活动患侧肢体到 ROM 之末时出现轻微阻力
1+	肌张力轻度增加	被动活动患侧肢体时在 ROM 后 50% 范围内突然出现卡住,并在此后的被动活动中均有较小阻力
2	肌张力明显增加	被动活动患侧肢体在通过 ROM 的大部分时,阻力均明显增加,但受累部分仍能较容易地活动
3	肌张力严重增加	被动活动患侧肢体在整个 ROM 内均有阻力,活动比较困难
4	僵直	患侧肢体僵硬,被动活动十分困难

附表3 Hoffer 步行能力分级

分级	评定标准
不能步行	完全不能步行
非功能性步行	训练时用膝 - 踝 - 足矫形器、杖等能在室内行走,又称治疗性步行
家庭性步行	用踝 - 足矫形器、手杖等可以在室内行走自如,但在室外不能长时间行走
社区性步行	用踝 - 足矫形器、手杖或独立可在室外和社区内行走,散步、去公园、去诊所、购物等活动,但时间不能持久,如需要离开社区长时间步行时仍需坐轮椅

附表4 Hodden 步行能力评定

级别	表现
0 级:无功能	患者不能走,需要轮椅或 2 人协助才能走
Ⅰ级:需大量持续性的帮助	需使用双拐或需要 1 个人连续不断地搀扶才能行走或保持平衡
Ⅱ级:需少量帮助	能行走但平衡不佳,不安全,需 1 人在旁给予持续或间断的接触身体的帮助或需使用膝 - 踝 - 足矫形器(KAFO)、踝 - 足矫形器(AFO)、单拐、手杖等以保持平衡和保证安全
Ⅲ级:需监护或语言指导	能行走,但不正常或不够安全,需 1 人监护或用语言指导,但不接触身体
Ⅳ级:平地上独立	在平地上能独立行走,但在上下斜坡,在不平的地面上行走或上下楼梯时仍有困难,需他人帮助或监护
Ⅴ级:完全独立	在任何地方都能独立行走

附表 5　Caprini VTE 评分表

评分	1 分	2 分	3 分	5 分
项目	<ul><li>年龄 41~60（岁）</li><li>肥胖（BMI≥25kg/m²）</li><li>异常妊娠</li><li>妊娠期或产后（1 个月）</li><li>口服避孕药或激素替代治疗</li><li>卧床的内科患者</li><li>炎症性肠病史</li><li>下肢水肿</li><li>静脉曲张</li><li>严重的肺部疾病，</li><li>合并肺炎（1 个月内）</li><li>肺功能异常，COPD</li><li>急性心肌梗死</li><li>充血性心力衰竭（1 个月内）</li><li>败血症（1 个月内）</li><li>大手术（1 个月内）</li><li>其他高危因素</li><li>计划小手术</li></ul>	<ul><li>年龄 61~74（岁）</li><li>石膏固定（1 个月内）</li><li>患者需要卧床大于 72h</li><li>恶性肿瘤（既往或现患）</li><li>中心静脉置管</li><li>腹腔镜手术（>45min）</li><li>大手术（>45min）</li><li>关节镜手术</li></ul>	<ul><li>年龄≥75（岁）</li><li>深静脉血栓 / 肺栓塞病史</li><li>血栓家族史</li><li>肝素引起的血小板减少（HIT）</li><li>未列出的先天或后天血栓形成</li><li>抗心磷脂抗体阳性</li><li>凝血酶原 20210A 阳性</li><li>因子 Vleiden 阳性</li><li>狼疮抗凝物阳性</li><li>血清同型半胱氨酸酶升高</li></ul>	<ul><li>脑卒中（1 个月内）</li><li>急性脊髓损伤（瘫痪）（1 个月内）</li><li>选择性下肢关节置换术</li><li>髋关节,骨盆或下肢骨折</li><li>多发性创伤（1 个月内）</li></ul>

注：0~1 分——低危,尽早活动,物理预防；2 分——中危,低分子肝素抗凝加物理预防；3~4 分——高危,低分子肝素抗凝加物理预防；5~7 分——极高危,低分子肝素抗凝加物理预防,但不能单用物理预防。

附表6 常见失语症类型的病灶部位和语言障碍特征

	病灶部位	自发语	听理解	复述	命名	阅读	书写
运动性(Broca)失语	优势侧额下回后部皮质或皮质下	不流利,费力,电报式	相对正常	差	部分障碍到完全障碍	朗读困难,理解好	形态破坏,语法错误
感觉性(Wernicke)失语	优势侧颞上回后1/3区域及其周围部分	流利但语言错乱	严重障碍	差	部分障碍到完全障碍	朗读困难,理解差	形态保持,书写错误
传导性失语	优势侧颞叶峡部、岛叶皮质下的弓状束和联络纤维	流利但语言错乱	正常或轻度障碍	很差	严重障碍	朗读困难,理解好	中度障碍
命名性失语	优势侧颞枕顶叶结合区	流利但内容空洞	正常或轻度障碍	正常	完全障碍	轻度障碍或正常	轻度障碍
经皮质运动性失语	优势侧额叶内侧面运动辅助区或额叶弥散性损害	不流利	正常	正常	部分障碍	部分障碍	中度障碍
经皮质感觉性失语	优势侧颞顶叶分水岭区(主要累及角回和颞叶后下部)	流利但语言错乱,模仿语	严重障碍	正常	部分障碍	严重障碍	有障碍
完全性失语	颈内动脉或大脑中动脉分布区	不流利,自发语较少	严重障碍	完全障碍	完全障碍	完全障碍	形态破坏,书写错误

附表 7　平衡功能评定

	分级	评定标准	评价
静态平衡	1 级	人体或人体某一部位在无外力作用下处于某种特定的姿势	
动态平衡	2 级（自动态平衡）	人体在进行各种自主运动或各种姿势转换的过程中，能重新获得稳定状态的能力	
	3 级（他动态平衡）	人体在外力作用下恢复稳定状态的能力	

附表 8　洼田饮水试验

患者坐位，饮 30ml 温开水，观察全部饮完的时间和有无呛咳进行评定。

级别	检查方法
1 级	一次 5s 内饮完，无呛咳、停顿
2 级	一次饮完，但超过 5s，分两次或以上饮完，无呛咳、停顿
3 级	能一次饮完，但有呛咳
4 级	分两次或以上饮完，有呛咳
5 级	多次饮完，难以饮完，频繁呛咳

结果判断：正常——1 级；可疑——2 级；异常——3~5 级。

附表 9　Glasgow 昏迷量表

睁眼反应	计分	言语反应	计分	运动反应	计分
自动睁眼	4	回答正确	5	按吩咐动作	6
呼唤睁眼	3	回答错误	4	刺痛能定位	5
刺痛睁眼	2	乱说乱讲	3	刺痛能躲避	4
不能睁眼	1	只能发音	2	刺痛肢体屈曲	3
		不能言语	1	刺痛肢体过伸	2
				不能运动	1

附表 10　MMT 肌力分级法评定

分级	评定标准	相当于正常肌力的百分比（%）
0	无可测知的肌肉收缩	0
1	有轻微收缩,不能引起关节活动	10
2	在减重状态下能做关节全范围运动	25
3	能抗重力做关节全范围运动,不能抗阻力	50
4	能抗重力,抗一定阻力运动	75
5	能抗重力,抗充分阻力运动	100

附表 11　简易精神状态检查（MMSE）

姓名:_____　性别:_____　年龄:_____　婚姻:_____　住院号:_____

诊断:_____　评估者:_____　评估日期:_____

项目		记录	评分	
1. 定向力 （10 分）	星期几		0	1
	几号		0	1
	几月		0	1
	什么季节		0	1
	哪一年		0	1
	省市		0	1
	区县		0	1
	街道或乡		0	1
	什么地方		0	1
	第几层楼		0	1
2. 记忆力 （3 分）	小狗		0	1
	梅花		0	1
	汽车		0	1

项目			记录	评分
3. 注意力和计算力 (5分)	100−7			0　　1
	−7			0　　1
	−7			0　　1
	−7			0　　1
	−7			0　　1
4. 回忆能力 (3分)	小狗			0　　1
	梅花			0　　1
	汽车			0　　1
5. 语言能力 (9分)	命名能力	手表		0　　1
		铅笔		0　　1
	复述能力	众人拾柴火焰高		0　　1
	三步命令	右手拿纸		0　　1
		两手对折		0　　1
		放在大腿上		0　　1
	阅读能力	请闭上你的眼睛		0　　1
	书写能力			0　　1
	结构能力			0　　1
总分				

附表 12 主要关节 ROM 的测量方法

关节	运动	体位	量角器放置方法			正常参考值
			轴心	固定臂	移动臂	
肩关节	屈、伸	坐或立位，臂置于体侧，肘伸直	肩峰	与腋中线平行	与肱骨纵轴平行	屈 0~180°，伸 0~50°
	外展	坐和站位，臂置于体侧，肘伸直	肩峰	与身体正中线平行	同上	0~180°
	内收	同上	盂肱关节的前方或后方	通过肩峰与地面垂直的线（前或后面）	同上	0~45°
	内、外旋	仰卧，肩外展 90°，肘屈 90°	鹰嘴	与腋中线平行	与前臂纵轴平行	各 0~90°
肘关节	屈、伸	仰卧或坐立位，臂取解剖位	肱骨外上髁	与肱骨纵轴平行	与桡骨纵轴平行	0~150°
腕关节	屈、伸	坐或站位，前臂完全旋前	尺骨茎突	与前臂纵轴平行	与第二掌骨纵轴平行	屈 0~90°，伸 0~70°
	尺、桡侧偏移或外展	坐位，屈肘，前臂旋前，腕中立位	腕背侧中点	前臂背侧中线	第三掌骨纵轴	桡偏 0~25°，尺偏 0~55°
髋关节	屈	仰卧或侧卧，对侧下肢伸直	股骨大转子	与身体纵轴平行	与股骨纵轴平行	0~125°
	伸	仰卧，被测下肢在上	同上	同上	同上	0~15°
	内收、外展	仰卧	髂前上棘	左右髂前上棘连线的垂直线	髂前上棘至髌骨中心的连线	各 0~45°
	内旋、外旋	仰卧，两小腿于床缘下垂	髌骨下端	与地面垂直	与胫骨纵轴平行	各 0~45°
膝关节	屈、伸	俯卧、侧卧或坐在椅子边缘	股骨外上髁	与股骨纵轴平行	与腓骨纵轴平行	屈 0~150°，伸 0°
踝关节	背屈、跖屈	仰卧，踝处于中立位	腓骨纵轴线与足外援外侧交叉处	与腓骨纵轴平行	与第五跖骨纵轴平行	背屈 0~20°，跖屈 0~45°
	内翻、外翻	俯卧，足位于床缘外	踝后方两踝中点	小腿后纵轴	轴心与足跟中点连线	内翻 0~35°，外翻 0~25°

附表 13 国际脊髓功能损伤程度分级（ASIA 损伤分级）

级别	指标
A 完全性损伤	鞍区 S_4~S_5 无任何感觉或运动功能保留
B 不完全性感觉损伤	神经平面以下包括鞍区 S_4~S_5 无运动但有感觉功能保留,且身体任何一侧运动平面以下无三个节段以上的运动功能保留
C 不完全性运动损伤	神经平面以下有运动功能保留,且单个神经损伤平面以下超过一半的关键肌肌力小于 3 级(0~2 级)
D 不完全性运动损伤	神经平面以下有运动功能保留,且 NL1 以下至少有一半以上(一半或更多)的关键肌肌力大于或等于 3 级
E 正常	感觉和运动功能均正常,且患者既往有神经功能障碍,则分级为 E。既往无 SCI 者不能评为 E 级

附表 14 脊髓损伤康复基本目标

脊髓损伤水平	基本康复目标	需用支具、轮椅种类
C_5	桌上动作自主,其他依靠帮助	电动轮椅、平地可用手动轮椅
C_6	ADL 部分自立,需中等量帮助	手动电动轮椅,可用多种自助具
C_7	ADL 基本自主,移乘轮椅活动	手动轮椅,残疾人专用汽车
C_8~T_4	ADL 自立,轮椅活动支具站立	同上,骨盆长支具,双拐
T_5~T_8	同上,可应用支具治疗性步行	同上
T_9~T_{12}	同上,长下肢支具治疗性步行	轮椅,长下肢支具,双拐
L_1	同上,家庭内支具功能性步行	同上
L_2	同上,社区内支具功能性步行	同上
L_3	同上,肘拐社区内支具功能性步行	短下肢支具,洛夫斯特德拐
L_4	同上,可驾驶汽车,可不需轮椅	同上
L_5~S_1	无拐足托功能步行及驾驶汽车	足托或短下肢支具

附表 15 Braden 评估量表

项目	1分	2分	3分	4分
感觉	完全受损	极度受损	轻度受损	没有改变
潮湿	一直浸湿	潮湿	偶尔潮湿	很少潮湿
活动方式	卧床	轮椅	偶尔行走	没有改变
活动能力	完全不能移动	重度受限	轻微受限	没有改变
营养	非常差	可能不足	充足	营养摄入极佳
摩擦力或剪切力	已存在问题	潜在问题	无明显问题	

注:最高 23 分,最低 6 分;总分 15~18 分为低危患者,总分 13~14 分为中危患者,总分 10~12 分为高危患者,总分 ≤9 分为极高危患者。

附表 16　Padua 评分表

危险因素	评分
活动性恶性肿瘤,患者先前有局部或远端转移和 / 或 6 个月内接受过化疗和放疗	3
既往静脉血栓栓塞症	3
制动,患者身体原因或遵医嘱需卧床休息至少 3d	3
有血栓形成倾向,抗凝血酶缺陷症,蛋白 C 或 S 缺乏,Leiden V 因子,凝血酶原 G20210A 突变,抗磷脂抗体综合征	3
近期(小于等于 1 个月)创伤或外科手术	2
年龄≥70 岁	1
心脏和 / 或呼吸衰竭	1
急性心肌梗死和 / 或缺血性脑卒中	1
急性感染和 / 或风湿性疾病	1
肥胖(体质指数≥30kg/m^2)	1
正在接受激素治疗	1

注:总分≥4 分为静脉血栓栓塞症风险患者,低分子肝素抗凝加物理治疗;总分 <4 分,尽早活动,物理预防。

附表 17　韦氏帕金森病评定法

临床表现	生活能力	评分
手动作	不受影响	0
	精细动作减慢、取物、扣纽扣、书写不灵活	1
	动作中度减慢、单侧或双侧各动作中度障碍、书写明显受影响,有小字症	2
	动作严重减慢、不能书写、扣扣、取物显著困难	3
强直	未出现	0
	颈、肩部有强直、激发症阳性,单侧或双侧腿有静止性强直	1
	颈、肩部中度强直,不服药时有静止性强直	2
	颈、肩部严重强直,服药仍有静止性强直	3
姿势	正常,头部前屈,<10cm	0
	脊柱开始出现强直,头屈达 12cm	1
	臀部开始屈曲,头前屈达 15cm,双侧手上抬,但低于腰部	2
	头前屈 >15cm,单侧、双侧手上抬高于腰部,手显著屈曲,指关节伸直、膝开始屈曲	3

续表

临床表现	生活能力	评分
上肢协调	双侧摆动自如	0
	一侧摆动幅度减少	1
	一侧不能摆动	2
	双侧不能摆动	3
步态	跨步正常	0
	步幅 44~75cm 转弯慢,分几步才能完成,一侧足跟开始重踏	1
	步幅 44~75cm,两侧足跟开始重踏	2
	步幅 <7.5cm,出现顿挫步,靠足尖走路转弯很慢	3
震颤	未见	0
	震颤幅度 <2.5cm,见于静止时头部、肢体	1
	震颤幅度 <10cm,明显不固定,手仍能保持一定控制力	2
	震颤幅度 >10cm,经常存在,醒时即有,不能进食和书写	3
面容	表情丰富,无瞪眼	0
	表情有些刻板,口常闭,开始有焦虑、抑郁	1
	表情中度刻板,情绪动作时现,激动阈值显著增高,流涎,口唇有时分开,张开 >0.6cm	2
	面具脸,口唇张开 >0.6cm,有严重流涎	3
言语	清晰、易懂、响亮	0
	轻度嘶哑、音调平、音量可、能听懂	1
	中度嘶哑、单调、音量小、乏力呐吃、口吃不易听懂	2
	重度嘶哑、音量小、呐吃、口吃严重、很难听懂	3
生活自理能力	能完全自理	0
	能独立自理,但穿衣速度明显减慢	1
	能部分自理,需部分帮助	2
	完全依赖照顾,不能自己穿衣进食、洗刷,起立行走,只能卧床或坐轮椅	3

注:韦氏帕金森病评定法根据病人功能情况,每项得分均分为 4 级:0 为正常,1 为轻度,2 为中度,3 为重度,总分为每项累加分,1~9 分为早期残损,10~18 分为中度残损,19~27 分为严重进展阶段。

附表 18　精细运动能力测试量表(fine motor function measure,FMFM)

A 区　视觉追踪(5 项)	得分		得分
01　视觉追踪摇铃		26　方木递交	
02　听觉追踪		27　敲击杯子	
03　视觉追踪 - 右侧至左侧		28　连接方木	
04　视觉追踪 - 左侧至右侧		29　拍手	
05　视觉垂直追踪		30　伸向第 3 块方木	
B 区　上肢关节活动能力(9 项)		31　用勺子敲击	
06　伸手臂		32　拧开瓶盖	
07　接近中线		33　逐页翻书	
08　抓握摇铃		34　剪开纸	
09　伸手抓纸		35　把纸剪成两半	
10　双手合握		36　解开纽扣	
11　打开书		37　在线条之间涂色	
12　倒小丸		E 区　手眼协调(24 项)	
13　手碰自己部位		38　手指触摸小丸	
14　画线		39　手指戳洞	
C 区　抓握能力(10 项)		40　将 7 块方木放入杯中	
15　抓握方木		41　将小丸放入瓶中	
16　双手同时各握一方木		42　放小木桩	
17　抓小丸		43　四块方木搭高楼	
18　弄皱纸		44　放形状	
19　抓握方木		45　造七块方木的高楼	
20　放开方木		46　搭火车	
21　单手握两块方木		47　穿珠子	
22　抓小丸		48　模仿画垂直线	
23　抓笔		49　模仿画横线	
24　前三指抓方木		50　快速放小丸	
D 区　操作能力(13 项)		51　穿线	
25　移动小木桩		52　临摹十字	

	得分		得分
53 描线		61 剪正方形	
54 搭楼梯		A 区原始分	
55 临摹长短均等的"十"		B 区原始分	
56 搭金字塔		C 区原始分	
57 两点连线		D 区原始分	
58 临摹画正方形		E 区原始分	
59 剪圆形		原始总分	
60 折纸		精细运动能力分值	

测试医师：_____

附表 19　粗大运动能力测试量表（gross motor function measure，GMFM）

A 区 卧位和翻身（17 项）	得分		得分
01 仰卧位:头在中线位:双手对称于身体两侧,转动头部		13 肘支撑·俯卧位:左前臂支撑,右臂伸直向前	
02 仰卧位:把手放到中线位,双手合拢		14 俯卧位:从右侧翻身到仰卧位	
03 仰卧位:抬头至 45°		15 俯卧位:从左侧翻身到仰卧位	
04 仰卧位:屈曲右侧髋、膝关节		16 俯卧位:用四肢向右水平转动 90°	
05 仰卧位:屈曲左侧髋、膝关节		17 俯卧位:用四肢向左水平转动 90°	
06 仰卧位:伸出右手,越过中线		**B 区 坐位（20 项）**	
07 仰卧位:伸出左手,越过中线		18 仰卧位:抓住双手,从仰卧位拉到坐位,头与身体呈直线	
08 仰卧位:从右侧翻身到俯卧位		19 仰卧位:向右侧翻身到坐位	
09 仰卧位:从左侧翻身到俯卧位		20 仰卧位:向左侧翻身到坐位	
10 俯卧位:抬头向上		21 仰卧位:检查者支撑躯干,保持头直立 3s	
11 肘支撑·俯卧位:直臂支撑,抬头,抬起胸部		22 仰卧位:检查者支撑躯干,保持头直立在中线位 10s	
12 肘支撑·俯卧位:右前臂支撑,左臂伸直向前		23 双臂撑地坐,保持 5s	

	得分		得分
24 坐于垫子上,没有上肢支撑,保持 3s		43 四点跪,左臂向前,手比肩高	
25 坐于垫子上,前倾,抬起玩具后恢复坐位,不用手支持		44 爬行或拖行 1.8m	
26 坐于垫子上,触到放在右后方 45°的玩具后恢复坐位		45 四点跪交替爬行 1.8m	
27 坐于垫子上,触到放在左后方 45°的玩具后恢复坐位		46 用手和膝 / 脚爬上 4 级台阶	
28 右侧坐:没有上肢支撑,保持 5s		47 用手和膝 / 脚后退爬下 4 级台阶	
29 左侧坐:没有上肢支撑,保持 5s		48 用手臂协助从坐位到直跪,双手放开,保持 10s	
30 坐于垫子上:从坐位慢慢回到俯卧位		49 用手臂协助从到直跪到右膝半跪,双手放开,保持 10s	
31 足向前坐于垫子上:从坐位向右侧转到四点跪		50 用手臂协助从到直跪左膝半跪,双手放开,保持 10s	
32 足向前坐于垫子上:从坐位向左侧转到四点跪		51 不用上肢支持跪走 10 步	
33 坐于垫子上:不用双臂协助,向左 / 右水平转动 90°		**D 区 站立(13 项)**	
34 坐在小凳上,上肢及双足不支撑,保持 10s		52 从地上扶着高凳站起	
35 从站位到坐在小凳上		53 站立:双手游离 3s	
36 从地上坐到小凳上		54 站立:一手扶着高凳,抬起右脚 3s	
37 从地上坐到高凳上		55 站立:一手扶着高凳,抬起左脚 3s	
C 区 爬和跪(14 项)		56 站立:双手游离 20s	
38 俯卧位,向前腹爬 1.8m		57 站立:双手游离,抬起左脚 10s	
39 手膝负重,保持四点跪 10s		58 站立:双手游离,抬起右脚 10s	
40 从四点跪到坐位,不用手协助		59 从坐在小凳上到站立,不用手协助	
41 从俯卧位到四点跪,手膝负重		60 高跪位:直跪通过右膝半跪到站立,不用手协助	
42 四点跪,右臂向前,手比肩高		61 高跪位:直跪通过左膝半跪到站立,不用手协助	

	得分		得分
62 站立位:站立慢慢坐回到地上,不用手协助		75 站立:右脚先行,跨过平膝高的障碍	
63 站立位:站立位蹲下,不用手协助		76 站立:左脚先行,跨过平膝高的障碍	
64 站立位:地上拾起东西后恢复站立		77 站立:向前跑 4.5m,停下,跑回	
E 区 走、跑、跳(24 项)		78 站立:右脚踢球	
65 站立:双手扶着高凳,向右侧横走 5 步		79 站立:左脚踢球	
66 站立:双手扶着高凳,向左侧横走 5 步		80 站立:双脚同时,原地跳 30cm 高	
67 站立:双手扶持,向前行 10 步		81 站立:双脚同时向前跳 30cm	
68 站立:一手扶持,前行 10 步		82 右足单腿站立:在直径 60cm 的圆圈内,右脚跳 10 次	
69 站立:不用扶持,前行 10 步		83 左足单腿站立:在直径 60cm 的圆圈内,左脚跳 10 次	
70 站立:前行 10 步,停下,转身 180°,走回		84 站立:单手扶持,上 4 级台阶,一步一级	
71 站立:退行 10 步		85 站立:单手扶持,下 4 级台阶,一步一级	
72 站立:双手提大物,前行 10 步		86 站立:不用扶持,上 4 级台阶,一步一级	
73 站立:在 20cm 宽的平行线中连续行走 10 步		87 站立:不用扶持,下 4 级台阶,一步一级	
74 站立:沿 2cm 宽的直线连续行走 10 步		88 站立:双脚同时,从 15cm 高的台阶跳下	

项目原始分	功能区得分	功能区百分比 =(功能区所得原始分 ÷ 功能区项目总分)×100%
A 区原始分	100 × _____ /51= _____ %	总百分比 = 五个功能区得分的平均分 ×100%
B 区原始分	100 × _____ /60= _____ %	评分标准
C 区原始分	100 × _____ /42= _____ %	0 分:指完全不能完成(做)
D 区原始分	100 × _____ /39= _____ %	1 分:指仅能开始会做(完成动作 <10%)
E 区原始分	100 × _____ /72= _____ %	2 分:指部分(10%< 完成 <100%)
	总百分比 = _____ %	3 分:指能顺利圆满完成(100% 完成)

测试医师: _____

附表 20　脑瘫儿童日常生活活动能力评定量表

姓名＿＿＿＿　性别＿＿＿　年龄＿＿＿　病案号＿＿＿　诊断＿＿＿＿＿　分型＿＿＿＿＿

评定项目		得分				
		独立完成(2分)	独立完成但时间长(1.5分)	能完成但需要辅助(1分)	即使辅助也难完成(0.5分)	不能完成(0分)
（一）个人卫生动作	洗脸					
	洗手					
	刷牙					
	梳头					
	使用手绢					
	洗脚					
（二）进食动作	奶瓶吸吮					
	用手进食					
	用吸管吸吮					
	用勺叉进食					
	端碗					
	用茶杯饮水					
	水果削皮					
（三）更衣动作	脱上衣					
	脱裤子					
	穿上衣					
	穿裤子					
	穿脱袜子					
	穿脱鞋					
	系鞋带、扣子、拉链					
（四）排便动作	能控制大小便					
	小便自处理					
	大便自处理					
（五）器具使用	电器插销使用					
	电器开关使用					
	开、关水龙头					
	剪刀的使用					

续表

评定项目		得分				
		独立完成(2分)	独立完成但时间长(1.5分)	能完成但需要辅助(1分)	即使辅助也难完成(0.5分)	不能完成(0分)
(六)认知交流(7岁前)	大小便会示意					
	会招手打招呼					
	能简单回答问题					
	能表达意愿					
(七)认知交流(7岁后)	书写					
	与人交谈					
	翻书页					
	注意力不集中					
(八)床上运动翻身	仰卧位-俯卧位					
	仰卧位-坐位					
	坐位-跪位					
	独立-坐位					
	爬					
	物品料理					
(九)移动动作	床-轮椅、步行器					
	轮椅-椅子、便器					
	操作手闸					
	坐在轮椅上开、关门					
	驱动轮椅前进					
	驱动轮椅后退					
(十)步行动作	扶站					
	扶物或步行器行走					
	独站					
	单脚站					
	独行5m					
	蹲起					
	能上下台阶					
	独行5m以上					
总分						

附表 21　周围神经损伤后的感觉功能恢复等级

恢复等级	评定标准
0 级（S_0）	感觉无恢复
1 级（S_1）	支配区皮肤深感觉恢复
2 级（S_2）	支配区浅感觉和触觉部分恢复
3 级（S_3）	皮肤痛觉和触觉恢复，且感觉过敏消失
4 级（S_{3+}）	感觉达到 S_3 水平外，两点辨别觉部分恢复
5 级（S_4）	完全恢复

附表 22　周围神经损伤后的运动功能恢复等级

恢复等级	评定标准
0 级（M_0）	肌肉无收缩
1 级（M_1）	近端肌肉可见收缩
2 级（M_2）	近、远端肌肉均可见收缩
3 级（M_3）	所有重要肌肉能抗阻力收缩
4 级（M_4）	能进行所有运动，包括独立的或协同的
5 级（M_5）	完全正常

附表 23　常见周围神经病损及其矫形器的应用

功能障碍部位	神经损伤	矫形器
肩关节	臂丛神经	外展夹板
全上肢麻痹	臂丛神经	肩外展支架、上肢组合夹板
指间关节、腕关节	桡神经	上翘夹板、Oppenheimer 夹板
指关节伸直挛缩	正中、尺神经	正向屈指器
指关节屈曲挛缩	桡神经	反向屈指器
拇对掌受限	正中神经	对掌夹板
猿手畸形	正中神经	对指夹板、长拮抗夹板
爪形手	尺神经	短拮抗夹板、反向屈指器
下垂足、马蹄内翻足	腓总神经	足吊带、AFO、踝支具
膝关节	股神经	KAFO、KO
屈膝挛缩	股神经	KO、KAFO 膝铰链伸直位制动
外翻足、踝背伸挛缩	胫神经	AFO、矫正鞋

附表 24　Berg 平衡量表

评定项目	体位	指示语	评分标准
(1) 坐位起立	坐位,高度45cm	请起立尽量不用手帮助	4—能站起,不用手,不用任何帮助 3—起立时用手帮助,不用他人帮助 2—用手帮助且试几次才能站起 1—起立或站稳时需要很小的帮助 0—起立时需要很多帮助
(2) 独立站位	站立	请站立 2min,不要扶持任何物体	4—能安全站立 2min 3—能站 2min,但需要监督 2—能独立站立 30s 1—需要试几次才能独立站 30s 0—不能独立站立 30s
(3) 独立坐位	无支撑坐位,双足放在地面上	双上肢交叉,保持坐位 2min	4—能安全地保持坐位 2min 3—能坐 2min,需要监督 2—能坐 30s 1—能坐 10s 0—不能保持独立坐位 10s
(4) 站位坐下	站立	请坐下	4—能安全坐下,仅用手稍微帮助 3—坐下过程用手控制身体下降 2—用下肢后面抵住椅子控制身体下降 1—能独立完成坐下动作,但身体下降过程失控 0—坐下动作需要帮助
(5) 移动	坐在椅子上	请坐到床上,再坐回到椅子上	4—可安全地移动,仅需要手稍微帮助 3—可安全地移动,但一定需要手帮助 2—可完成移动,需要语言提示和 / 或监督 1—需要 1 个人帮助完成 0—需要 2 个人帮助完成
(6) 闭眼独立站位	站立	闭眼,尽量站稳保持 10s	4—能安全地站立 10s 3—在监督下能安全站立 10s 2—能站立 3s 1—不能闭眼站立 3s,但能站稳 0—需要帮助防止摔倒
(7) 并足独站立	站立	请双足并拢站稳,不要扶持任何物体	4—能独立将双足并拢,安全站立 1min 3—能独立将双足并拢,在监督下站立 1min 2—能独立将双足并拢,但不能保持 30s 1—需要帮助才能达到双足并拢体位,但此体位可维持 15s 0—需要帮助才能达到双足并拢体位,但此体位不能维持 15s

续表

评定项目	体位	指示语	评分标准
(8) 上肢前伸	靠墙站立,一侧上肢屈曲90°,手指伸直	手指尽量前伸(用尺子测试距离)	4—能安全地前伸大于25.4cm 3—能安全地前伸大于12.7cm 2—能安全地前伸大于5.1cm 1—能前伸,但需要监督 0—前伸时需要帮助以防摔倒
(9) 从地面拾物	站立	请将你脚前的物体捡起	4—容易且安全的将物体拾起 3—能将物体拾起,但需要监督 2—不能将物体拾起,手距物体2~5cm,能独立保持平衡 1—不能将物体拾起,试图做拾物动作时需要监督 0—在尝试做拾物动作时需要帮助以防摔倒
(10) 转体从肩上向后看	站立	请转体从肩上向后看,向左,再向右	4—双侧均可向后看,且重心转移良好 3—仅一侧可向后看,另一侧重心转移不好 2—仅转向侧方,能保持平衡 1—转体时需要监督 0—需要帮助以防摔倒
(11) 转体360°	站立	请原地转一圈,停一会儿,再向相反方向转一圈	4—能安全转体360°,每方向转圈时间在4s以内 3—单方向转圈在4s以内 2—能转体360°,速度较慢 1—需要监督或语言提示 0—转体时需帮助
(12) 踏台阶	站立在台阶前	请将一脚放在台阶上后放回地面,再换另一侧,双足交替中间不能停顿,每侧4次	4—能安全地站立并在20s内完成8次踏台 3—能独立安全地完成8次,但时间超过20s 2—无帮助下完成4次踏台,需要监督 1—稍微帮助可完成2次以上踏台阶 0—需要帮助以防摔倒或不能尝试此动作
(13) 双足前后位站立	站立	为患者演示,将双足置于踵趾位或指导患者前足跟移至后足脚尖之前	4—能独立放置踵趾位,并保持30s 3—能独立将一足置于另一足之前,保持30s 2—能迈一小步并保持30s 1—迈步需要帮助,但能保持前后位站立15s 0—迈步或站立时失去平衡
(14) 单脚站立	站立	请尽可能长的保持单脚站立,不要扶持任何物体	4—能独立抬起一侧下肢,并保持10s以上 3—能独立抬起一侧下肢,保持5~10s 2—能独立抬起一侧下肢,保持3s以上 1—能尝试抬起一侧下肢,不能保持3s,但能独立保持站立 0—不能尝试此动作

评定说明:能够独立站立的患者才进行(8)~(14)项评定;一共14项,每项评分0~4分,满分56分,测评结果介于两项评分之间时,取低分。

附表 25 MoCA 量表

姓名：_____ 性别：_____ 出生日期：_____ 教育水平：_____ 检查日期：_____

		得分
视空间与执行功能	画钟表（11 点过 10 分）（3 分）	___/5
[ ] 戊 甲 乙 丁 丙 戊 5结束 1开始 ② ④ ③ 复制立方体 [ ]	轮廓[ ] 指针[ ] 数字[ ]	
命名		___/3
[ ] [ ] [ ]		

续表

项目	内容	面孔	天鹅绒	教堂	菊花	红色	得分
记忆	读出下列词语，然后由患者重复上述过程 重复2次，5min后回忆						不计分
注意	读出下列数字，请患者重复（每秒1个） 顺背 [ ] 倒背 [ ]			顺背 21854 倒背 742			＿/2
	读出下列数字，每当数字出现1时，患者敲1下桌面，错误数大于或等于2不给分 [ ]93 [ ]86 [ ]79 [ ]72 [ ]65 5213941180621519451114190511 2						＿/2
	100 连续减7 4~5个正确给3分，2~3个正确给1分，全部错误为0分						＿/3
语言	重复：我只知道今天张亮是来帮过忙的人 [ ] 狗在房间的时候，猫总是躲在沙发下面 [ ]						＿/2
	流畅性：在1min内尽可能多地说出动物的名字 [ ] （n≥11名称）						＿/1
抽象	词语相似性：香蕉-橘子=水果 [ ]火车-自行车 [ ]手表-尺子						＿/2
延迟回忆	回忆时不能提醒	面孔[ ]	天鹅绒[ ]	教堂[ ]	菊花[ ]	红色[ ]	＿/2
	分类提示: 多选提示:				仅根据非提示记忆得分		＿/2
定向	日期[ ] 月份[ ] 年代[ ] 星期几[ ] 地点[ ] 城市[ ]						＿/6
总分							＿/30

附表 26 汉密尔顿抑郁量表(HAMD)

[项目和评定标准]所有项目采用 0~4 分的 5 级评分法,各级标准为:(0) 为无症状;(1) 轻;(2) 中等;(3) 重;(4) 极重

项目	内　　容	得分
(1) 抑郁心境	(0) 为无症状 (1) 只在问到时才诉述 (2) 在谈话中自发地表达 (3) 不用言语也可以从表情、姿势、声音或欲哭中流露出这种表情 (4) 病人的自发言语和非语言表达(表情、动作),几乎完全表达为这种情绪	
(2) 有罪感	(0) 为无症状 (1) 责备自己,感到自己已连累他人 (2) 认为自己犯了罪,或反复思考以往的过失和错误 (3) 认为目前的疾病时对自己错误的惩罚,或有罪恶妄想 (4) 罪恶妄想伴有指责或威胁性幻觉	
(3) 自杀	(0) 为无症状 (1) 觉着活着没有意思 (2) 希望自己已经死去,或常想到与死有关的事 (3) 消极观念(自杀观念) (4) 有严重自杀行为	
(4) 入睡困难	(0) 为无症状 (1) 主诉有时有入睡困难,即上床后半小时仍不能入睡 (2) 主诉每晚均入睡困难	
(5) 睡眠不深	(0) 为无症状 (1) 睡眠浅多噩梦 (2) 半夜(晚 12 点以前)曾醒来(不包括上厕所)	
(6) 早醒	(0) 为无症状 (1) 有早醒,比平时早醒 1h,但能重新入睡 (2) 早醒后无法重新入睡	
(7) 工作和兴趣	(0) 为无症状 (1) 提问时才诉述 (2) 自发地直接或间接表达活动、工作或学习失去兴趣,如感到无精打采,犹豫不决,不能坚持或需强迫才能工作或活动 (3) 病室劳动或娱乐不满 3h (4) 因目前的疾病而停止工作,住院者不参加任何活动或者没有他人帮助便不能完成病室日常事务	
(8) 迟缓	(0) 为无症状 (1) 精神检查中发现轻度迟缓 (2) 精神检查中发现明显迟缓 (3) 精神检查困难 (4) 完全不能回答问题(木僵)	

续表

项目	内　　容	得分
(9) 激越	(0) 为无症状 (1) 检查时有些心神不定 (2) 明显的心神不定或小动作多 (3) 不能静坐,检查中曾起立 (4) 搓手、咬手指、扯头发、咬嘴唇	
(10) 精神性焦虑	(0) 为无症状 (1) 问及时诉述 (2) 自发地表达 (3) 表情和言谈流露出明显的忧虑 (4) 明显惊恐	
(11) 躯体性焦虑	(0) 为无症状 (1) 轻度 (2) 中度,有肯定的躯体性焦虑症状 (3) 重度,躯体性焦虑症状严重,影响生活或需加处理 (4) 严重影响生活和活动	
(12) 胃肠道症状	(0) 为无症状 (1) 食欲减退,但不需他人鼓励便自行进食 (2) 进食需他人催促或请求和需要应用泻药或助消化药	
(13) 全身症状	(0) 为无症状 (1) 四肢、背部或颈部有沉重感,背痛、头痛、肌肉疼痛,全身乏力或疲倦 (2) 症状明显	
(14) 性症状	(1) 轻度 (2) 重度 (3) 不能肯定,或该项对被评者不适合(不计入总分)	
(15) 疑病	(0) 为无症状 (1) 对身体过分关注 (2) 反复思考健康问题 (3) 有疑病妄想 (4) 伴幻觉的疑病妄想	
(16) 体重减轻	(0) 为无症状 (1) 一周内体重减轻 0.5kg 以上 (2) 一周内体重减轻 1kg 以上	
(17) 自知力	(0) 知道自己有病,表现为抑郁 (1) 知道自己有病,但归于伙食太差、环境问题、工作太忙、病毒感染或需要休息等 (2) 完全否认有病	

项目	内　　容	得分
(18) 日夜变化	如果症状在早晨或傍晚加重,先指出哪一种,然后按其变化程度评分: (1) 轻度变化 (2) 重度变化	
(19) 人格解体或现实解体	(0) 为无症状 (1) 问及时诉述 (2) 自发诉述 (3) 有虚无妄想 (4) 伴幻觉的虚无妄想	
(20) 偏执症状	(0) 为无症状 (1) 有猜疑 (2) 有牵连观念 (3) 有关系妄想或被害妄想 (4) 伴有幻觉的关系妄想或被害妄想	
(21) 强迫症状	(0) 为无症状 (1) 问及时诉述 (2) 自发诉述	
(22) 能力减退感	(0) 为无症状 (1) 仅于提问时方引出主观体验 (2) 病人主动表示有能力减退感 (3) 需鼓励、指导和安慰才能完成病室日常事务或个人卫生 (4) 穿衣、梳洗、进食、铺床或个人卫生均需要他人协助	
(23) 绝望感	(0) 为无症状 (1) 有时怀疑"情况是否会转好",但解释后能接受 (2) 持续感到"没有希望",但解释后能接受 (3) 对未来感到灰心、悲观和绝望,解释后不能排除 (4) 自动反复诉述"我的病不会好了"或诸如此类的情况	
(24) 自卑感	(0) 为无症状 (1) 仅在询问时诉述有自卑感 (2) 自动诉述有自卑感(我不如他人) (3) 病人主动诉述:"我一无是处"或"低人一等",与评2分者只是程度的差别 (4) 自卑感达妄想的程度,例如"我是废物"或类似情况	
总分		

附表 27　汉密尔顿焦虑量表（HAMA）

请选择最适合病人情况的答案（1. 无症状　2. 轻　3. 中等　4. 重　5. 极重）

序号	项目	评分
1	焦虑心境：担心、担忧，感到有最坏的事情将要发生，容易激惹	
2	紧张：紧张感，易疲劳，不能放松，情绪反应，易哭、颤抖、感到不安	
3	害怕：害怕黑暗，陌生人，一人独处，动物，乘车或旅行及人多的场合	
4	失眠：难以入睡、易醒，多梦、梦魇，夜惊、醒后感疲倦	
5	认知功能：或称记忆、注意障碍。注意力不能集中，记忆力差	
6	抑郁心境：丧失兴趣，对以往爱好缺乏快感，忧郁、早醒、昼重夜轻	
7	肌肉系统症状：肌肉酸痛、抽动，不灵活，牙齿打战，声音发抖	
8	感觉系统症状：视觉模糊，发冷发热，软弱无力感，浑身刺痛	
9	心血管系统症状：心动过速，心悸，胸痛，血管跳动感，昏倒感，心搏脱漏	
10	呼吸系统症状：胸闷，窒息感，叹息，呼吸困难	
11	胃肠道症状：吞咽困难，消化不良，肠动感，腹泻，体重感轻，便秘	
12	生殖泌尿系统症状：尿意频数，尿急，停经，性冷淡，阳痿	
13	自主神经系统症状：口干，潮红，苍白，易出汗，起"鸡皮疙瘩"等	
14	会谈时行为表现 （1）一般表现，紧张、面肌抽动、不宁顿足、手发抖、皱眉、肌张力高、叹息样呼吸、面色苍白 （2）生理表现，吞咽、打呃、安静时心率快、呼吸快（20 次 /min 以上），腱反射亢进，震颤、瞳孔放大、眼睑跳动、易出汗、眼球突出	

附表 28　长谷川痴呆量表（HDS）

指导语：这是一个他评量表，由医生通过提问的方式对被试进行评定，对被试说明"下面我要问你一些非常简便的问题，测验一下你的注意力和记忆力，请你不要紧张，尽力完成。

题目		
1. 今天是几月几号（或星期几）（任意一个回答正确即 11 可）	(1) 正确	(2) 错误
2. 这是什么地方	(1) 正确	(2) 错误
3. 您多大岁数（±3 年为正确）	(1) 正确	(2) 错误
4. 最近发生什么事情（请事先询问知情者）	(1) 正确	(2) 错误
5. 你出生在哪里	(1) 正确	(2) 错误
6. 中华人民共和国成立年份（±3 年为正确）	(1) 正确	(2) 错误
7. 一年有几个月（或一小时有多少分钟）（任意一个回答正确即可）	(1) 正确	(2) 错误

续表

题目		
8. 国家现任总理是谁	(1) 正确	(2) 错误
9. 计算 100–7	(1) 正确	(2) 错误
10. 计算 93–7	(1) 正确	(2) 错误
11. 请倒背下列数字:6-8-2	(1) 正确	(2) 错误
12. 请倒背下列数字:3-5-2-9	(1) 正确	(2) 错误
13. 先将纸烟,火柴,钥匙,表,钢笔五样东西摆在受试者前,令其说一遍,然后把东西拿走,请受试者回忆		
(1) 完全正确　(2) 正确 4 项　(3) 正确 3 项　(4) 正确 2 项　(5) 正确 1 项或完全错误		

附表 29　脊髓型颈椎病患者 JOA(17 分)评分表

项目	评分	项目	评分
I. 上肢运动功能		III. 感觉	
不能自己进食	0	A. 上肢	
不能用筷子,但会用勺子	1	严重障碍	0
手不灵活,但能用筷子进食	2	轻度障碍	1
用筷子进食及做家务有少许困难	3	正常	2
无障碍但有病理反射	4	B. 下肢(0-2 同上肢)	
		C. 躯干(0-2 同上肢)	
II. 下肢运动功能		IV. 膀胱功能	
不能行走	0	尿闭	0
用拐可平地行走少许	1	尿潴留,但大劲排尿	1
可上下楼,但要扶扶梯	2	排尿异常(尿频,排不尽)	2
步态不稳,也不能快走	3	正常	3
无障碍但有病理反射	4		

附表 30　成人常见骨折临床愈合时间

上肢	时间	下肢	时间
锁骨骨折	1~2 个月	股骨颈骨折	3~6 个月
肱骨外科颈骨折	1~1.5 个月	股骨转子间骨折、股骨干骨折	2~3 个月
肱骨干骨折	1~2 个月	股骨干骨折	3~3.5 个月
肱骨髁上骨折	1~1.5 个月	胫腓骨骨折	2.5~3 个月
尺桡骨干骨折	2~3 个月	踝部骨折	1.5~2.5 个月
桡骨下端骨折	1~1.5 个月	距骨骨折	1~1.5 个月
掌指骨骨折	3~4 周	脊柱腰椎压缩性骨折	1.5~2.5 个月

附表 31　人工髋关节置换术 Harris 评分

疼　痛		
程度	表　现	评分
无		44
弱	偶痛或稍痛,不影响功能	40
轻度	一般活动后不受影响,过量活动后偶有中度疼痛	30
中度	可忍受,日常活动稍受限,但能正常工作,偶服比阿司匹林强的止痛剂	20
剧烈	有时剧痛,但不必卧床,活动严重受限,经常使用比阿司匹林强的止痛剂	10
病废	因疼痛被迫卧床,卧床也有剧痛,因疼痛跛行,病废	0

功　能			
		表　现	评分
日常活动	楼梯	一步一阶,不用扶手	4
		一步一阶,用扶手	2
		用某种方法能上楼	1
		不能上楼	0
	交通	有能力进入公共交通工具	1
	坐	在任何椅子上坐 1h 而无不适	5
		在高椅子上坐 1.5h 而无不适	3
		在任何椅子上坐均不舒服	0
	鞋袜	穿袜、系鞋带方便	4
		穿袜、系鞋带困难	2
		不能穿袜系鞋带	0
步态		无跛行	11
		稍有跛行	8
		中度跛行	5
		严重跛行	0
行走辅助器平稳舒适行走		不需	11
		单手杖长距离	7
		多数时间单手杖	5
		单拐	3
		双手拐	2
		双拐	0
		完全不能走(必须说明原因)	0

续表

功 能		
		评分
距离	不受限	11
	6 个街区	8
	2~3 个街区	5
	室内活动	2
	卧床或坐椅（轮椅）	0
畸形	无下列畸形得 4 分	4
	A:固定的屈曲挛缩畸形小于 30°	
	B:固定的内收畸形小于 10°	
	C:固定的伸展内收畸形小于 10°	
	D:肢体短缩小于 3.2cm	
活动范围（指数值由活动度数与相应的指数相乘而得分）		
前屈	0°~45° × 1.0	5
	45°~90° × 0.6	
	90°~110° × 0.3	
外展	0°~15° × 0.8	
	15°~20° × 0.3	
	大于 20° × 0	
伸展外旋	0°~15° × 0.4	
	大于 15° × 0	
伸展内旋	任何活动 × 0	
内收	0°~15° × 0.2	
	活动范围的总分为指数值的和乘以 0.05	

附表 32　人工髋关节置换疗效评定 Charnley 标准

分级	疼痛	功能	活动度
1	自发性严重疼痛	卧床不起或需轮椅	0°~30°
2	试图起步时即感严重疼痛,拒绝一切活动	常需单拐或双拐行走,时间距离均有限	30°~60°
3	疼痛能耐受,可有限活动,有夜间痛或检查时疼痛	常需单拐,有明显跛行,长距离行走时跛行明显	60°~100°
4	疼痛仅在某些活动时出现,休息后减轻	单拐可长距离行走,无杖受限,中度跛行	100°~160°
5	疼痛轻微或间歇性,起步时疼痛,活动后减轻	无杖行走,轻度跛行	160°~210°
6	无痛	步态正常	>210°

注:Charnley 标准在欧洲较为常用,它所考评的内容有疼痛、运动、行走功能三项,每项 6 分。Charnley 将病人分为 3 类:A 类,病人仅单侧髋关节受累,无其他影响病人行走能力的伴发疾病;B 类,双侧关节均受累;C 类,病人有其他影响行走能力的疾病。A 类或进行双髋关置换术的 B 类病人适于进行三项指标的全面考评,而行单侧髋关节置换术的 B 类病人和所有 C 类病人只适合疼痛和活动范围的评估,对其行走能力的评估应该综合考虑。

活动度为前屈、后伸、内收、外展、内旋、外旋 6 个方向活动度的总和。

附表 33　HSS 髋关节评分

评分	标　　准
	疼　　痛
0	持续性,不能忍受,经常使用强止痛药物
2	持续性疼痛,但是能忍受,偶尔使用强止痛药物
4	休息时有轻微或无疼痛,可以进行活动。经常使用水杨酸盐制剂
6	开始活动时痛,活动后好转,偶尔使用水杨酸盐制剂
8	偶尔或轻微疼痛
10	无疼痛
	走　　路
0	卧床
2	使用轮椅,借助助行器活动
4	行走不用支撑,仅限室内活动(明显受限制)
	只用一侧支撑,步行少于一个街区(明显受限制)
	使用双侧支撑,短距离行走(明显受限制)
6	不用支撑步行少于一个街区(中度受限)
	只用一侧支撑,步行大于 5 个街区(中度受限)
	使用双侧支撑,活动距离不受限制(中度受限)

续表

评分	标　准
8	行走不用支撑,跛行(轻度受限)
	只用一侧支撑,无跛行
10	不用支撑,无明显跛行
功　能	
0	完全依赖和受限制
2	部分依赖
4	独立,家务劳动不受限制,购物受限制
6	可以做大多数家务,自由购物,可以做伏案工作
8	很少受限,可以站立工作
10	活动正常
肌　力	
0	关节僵硬伴有畸形
2	关节僵硬处于良好的功能位
4	肌力:差到可,屈曲弧度小于60°,侧方或旋转活动受限
6	肌力:可到良,屈曲弧度大于90°,侧方或旋转活动可
8	肌力:良到正常,屈曲弧度大于90°,侧方和旋转活动好
10	肌力:正常或活动度正常或接正常
髋臼影像	
10	无透亮区
8	有一个透亮区
6	有两个透亮区
4	环绕透亮区小于2cm
2	环绕透亮区大于2cm
0	环绕透亮区加大
股骨影像	
10	无透亮区
8	远端有透亮区
6	近端有透亮区
4	环绕透亮区小于2cm
2	环绕透亮区大于2cm
0	环绕透亮区加大

注:HSS髋关节评分在美国特种外科医院(the hospital for special surgery,HSS)常应用由Pellici等设计的髋关节评价标准评价THA术后疗效,该标准习惯称之为HSS髋关节评分。满分60分,51~60分为优,41~50分为良,31~40分为可,30分及以下为差。

附表 34　TKA 术后膝关节功能评估

	评分		评分
疼痛		**肌力**	
任何时候均无疼痛	30	优:完全对抗阻力	10
行走时无疼痛	15	良:部分对抗阻力	8
行走时轻度疼痛	10	可:能带动关节活动	4
行走时中度疼痛	5	差:不能带动关节活动	0
行走时重度疼痛	0	**固定畸形**	
休息时疼痛	15	无畸形	10
休息时轻度疼痛	10	小于 5°	8
休息时中度疼痛	5	5°~10°	5
休息时重度疼痛	0	大于 10°	0
功能		**不稳定**	
行走和站立无限制	12	无	10
行走距离 5~10 个街区或间断站立(小于 30min)	10	轻度:0°~5°	8
行走距离 1~10 个街区和站立超过 30min	8	中度:5°~15°	5
行走距离小于 1 个街区	4	重度:大于 15°	0
不能行走	0	**减分**	
能上楼梯	5	单手杖	1
能上楼但需支撑	2	单拐	2
能自由移动	5	双拐	3
能移动但需支撑	2	伸直滞缺 5°	2
活动范围		伸直滞缺 10°	3
每活动 8° 得 1 分		伸直滞缺 15°	5
最多 18 分	18	每内翻 5°	1
		每内翻 5°	1

附表 35 膝关节 AKSS 评分标准

	评分		评分
疼痛	50	10°~20°	−10
无	45	>20°	−15
轻度或偶有	40	**力线**	
尽在上下楼梯时出现	30	5°~10°	0
中度,偶发	20	0°~4°	3 分 / 度
中度,持续	10	11°~15°	3 分 / 度
严重	0	**功能**	
关节活动度		步行	50
5°=1 分	25	不受限	40
稳定性(在各个位置的最大活动)		>10 个街区	30
前后		5~10 个街区	20
<5mm	10	<5 个街区	10
5~10mm	5	限于室内	0
10mm	0	**楼梯**	
内外侧		正常上下	50
<5°	15	上楼正常,下楼需扶手	40
6°~9°	10	上下楼均需扶手	30
10°~14°	5	上楼需扶手,不能下楼	15
15°	0	不能上下楼	0
屈曲挛缩		**功能减分**	
5°~10°	−2	单手杖	−5
10°~15°	−5	双手杖	−10
16°~20°	−10	拐或助行器	−20
>20°	−15	其他	
伸直滞缺			
<10°	−5		

附表 36 视觉模拟评分法疼痛分级

视觉模拟评分法(VAS):用一面标有 0~10 完整数字的刻度,另一面只有在两端标有 0 和 10 字样的标尺,0 端表示无痛,10 端表示最剧烈的疼痛,患者移动标尺至自己认定的疼痛位置,医生立即在尺的背面看到表示疼痛强度的具体数字。

```
0   1   2   3   4   5   6   7   8   9   10
───────────────────────────────────────────
无痛                                      极痛
```

附表 37 Barthel 指数评定量表

ADL 项目	自理	较小帮助	较大帮助	完全依赖
进食	10	5	0	0
洗澡	5	0	0	0
修饰(洗脸、梳头、刷牙、刮脸)	5	0	0	0
穿衣	10	5	0	0
控制大便	10	5	0	0
控制小便	10	5	0	0
如厕	10	5	0	0
床椅转移	15	10	5	0
行走平地(45m)	15	10	5	0
上下楼梯	10	5	0	0

注:100 分者生活完全自理;61~100 分者虽有轻度残疾,但是生活基本自理;41~60 分者为中度残疾,生活需要帮助;21~40 分者为重度残疾,生活需要很大帮助;20 分以下者完全残疾,生活完全依赖。

附表 38 下腰痛评价表

项　目	评分
1. 主观症状(9 分)	
(1) 下腰痛(3 分)	
无	3
偶有轻痛	2
频发静止痛或偶发严重疼痛	1
频发或持续性严重疼痛	0
(2) 腰痛或麻(3 分)	
无	3

续表

项　　目	评分
偶有轻度腿痛	2
频发轻度腿痛或偶有重度腿痛	1
频发或持续重度腿痛	0
（3）步行能力（3分）	
正常	3
能步行500m以上,有痛、麻、肌弱	2
步行<500m,有痛、麻、肌弱	1
步行<100m,有痛、麻、肌弱	0
2. 体征（6分）	
（1）直腿抬高（包括加强试验）（2分）	
正常	2
30°~70°	1
<30°	0
（2）感觉障碍（2分）	
无	2
轻度	1
明显	0
（3）运动障碍（MMT）（2分）	
正常（5级）	2
稍弱（4级）	1
明显弱（0~3级）	0
3. ADL受限（14分）	重、轻、无
卧位翻身	0　1　2
站立	0　1　2
洗漱	0　1　2
身体前倾	0　1　2
坐（1h）	0　1　2
举物、持物	0　1　2
步行	0　1　2
4. 膀胱功能（−6分）	
正常	0
轻度失控	−3
严重失控	−6

评分结果:<10分,差;10~15分,中度;16~24分,良好;25~29分,优。

附表 39　简式上肢 Fugl-Meyer 运动功能评定法

部位和体位	评定项目	评价标准
上肢坐位	Ⅰ. 上肢反射活动 　1. 肱二头肌肌腱反射 　2. 肱三头肌肌腱反射	0 分：不能引出反射活动 2 分：能够引出反射活动
	Ⅱ. 屈肌共同运动 　1. 肩关节上提 　2. 肩关节后缩 　3. 肩关节外展（至少 90°） 　4. 肩关节外旋 　5. 肘关节屈曲 　6. 前臂旋后	0 分：完全不能进行 1 分：部分完成 2 分：无停顿充分完成
	Ⅲ. 伸肌共同运动 　1. 肩关节内收和 / 或内旋 　2. 肘关节伸展 　3. 前臂旋前	0 分：进行 1 分：部分完成 2 分：无停顿充分完成
	Ⅳ. 伴有共同运动的活动 　1. 手触腰椎	0 分：没有明显活动 1 分：手仅越过髂前上棘 2 分：能顺利进行
	2. 肩关节屈曲 90° 　（肘关节位 0°）	0 分：开始时手臂立即外展或肘关节屈曲 1 分：肩关节外展及肘关节屈曲发生在较晚时间 2 分：能顺利充分完成
	3. 前臂旋前、旋后 　（肩关节 0°时，肘关节 90°）	0 分：肘关节不能保持 90°或完全不能完成该动作 1 分：肩肘关节正确位时能在一定范围内主动完成该活动 2 分：完全旋前、旋后，活动自如
	Ⅴ. 分离运动 　1. 前臂旋前 　（肩关节外展 90°，肘关节 0°位）	0 分：一开始肘关节就屈曲，前臂偏离方向不能旋前 1 分：可部分完成或者在活动时肘关节屈曲或前臂不能旋前 2 分：顺利完成
	2. 肩关节屈曲 90°~180° 　（肘于 0°位、前臂中立位）	0 分：开始时肘关节屈曲或肩关节外展 1 分：在肩部屈曲时，肘关节屈曲、肩关节外展 2 分：顺利完成
	3. 前臂旋前旋后 　（肩关节屈曲 30°~90°、肘关节 0°位时）	0 分：前臂旋前旋后完全不能进行或肩肘位不正确 1 分：能在要求肢位时部分完成旋前旋后 2 分：顺利完成

续表

部位和体位	评定项目	评价标准
上肢坐位	Ⅵ. 反射亢进 1. 肱二头肌肌腱反射 2. 指屈肌反射 3. 肱三头肌肌腱反射	0分:至少2~3个反射明显亢进 1分:一个反射明显亢进或至少2个反射 　活跃 2分:反射活跃不超过一个并且无反射亢进
	Ⅶ. 腕稳定性 1. 腕关节背伸 (肘关节屈曲90°,肩关节 0°时)	0分:患者不能伸腕关节达15° 1分:可完成伸腕,但不能抗阻 2分:有些轻微阻力仍可保持伸腕
	2. 腕关节屈伸 (肘关节屈曲90°,肩关节 0°时)	0分:不能随意运动 1分:患者不能在全关节范围内主动活动腕 　关节 2分:能平滑地、不停顿地进行
	3. 腕背伸 (肘关节0°,肩关节屈曲 30°)	评分同(1)项
	4. 腕关节屈伸 (肘关节0°,肩关节屈曲 30°)	评分同(2)项
	5. 腕环转运动	0分:不能进行 1分:活动费力或不完全 2分:正常完成
	Ⅷ. 手指 1. 手指联合屈曲	0分:不能屈曲 1分:能屈曲但不充分 2分:(与健侧比较)能完全主动屈曲
	2. 手指联合伸展	0分:不能伸 1分:能够主动伸展手指(能够松开拳) 2分:能充分地主动伸展
	3. 钩状抓握 (掌指关节伸展、指间关 节屈曲,检测抗阻握力)	0分:不能保持要求位置 1分:握力微弱 2分:能够抵抗相当大的阻力抓握
	4. 侧捏 (所有关节伸直时,拇指 内收)	0分:不能进行 1分:能用拇、示指捏住一张纸,但不能抵抗 　拉力 2分:可牢牢捏住纸
	5. 对捏 (患者拇、示指可捏住一 支铅笔)	评分方法同"侧捏"

续表

部位和体位	评定项目	评价标准
上肢坐位	6. 圆柱状抓握 (患者能握住一个圆筒状物体)	评分方法同"侧捏"
	7. 球形抓握 (握球形物体,如网球)	评分方法同"侧捏"
	IX. 协调性与速度 (快速连续进行 5 次指鼻试验) 1. 震颤	0 分:明显震颤 1 分:轻度震颤 2 分:无震颤
	2. 辨距不良	0 分:明显或不规则辨距不良 1 分:轻度或规则的辨距不良 2 分:无辨距障碍
	3. 速度	0 分:较健侧慢 6s 1 分:较健侧慢 2~5s 2 分:两侧差别 <2s

注:上肢运动功能评定总分:66 分,分值越高功能越好。

附表 40　Fugl-Mayer 平衡反应测试

评定内容	评分	评定标准
支持坐位	0 分	不能保持平衡
	1 分	能保持平衡,但时间短,不超过 5min
	2 分	能保持平衡,超过 5min
健侧展翅反应	0 分	被推动时,无肩外展及伸肘
	1 分	健肢有不完全反应
	2 分	健肢有正常反应
患侧展翅反应	0 分	被推动时,患肢无外展及伸肘
	1 分	患肢有不完全反应
	2 分	患肢有正常反应
支持站立	0 分	不能站立
	1 分	完全在他人帮助下站立
	2 分	1 人帮助站立 1min

续表

评定内容	评分	评定标准
无支持站立	0 分	不能站立
	1 分	站立少于 1min 或身体摇摆
	2 分	站立平衡多于 1min
健肢站立	0 分	维持平衡少于 1~2s
	1 分	维持平衡 4~9s
	2 分	维持平衡多于 9s
患肢站立	0 分	维持平衡少于 1~2s
	1 分	维持平衡 4~9s
	2 分	维持平衡多于 9s

附表 41　Rewe 肩功能评定标准

项　　　目	评分
Ⅰ. 疼痛	
无疼痛	25
活动时期轻微疼痛	12
在无疼痛基础上活动时疼痛增加	6
活动时中度或严重的疼痛	3
严重疼痛,需依靠药物	0
Ⅱ. 稳定性	
正常:肩部在任何部位都坚强而稳定	25
肩部功能基本正常,无半脱位或脱位	20
肩部外展,外旋受限,轻度半脱位	10
复发性半脱位	5
复发性脱位	0
Ⅲ. 运动	
Ⅰ. 外展 151°~170°	15
Ⅱ. 前屈 120°~150°	12
91°~119°	7

续表

项　　目	评分
31°~60°	5
<30°	0
Ⅲ. 外旋（上臂放在一侧）	
80°	5
60°	3
30°	2
<30°	0
Ⅳ. 内旋拇指触及肩胛角	5
拇指可触及骶尾部	3
拇指可触及股骨粗隆	2
拇指可触及股骨粗隆以下	0
Ⅳ. 肌力（与对侧肩部对比，可用徒手，拉力器或 Cybex）	
正常	10
良好	6
一般	4
差	0
Ⅴ. 功能	
Ⅰ. 正常功能（可以进行所有的日常生活和体育娱乐活动；可以提重 12kg 以上；可以游泳，打网球和投掷）	25
Ⅱ. 中等程度受限（可以进行一般的日常生活活动；可游泳和提重 6~8kg；可打网球但打垒球受限）	20
Ⅲ. 头上方的工作中度受限（可提重中度受限 <4kg；田径运动中度受限；不能投掷和打网球，生活自理能力差（如洗脸、梳头等活动，有时需要帮助）	10
Ⅳ. 明显功能受限（不能进行通常的工作和提物；不能参加体育活动；没有帮助不能照顾自己的日常生活活动）	5
Ⅴ. 上肢完全残疾	0

本法总评标准：优秀——100~85 分，好——84~70 分，一般——69~50 分，差——≤40 分。

附表 42　我国血压水平分类和定义

分类	SBP（mmHg）	DBP（mmHg）
正常血压	<120 和	<80
正常高值	120~139 和 / 或	80~89
高血压	≥140 和 / 或	≥90
1 级高血压（轻度）	140~159 和 / 或	90~99
2 级高血压（中度）	160~179 和 / 或	100~109
3 级高血压（重度）	≥180 和 / 或	≥110
单纯收缩期高血压	≥140 和	<90

注：当收缩压（SBP）与舒张压（DBP）分别属于不同级别时，以较高的级别为准。
以上标准适应于男、女性任何年龄的成人。

附表 43　按靶器官损害程度的高血压病分期

心血管疾病危险因素	靶器官损害	并存临床疾病	按靶器官损害程度的高血压病分期
• 血压水平（1~3 级） • 吸烟 • 血胆固醇>5.72mmol/L • 糖尿病 • 男性 >55 岁 • 女性 >65 岁 • 早发心血管疾病家族史（发病年龄女性 <65 岁，男性 <55 岁）	• 左心室肥厚（心电图或超声心动图） • 蛋白尿和（或）血肌酐轻度升高（106~177μmol/L） • 超声或 X 线证实有动脉粥样硬化斑块（颈、髂、股或主动脉） • 视网膜动脉局灶或广泛狭窄	(1) 心脏疾病 　• 心肌梗死 　• 心绞痛 　• 冠状动脉血运重建术后 　• 心力衰竭 (2) 脑血管疾病 　• 脑出血 　• 缺血性脑卒中 　• 短暂性脑缺血发作 (3) 肾脏疾病 　• 糖尿病肾病 　• 血肌酐升高超过 177μmol/L 或 2.0mg/dl (4) 血管疾病 　• 主动脉夹层 　• 外周血管病 (5) 重度高血压性视网膜病变 　• 出血或渗出 　• 视盘水肿	Ⅰ. 无器质性改变的客观体征 Ⅱ. 至少存在下列器官受累体征之一 　左室肥大（X 线、心电图、超声心动图证实） 　视网膜动脉普遍或局限性狭窄 　蛋白尿和 / 或血浆肌酐浓度轻度升高（1.2~2.0mg/dl） 　隐性冠心病的客观证据 Ⅲ. 器官损害的症状和体征 　心脏：心绞痛、心肌梗死、心衰 　脑：短暂性脑缺血发作、脑卒中、高血压性脑病 　眼底：视网膜出血、渗出伴或不伴视神盘水肿 　肾：血肌酐浓度大于 2.0mg/dl、肾衰竭 　血管：动脉瘤破裂、有症状的动脉闭塞性疾病

附表44　高血压病人心血管风险水平分层

其他危险因素和疾病史	血压（mmHg）			
	SBP 130~139 和/或 DBP 85~89	SBP 140~159 和/或 DBP 90~99	SBP 160~179 和/或 DBP 100~109	SBP≥180 和/或 DBP≥110
无		低危	中危	高危
1~2个其他危险因素	低危	中危	中/高危	很高危
3个及以上其他危险因素,靶器官损害,或CKD3期,无并发症的糖尿病	中/高危	高危	高危	很高危
临床并发症,或CKD≥4期,有并发症的糖尿病	高/很高危	很高危	很高危	很高危

注:CKD——慢性肾脏疾病。

附表45　常见降血压药物不良反应

药物分类	药物名称	常见不良反应
利尿药	氢氯噻嗪(双氢克尿噻)、氯噻酮、呋塞米(速尿)、螺内酯等	水电解质紊乱(包括低钠、低钾、碱中毒,螺内酯则可引起高钾、代谢性酸中毒),可引起血尿素氮和肌酐的增高,故有肾功能不全者慎用
β-受体阻滞药	普萘洛尔(心得安)、美托洛尔(倍他乐克)、阿替洛尔(氨酰心安)、比索洛尔(博苏)等	导致心动过缓,诱发支气管哮喘、高血糖、高脂血症等。且能掩盖低血糖的临床征象。如大剂量使用还会诱发急性心力衰竭。对同时合并房室传导阻滞、高脂血症、高尿酸血症、糖尿病或哮喘的病人不宜使用
α-受体阻滞药	哌唑嗪(脉宁平)、特拉唑嗪(高特灵)、多沙唑嗪(喹唑嗪)等	常见不良反应为体位性低血压,尤其是首剂服药时容易发生,因此首次服药时应在临睡前药量减半服用,并注意尽量避免夜间起床
钙通道阻滞剂	硝苯地平片(拜新同)、氨氯地平(络活喜)、非洛地平(波依定)等	可产生面部潮红、头痛、心跳加快、踝部水肿等副作用
血管紧张素转换酶抑制剂	卡托普利(开博通)、依那普利(悦宁定)、贝那普利(洛汀新)、培哚普利(雅施达)等	最多见为不同程度的咳嗽,以咽痒、干咳为主。其他少见的不良反应有血管神经性水肿、高钾血症、白细胞减少、低血糖等
血管紧张素Ⅱ受体拮抗剂	如氯沙坦(科素亚)、缬沙坦(代文)、厄贝沙坦(安博维)等	可有咳嗽、头晕、恶心等
中枢性降压药	甲基多巴、可乐定等	引起眩晕、体位性低血压及性功能减退等
复方降压制剂	复方降压片(复降片)、北京降压0号等	内含利血平可引起嗜睡、乏力、鼻塞、胃出血、性功能障碍等不良反应,溃疡病病人慎用

附表 46　高血压分级随访管理内容

项目	一级管理	二级管理
管理对象	血压已达标病人	血压未达标病人
非药物治疗	长期坚持	强化生活方式干预并长期坚持
随访频率	3月1次	2~4周1次
药物治疗	维持药物治疗 保持血压达标	根据指南推荐,调整治疗方案

注:随访的内容包括血压水平、治疗措施、不良反应、其他危险因素干预、临床情况处理等。根据病人存在的危险因素、靶器官损害及伴随临床,可定期或不定期血糖、血脂、肾功能、尿常规、心电图等检查。

附表 47　高血压病人的健康教育内容

正常人群	高血压的高危人群	已确诊的高血压病人
• 什么是高血压,高血压的危害,健康生活方式,定期监测血压 • 高血压是可以预防的	• 什么是高血压,高血压的危害,健康生活方式,定期监测血压 • 高血压的危险因素,有针对性的行为纠正和生活方式指导	• 什么是高血压,高血压的危害,健康生活方式,定期监测血压 • 高血压的危险因素,有针对性的行为纠正和生活方式指导 • 高血压的危险因素及综合管理 • 非药物治疗与长期随访的重要性和坚持终身治疗的必要性 • 血压是可以治疗的,正确认识高血压药物的疗效和不良反应 • 高血压自我管理的技能

附表 48　心脏功能分级(美国心脏学会)

功能分级	临床情况	持续-间接活动的能量消耗(千卡/分)	最大代谢当量(METs)
I	患有心脏病,其体力活动不受限制。一般体力活动时不引起疲劳、心悸、呼吸困难或心绞痛	4.0~6.0	6.5
II	患有心脏病,其体力活动稍受限制。休息时感到舒适。一般体力活动时,引起疲劳、心悸、呼吸困难或心绞痛	3.0~4.0	4.5
III	患有心脏病,其体力活动大受限制。休息时感到舒适,轻于平时一般体力活动时,即可引起疲劳、心悸、呼吸困难或心绞痛	2.0~3.0	3.0
IV	患有心脏病,不能从事任何体力活动,在休息时也有心功能不全或心绞痛症状,任何体力活动均可使症状加重	1.0~2.0	1.5

附表49 Bruce 方案

分级	速度（英里/h）(1km=0.621 4 英里)	坡度（%）	运动时间（min）	氧耗量 [ml/(min·kg)]	MET（单位）
1	1.7	10	3	18	5.1
2	2.5	12	3	25	7.1
3	3.4	14	3	34	9.7
4	4.2	16	3	46	13.1
5	5	18	3	55	15.7
6	5.53	20	3	—	—
7	6	22	3	—	—

附表50 自主感觉劳累分级表（RPE）

十五级表		十级表	
级别	疲劳程度	级别	疲劳程度
6	非常轻	0	没有
7	非常轻	0.5	非常轻
8	非常轻	1	很轻
9	很轻	2	轻
10	很轻	2	轻
11	稍轻	3	中度
12	稍轻	3	中度
13	稍累	4	稍累
14	稍累	4	稍累
15	累	5	累
16	累	6	累
17	很累	7	很累
18	很累	8	很累
19	非常累	9	非常累,最累
20	非常累	10	非常累,最累

附表 51　冠心病（CHD）心脏康复运动危险分层
（2004 年美国心脏康复和二级预防指南）

危险分层	分层标准	
	平板运动实验依据	其他临床依据
低危（每一项均存在者）	运动中和恢复期无复杂室性心律失常 运动中和恢复期无心绞痛或其他明显症状，如明显气短，头晕，虚弱等 运动中和恢复期的血流动力学反应正常（如随运动负荷的增减，有适当的血压与心率的变化） 功能储存量≥7MET	无心力衰竭 静息 LVEF≥50% 无心肌梗死并发症或进行血管重建后 静息时无复杂的室性心律失常 无心肌梗死后/血管重建后的缺血症状与体征 无临床抑郁
中危（存在任何一项者）	高水平运动时（≥7MET），出现心绞痛或其他明显症状，如明显气短，头晕，虚弱等 运动中和恢复期有轻、中度无症状的心肌缺血表现（ST 段下移 <2mm） 功能贮量 <5MET	静息 LVEF 为 40%~49%
高危（存在任何一项者）	运动中和恢复期有复杂室性心律失常 低水平运动时（<5MET）或恢复期出现心绞痛或其他明显症状，如明显气短，头晕，虚弱等 运动中和恢复期有严重的无症状性心肌缺血表现（ST 段下移 <2mm） 运动中和恢复期的血流动力学反应异常（如随运动负荷的增加，收缩压不升高或下降，心率变时性不适当，严重的运动后低血压）	静息 LVEF<40% 有心脏骤停或猝死的病史 静息时有复杂的心律失常 有复杂的心肌梗死病史或血管重建的过程 存在心力衰竭 存在心肌梗死后/血管重建后的缺血症状与体征 存在临床抑郁

注：MET 指代谢当量，可用于表示运动强度、作业强度。LVEF 是左心室射血分数。

附表 52　主要心血管病危险因素的评定
（2004 年美国心脏康复和二级预防指南，2005 年中国高血压指南）

危险因素	低危（每项均有）	中危（≥1 项）	高危（≥1 项）
吸烟	不吸烟 戒烟≥6 个月	戒烟 <6 个月	未戒烟
饮食	脂肪摄入 15%~25% 饱和脂肪酸 <7% 胆固醇 <150mg	脂肪摄入 25.1%~29% 饱和脂肪酸 7%~9% 胆固醇 150~299mg	脂肪摄入≥30% 饱和脂肪酸 >9% 胆固醇≥300mg

续表

危险因素	低危(每项均有)	中危(≥1项)	高危(≥1项)
血脂	LDL<2.59mmol/L(100mg/dl) 或 TC/HDL-C<5.0 或 TG<1.13mmol/L(100mg/dl)	LDL2.59~3.37mmol/L(100~129mg/dl) 或 TC/HDL-C5.0~6.0 或 DG1.13~1.7mmol(100~149mg/dl)	LDL≥3.37mmol/L(130mg/dl)或 TC/HDL-C>6.0 或 TG≥1.7mmol/L(150mg/dl)
血糖	HbA1c<6.5% 或空腹血糖<6.7mmol/L(120mg/dl)	HbA1c 6.6%~7.9% 或空腹血糖6.7~10mmol/L(120~180mg/dl)	HbA1c≥8% 或空腹血糖>10mmol/L(180mg/dl)
久坐的生活方式(每周消耗的热量)	≥1 500kcal	700~1 499kcal	<700kcal
肥胖	BMI<24.0kg/m²	BMI 24~27.9kg/m²	BMI≥28kg/m²
血压	SBP<120mmHg 和 DBP<80mmHg	SBP 120~139mmHg 和 DBP 80~89mmHg	SBP≥140mmHg 和(或)DBP≥90mmHg
抑郁	无抑郁	轻度抑郁	中重度抑郁

LDL:低密度脂蛋白胆固醇;HDL:高密度脂蛋白胆固醇;TC:总胆固醇;TG:甘油三酯;HbA1c:糖化血红蛋白;BMI:体重指数;SBP:收缩压;DBP:舒张压。

附表53 呼吸困难分级

分级	特点
轻度	在平地行走或上缓坡时出现呼吸困难,在平地行走时,步行速度可与同龄、同体格的健康人相同,但在上缓坡或楼梯时则落后
中度	与同龄、同体格的健康人一起在平地走时或爬一段楼梯时有呼吸困难
重度	在平地上按自己的速度行走超过4~5min后出现呼吸困难,病人稍用力即出现气短,或在休息时也有气短

附表54 肺功能分级

分级	气流受限程度	FEV1占预计值百分比(%)
Ⅰ级	轻度	≥80%
Ⅱ级	中度	50%~79%
Ⅲ级	重度	30%~49%
Ⅳ级	极重度	<30%

附表 55　WHO(1999 年)糖尿病诊断标准

诊断标准	静脉血浆葡萄糖水平
1. 糖尿病症状("三多一少"典型症状)加	
(1) 随机血糖	≥11.1mmol/L
(2) 空腹血糖(空腹状态至少 8h)	≥7.0mmol/L
(3) 葡萄糖负荷 2h 后血糖	≥11.1mmol/L
2. 无糖尿病症状者,需另日重复测定血糖明确诊断	

附表 56　糖尿病病损的评定

障碍	评定方法	评定目的和项目
心血管功能障碍	血压测定 心电图、胸部 X 线、心超 血流测定	高血压的诊断 冠心病、心律失常、心功能不全的有无 闭塞性动脉硬化症的诊断
神经功能障碍	问诊 自律神经症的诊断 腱反射、感觉测试、震动觉 神经传导速度 CV_{R-R} 间隔 (膀胱肌电图)、残余尿测定	知觉异常、体位性低血压、或有排尿障碍的症状、消化道症状等 末梢神经症的诊断 末梢神经症的诊断 自主神经症的诊断
肾功能障碍	尿液检查 血液生化检查(Cr、BUN、Na、蛋白等) 肾功能检查 肾活检	肾病的诊断 肾病严重程度的判断 肾病严重程度的判断 肾病的确诊
视觉功能障碍	视力、视野、眼压、眼底检查	白内障、青光眼及视网膜病的诊断和治疗经过的把握
ADL 障碍	Barthel、FIM	治疗计划的制订及训练效果的判断
步行障碍	步行速度、步行距离 异常步态有无 调整负重,观察其摇摆度	步行能力的判断 判断下垂足装具的适应性
自我管理能力低下	自己注射、自我血糖测定、手法的检查	伴有视觉功能障碍、神经功能障碍、脑血管障碍者自我管理方法的再设定

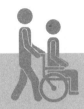

参考文献

1. 燕铁斌,尹安春.康复护理学.4版.北京:人民卫生出版社,2017.

2. 陈锦秀.康复护理学.北京:人民卫生出版社,2016.

3. 陈立典.康复护理学.北京:中国中医药出版社,2012.

4. 陈爱萍.实用康复护理学.北京:中国健康传媒集团,2012.

5. 郑彩娥,李秀云.实用康复护理学.2版.北京:人民卫生出版社,2018.

6. 尹安春,史铁英.内科疾病临床护理路径.北京:人民卫生出版社,2014.

7. 尹安春,史铁英.外科疾病临床护理路径.北京:人民卫生出版社,2014.

8. 尹安春,史铁英.内科疾病健康教育路径.北京:人民卫生出版社,2014.

9. 尹安春,史铁英.外科护理健康教育路径.北京:人民卫生出版社,2014.

10. 王玉龙.康复功能评定学.2版.北京:人民卫生出版社,2015.

11. 王玉龙.康复功能评定学.3版.北京:人民卫生出版社,2018.

12. 燕铁斌.物理治疗学.3版.北京:人民卫生出版社,2018.

13. 窦祖林.作业治疗学.3版.北京:人民卫生出版社,2018.

14. 岳寿伟.肌肉骨骼康复学.3版.北京:人民卫生出版社,2018.

15. 倪朝民.神经康复学.3版.北京:人民卫生出版社,2018.

16. 贾建平,陈生弟.神经病学.8版.北京:人民卫生出版社,2018.

17. 田晓丽,陈景元.文职护理骨干培训教材.北京:人民军医出版社,2013.

18. 李晓捷.人体发育学.3版.北京:人民卫生出版社,2018.

19. 李晓捷.实用儿童康复医学.2版.北京:人民卫生出版社,2016.

20. 王红红,陈嘉.护理学导论.长沙:中南大学出版社,2014.

21. 孙秋华.中医护理学.3版.北京:人民卫生出版社,2012.

22. 叶祥明.康复医学科管理及诊疗规范.杭州:浙江大学出版社,2014.

23. 曹荣桂.医院管理学.2版,北京:人民卫生出版社,2011.

24. 许萍,蹇英.肺移植护理.南京:东南大学出版社,2007.

25. 李建华,刘元标,顾旭东.现代康复医疗中建立"康复临床路径"的讨论.中国康复医学杂志,2005,20(08):610-611.

26. 陈小慧,周作霞.临床护理路径的概念及应用.护理实践与研究,2010,7(22):123-125.

27. 李曼,朱平,陈爽,等.康复临床路径的实施效果.中国康复理论与实践,2017,23(7):855-858.

28. 李建军,杨明亮,黄永青,等.康复临床路径制订实施指导原则.中国康复理论与实践,2012,18(01):90-91.